古今名医临证实录丛书

# 古今名医临证实录丛书

# 糖尿病

主编◎肖莹　郑洪
编委（按姓氏笔画排序）
张美娟　胡经航
黄子天　黎卫海



中国医药科技出版社

## 内容提要

本书为古今名医临证实录丛书之一，书中选取了古今名医对糖尿病的证治经验，并且多选取对糖尿病确有阐发，有医案佐证的医家经验，部分加入医家对该病的医论及验方效方，旨在为临床中医诊治糖尿病这一疾病提供借鉴。全书内容丰富，资料翔实，具有较高的临床应用价值和文献参考价值，能够帮助读者开阔视野，增进学识。

**图书在版编目（CIP）数据**

糖尿病/肖莹，郑洪主编．—北京：中国医药科技出版社，2013.4（2024.11重印）
（古今名医临证实录丛书）
ISBN 978－7－5067－5978－6

Ⅰ.①糖…　Ⅱ.①肖…　②郑…　Ⅲ.①糖尿病－中医学－临床医学－经验－中国　Ⅳ.①R259.871

中国版本图书馆CIP数据核字（2013）第041687号

**美术编辑**　陈君杞
**版式设计**　郭小平

出版　中国医药科技出版社
地址　北京市海淀区文慧园北路甲22号
邮编　100082
电话　发行：010－62227427　邮购：010－62236938
网址　www.cmstp.com
规格　710×1020mm 1/16
印张　14
字数　230千字
版次　2013年4月第1版
印次　2024年11月第3次印刷
印刷　北京印刷集团有限责任公司
经销　全国各地新华书店
书号　ISBN 978－7－5067－5978－6
**定价　39.00元**

《古今名医临证实录丛书》

# 编委会

# 出版者的话

古人说“熟读王叔和，不如临证多”。古今名医莫不是在临证中推求理论，提高理论，并且善于解决临床疑难问题者，来源于临证、应用于临床的理法方药也才经得起反复验证。编辑本套丛书的主旨，是将古今名医对疾病的认识与其实际诊治案例结合起来，呈现于读者，是以定名为“古今名医临证实录”。

本丛书共分为 22 册：发热、咳喘证、糖尿病、肿瘤、高血压、冠心病、中风、心律失常、痹证、肾病、肝胆疾病、胃肠病、月经带下病、不孕不育症、妊娠产后病、妇科杂病、儿科病（古代医家和近现代医家）、男科病、皮肤病、睡眠障碍、癫痫。

丛书以历代临床中医名家为纲，分古代医家和近现代医家两大部分。文献的来源，均列于文后。

古代文献的选辑，以明清文献为主，根据病症的不同，适当选录了各朝代医家，如胃肠病选录了金元时期的李杲等等。原则以相关病种享有盛誉的中医临床家的文献为主。现代医家统一选择国家级名老中医、国医大师，或某领域获得业内和社会公认的名老中医。

古代文献中的计量单位，悉遵古制；近代医家部分，因部分医家涉及到医论医话中的行文剂量，故将其计量单位保持了原貌，没有换算为国家法定计量单位。现代医家文献则统一改为国家法定计量单位。

每一医家下设：【医家简介】、【主要学术思想和主张】、【医论医话】、【验方效方】、【精选案例】。一般要求入选的名医均有论、有方、有案，以较完整地反映他对该病的认识和经验。其论不求面面俱到，但求切中要旨，能够启发临床；其方多为有独到运用心得的实用效验方；其案则精选效验显著、案例完整，并能反映医家诊治思想的病例。

本丛书力求全面地反映古今名医的临床经验，其最大特点是理论、方药和案例结合，故堪称全面反映古今名医诊治“实录”。相信本丛书对中医临床各科均能起到很好的参考和指导作用。

**中国医药科技出版社**
**2013 年 1 月**

# 编写说明

本书选取古今名医对糖尿病的证治经验，汇编成书。在体例上，鉴于中医临床发展的古今不同，本卷将古代医家与近现代医家分成两部分。

糖尿病属中医“消渴”范畴，古代无“糖尿病”之名而有“消渴”之论，故古代部分选取“消渴”内容，汇编成集。虽然古代之“消渴”未必绝对等同于现代之“糖尿病”，但两者确有相通之处。若能对古代“消渴”文献熟读深思，相信对现代诊治糖尿病有所启发与帮助。近现代部分则选集名老中医对糖尿病的论述。

“古代医家”与“近现代医家”两部分，各部分以医家为纲，分别简介各医家情况及主要学术思想和临证特色；各医家对糖尿病或消渴有论之精当者，皆结为“医论医话”专栏；若为其学生整理其治糖尿病或消渴经验，则集为“临证经验”专栏。并设“验方效方”一栏录其方，以备临床所需。同时辑录其医案，汇为“精选验案”一栏，以展示前人诊治糖尿病或消渴的具体过程，为后学者范。全书所引内容皆注明出处，以客观展示各医家诊治糖尿病或消渴的经验。每位医家后的题目，则为编者所撰，力图点出其论治本病的主要特点，所归纳或有不当之处，当以医家本人所论为准。

前人的经验是在其长期的临证中慢慢积累、总结而得，是中医学术的精华，值得后人继承与学习。名老中医辨治糖尿病或消渴的经验同样值得后人整理、总结、学习，本书即为此而作。是书之作，将前人诊治糖尿病或消渴的医话、效方及医案汇编成册，目的在于使前人的经验得以整理、传承，以待来者，亦希冀能为临床医师诊治糖尿病或消渴提供参考。若有同道于此书有所收获，则编者幸甚！亦恳请读者不吝指正，以待他日修订。

编　者

2012 年 12 月

# 目录

## 上篇　古代医家



## 下篇　近现代医家

上篇

# 古代医家

# 巢元方

（综病证源候，消渴兼论渴利后诸候）

**【医家简介】**

巢元方（605～618），隋朝太医博士，后升为太医令。奉诏于大业6年（610年）主持编撰《诸病源候论》，此书为中医病因证候学专著，总结了隋代以前病源证候学之大成，对中医学的发展有着突出的贡献。

**【主要学术思想和主张】**

巢元方对疾病病源的认识，突破传统的六淫、七情、饮食、劳倦等病因，是中医病因学提高到一个新高度。从临床的角度较深入地阐述了各种证候的病理机制，通过分析症状，进而探讨病因。以病为纲，分述1739种证候，第一个建立了中医证候辨证体系，极大推动了中医学发展。

**【医论医话】**

**1. 消渴候**

夫消渴者，渴不止，小便多是也。由少服五石诸丸散，积经年岁，石势结于肾中，使人下焦虚热。及至年衰，血气减少，不复能制于石。石势独盛，则肾为之燥，故引水而不小便也。其病变多发痈疽，此坐热气，留于经络不引，血气壅涩，故成痈脓。

诊其脉，数大者生，细小浮者死。又沉小者生，实牢大者死。

有病口甘者，名为何，何以得之。此五气之溢也，名曰脾瘅。夫五味入于口，藏于胃，脾为之行其精气。溢在脾，令人口甘，此肥美之所发。此人必数食甘美而多肥，肥者令人内热，甘者令人中满，故其气上溢，转为消渴。

厥阴之病，消渴重，心中疼，饥而不欲食，甚则欲吐蛔。其汤熨针石，别有正方，补养宣导，今附于后。

《养生法》云：人睡卧，勿张口，久成消渴及失血色。

《养生方·导引法》赤松子云：卧，闭目不息十二通，治饮食不消。

法云：解衣惔卧，伸腰少腹，五息止。引肾气，去消渴，利阴阳。解衣者，无使挂碍。惔卧者，无外想，使气易行。伸腰者，使肾无逼蹙。瞋者，大努使气满小腹者，即摄腹牵气使上，息即为之。引肾者，引水来咽喉，润上部，去消渴枯槁病。利阴阳者，饶气力也。此中数虚，要与时节而为避，初食后，大饥时，此二时不得导引，伤人。亦避恶日，时节不和时亦避。导已，先行一百二十步，多者千步，然后食之。法不使大冷大热，五味调和。陈秽宿食，虫蝎余残，不得食。少眇著口中，数嚼少湍咽。食已，亦勿眠。此名谷药，并与气和，即真良药。

**2. 渴病候**

五脏六腑，皆有津液。若脏腑因虚实而生热者，热气在内，则津液竭少，故渴也。夫渴数饮，其人必眩，背寒而呕者，因利虚故也。

诊其脉，心脉滑甚为善渴。其久病变，或发痈疽，或成水疾。

**3. 大渴后虚乏候**

夫人渴病者，皆由脏腑不和，经络虚竭所为。故病虽瘥，血气未复，仍虚乏也。

**4. 渴利候**

渴利者，随饮小便故也。由少时服乳石，石热盛时，房室过度，致令肾气虚耗，下焦生热，热则肾燥，燥则渴，然肾虚又不得传制水液，故随饮小便。以其病变，多发痈疽。以其内热，小便利故也，小便利则津液竭，津液竭则经络涩，经络涩则荣卫不行，荣卫不行，则热气留滞，故成痈疽脓。

**5. 渴利后损候**

夫渴利病后，荣卫虚损，脏腑之气未和，故须各宣畅也。

**6. 渴利后发疮候**

渴利之病，随饮小便也。此谓服石药之人，房室过度，肾气虚耗故也。下焦生热，热则肾燥，肾燥则渴。然肾虚又不能制水，故小便利。其渴利虽瘥，热犹未尽，发于皮肤，皮肤先有风湿，湿热相搏，所以生疮。

**7. 渴利候**

内消病者，不渴而小便多是也。由少服五石，石热结于肾，内热之所作也。所以服石之人，小便利者，石性归肾，肾得石则实，实则消水浆，故利。利多不得润养五脏，脏衰则生诸病。由肾盛之时，不惜其气，恣意快情，致使虚耗，石热孤盛，则作消利，故不渴而小便多也。

**8. 强中候**

强中病者，茎长兴盛不痿，精液自出是也。由少服五石，五石热住于肾中，下焦虚热，少壮之时，血气尚丰，能制于五石，及至年衰，血气减少，肾虚不复能制精液。若精液竭，则诸病生矣。

（摘自《诸病源候论·卷之五·消渴病诸候》）

# 陈士铎

## （辨重脾肾药偏温补，论治三消注重治肾）

**【医家简介】**

陈士铎（约1627～1707），字敬之，号远公，别号朱华子，明清间浙江山阴人。曾得祖父所遗医学秘本，又遍访名医，得其真传，悬壶于世，治病多奇中。尝谓“救一世不若救万世”，故立志编纂医书，以益后世。

相关著作：《外经微言》、《脉诀阐微》、《本草新编》、《石室秘录》、《辨证奇闻》、《辨证录》、《辨证玉函》、《洞天奥旨》等8种。

**【主要学术思想和主张】**

陈士铎论著具有浓厚的道家思想色彩，临床上重视辨证，重视命门与脾胃，组方用药偏重温补，学术上勇于创新，对多种中药及疾病的论治具有独到见解。

**【医论医话】**

消渴之病，有气喘痰嗽，面红虚浮，口舌腐烂，咽喉肿痛，得水则解，每日饮水约得一斗，人以为上消之病也，谁知是肺消之症乎！夫肺属金，金宜清肃，何火炽如此？盖心火刑之也，肺为心火所刑，则肺金干燥，又因肾水之虚，欲下顾肾，肺气既燥，肺中津液自顾不遑，安得余津以下润夫肾乎？肺既无内水以润肾，乃索外水以济之。然救其本宫之火炎，而终不能益肾中之真水，肾又不受外水，而与膀胱为表里，即将外水传于膀胱，故饮水而即溲也。治法似宜泻心中之火，以救肺金之热矣。然而肺因火热发渴，日饮外水，则水停心下者有之。水日侵心，则心火留于肺而不归，心中已成虚寒之窟，是寒凉之药，反为心之所恶。且寒凉之药，不能上存，势必下趋于脾胃。夫肺火之盛而不解者，正苦于脾胃之虚，土不能生金之故。苟再用寒凉，必至损伤脾胃之气，肺金何以养哉。必须仍治肺金，少加补土之味，则土旺而肺气自生，清肃之令行，而口渴自止。方用清上止消丹。此症用二冬苓车汤亦效。

消渴之病，大渴恣饮，一饮数十碗，始觉胃中少快，否则胸中嘈杂如虫上钻，易于饥饿，得食渴减，不食渴尤甚，人以为中消之病也，谁知是胃消之病乎。胃消之病，大约成于膏粱之人者居多。燔熬烹炙之物，肥甘醇厚之味，过于贪饕，酿成内热，津液干涸，不得不求济于外水，水入胃中，不能游溢精气，上输于肺，而肺又因胃火之炽，不能通调水道，于是合内外之水建瓴而下，饮一溲二，不但外水难化，且平日素酝，水精竭绝，而尽输于下，较暴注、暴泄为尤甚，此竭泽之火，不尽不止也。使肾水未亏，尚可制火，无如膏粱之人，肾水未有不素乏者也，保火之不烁干足矣，安望肾水之救援乎。内水既不可制，势必求外水之相济，而外水又不可以济也，于是思食以济之。食入胃中，止可解火于须臾，终不能生水于旦夕，不得不仍求水以救渴矣。治法宜少泻其胃中之火，而大补其肾中之水，肾水生而胃火息，肾有水，而关门不开，胃火何从而沸腾哉。方用闭关止渴汤。此症用止消汤亦效。

消渴之症，小便甚多，饮一斗溲一斗，口吐清痰，投之水中，立时散开，化为清水，面热唇红，口舌不峭，人以为下消之病也，谁知是肾水泛上作消乎。夫肾水泛上，水升于咽喉口舌之间，宜乎不渴，何以渴之甚也？盖下寒之极，逼其火于上焦，故作渴耳。此火乃肾中之火，即龙雷之火也。一发而不可制，宜引而不宜逐，可于水中引之。论此等消渴，仲景张夫子肾气丸最妙。世传肾气丸，乃张夫子定之，以治汉帝之消渴者也。然而肾气丸止可治消渴已痊之症，不能治消渴初起之症也。当年汉帝乍患下消之时，张夫子实别有神方，未传于世，今独传于铎，铎何敢隐秘而不出，以救万世乎。方用引龙汤。此症用丹桂止氛汤亦效。

消渴之症，口干舌燥，吐痰如蟹涎白沫，气喘不能卧，但不甚大渴，渴时必须饮水，然既饮之后，即化为白沫，人亦以为下消之病也，谁知是肾火上沸之消症乎。夫肾中有火，乃水中之火也。火生水中，亦火藏于水内。火无水不养，亦无水不藏，明是水之制火也。然而水之不足，必至火之有余，而火反胜水，火欺水之不能相制，于是越出于肾宫，上腾于咽喉、口齿之间。火与水原不能离者也，火既上升，水必随之而上升矣。水即不欲上升，釜底火燃，安得不腾沸哉。惟是水涸以致沸腾，而烈火日炊，自成焦釜，不以外水济之得乎。然焦釜而沃之以水，仍沸腾而上，故吐如蟹之涎沫耳。治法不必泻火，而纯补其水，使阴精之寒，自足以制阳光之热也。方用宁沸汤。此症用解沫散亦神。

人有素健饮啖，忽得消渴疾，日饮水数斗，食倍而溺数，服消渴药益甚，人以为虫消也，谁知是脾气之虚热乎。夫消渴之症，皆脾坏而肾败。脾坏则土不胜水，肾败则水难敌火。二者相合而病成。倘脾又不坏，肾又不败，宜无消渴之症矣。不宜消渴而消渴者，必脾有热乘之，得之饮啖酒果而致之者也。夫酒能生热，热甚则饥，非饱餐则不能解其饥，然多食则愈动其火矣。火盛非水不能相济，饮水既多，不得不多溺也。此似消渴而非消渴之症。治法平脾中之虚热，佐之解酒消果之味，则火毒散，而消渴之病自除。方用蜜香散。此症用消饮散亦佳。

**【验方效方】**

**方一　清上止消丹**

麦冬二两，天冬一两，人参三钱，生地五钱，茯苓五钱，金银花一两。

水煎服。十剂渴尽减，二十剂痊愈。

此方重治肺，而轻治胃与脾。治肺而不损金，清火而不伤土。土生金而金生水，又何疑乎。惟方中加入金银花者，火刑金而多饮凉水，则寒热相击，热虽暂解于片刻，而毒必留积于平时，用清金之药，以解其热，不能解其毒也。与其日后毒发而用散毒之品，何若乘解热之时，即兼解其毒，先杜其患哉。况金银花不特解毒，且善滋阴，一味而两用之也。

**方二　二冬苓车汤**

麦冬三两，天冬一两，茯苓五钱，车前子三钱。

水煎服。

**方三　闭关止渴汤**

石膏五钱，玄参二两，麦冬二两，熟地二两，青蒿五钱。

水煎服。二剂而渴减，四剂而食减，十剂消渴尽除，二十剂痊愈。

此方少用石膏、青蒿以止胃火，多用玄参、熟地以填肾水，重用麦门冬以益肺气，未尝闭胃之关门也。然而胃火之开，由于肾水之开；肾水之开，由于肾火之动也；而肾火之动，又由于肾水之乏也。今补其肾水，则水旺而肾火无飞动之机，火静而肾水无沸腾之患。肾水既安守于肾宅，而胃火何能独开于胃关哉。此不闭之闭，真神于闭也。

**方四　止消汤**

石膏、人参、茯神各五钱，玄参一两，生地二两，知母、麦芽、谷芽、神曲各三钱。

水煎服。

**方五　引龙汤**

玄参三两，肉桂三钱，山茱萸四钱，北五味一钱，麦冬一两。

水煎服。一剂渴减半，三剂痊愈。

龙火浮游干燥之极，非玄参三两，断不能止其焰，非肉桂三钱，必不能导其归。山茱萸、北五味非用之以益精，实取之以止渴。益之麦冬者，以龙火久居于上游，未免损肺，得麦冬以生其气，则肺金生水，火得水而易归也。或谓多用玄参是欲止焰矣，既恐少用不足以止之，何多用肉桂以增焰乎？盖用肉桂者，正引火归源也。引火而少用肉桂，又何不可？不知玄参善消浮游之火，但其性太凉，非多用肉桂则不足以制其寒，制其寒则寒变为温，而又非大热，正龙雷之所喜也。盖龙雷之性，恶大寒而又恶大热，大寒则愈激其怒，而火上炎；大热则愈助其横，而火上炽。今用肉桂三钱，入于玄参三两之中，则寒居其九，热居其一，调和于水火之中；又有山茱、五味、麦冬之助，正不见其热，惟见其温也。龙雷喜温，所以随之直归于肾脏。火归于肾，命门不寒，蒸动肾水，下温而上热自除。此方较肾气丸治下消之症效更神速。铎不惜传方，又阐扬其义，以见铎之论症，非无本之学也。

**方六　丹桂止氛汤**

熟地三两，肉桂二钱，茯苓、丹皮各一两，麦冬二两。

水煎服。

**方七　宁沸汤**

麦冬三两，山茱萸三两，茯苓一两。

水煎服。一剂渴少止，再剂渴又止，饮半月痊愈。

此方用山茱萸三两，以大补肾水，尽人知之。更加入麦冬三两者，岂滋肺以生肾乎。不知久渴之后，日吐白沫，则熬干肺液。使但补肾水，火虽得水而下降，而肺中干燥无津，能保肺之不告急乎。肺痈肺痿之成未必不始于此。故补其肾而随滋其肺，不特子母相生，且防祸患于未形者也。加入茯苓者，因饮水过多，膀胱之间，必有积水，今骤用麦冬、山萸至六两之多，不分消之于下，则必因补而留滞，得茯苓利水之药，以疏通之，则补阴而无腻隔之忧，水下趋而火不上沸，水火既济，消渴自除矣。

**方八　解沫散亦神**

熟地二两，麦冬二两，山萸、丹皮各一两，车前子五钱。

水煎服。

**方九　蜜香散**

木蜜二钱，麝香三分。

酒为丸。

更用：黄连一钱，茯苓三钱，陈皮五分，神曲[illegible]钱，人参三钱。

煎汤送丸药。日用三丸，丸尽而愈。

此丸用麝香者，取麝能散酒也。且麝香最克瓜果，瓜果闻麝香之气，即不结子，非明验耶。木蜜乃枳椇也，酿酒之房，苟留木蜜，酒化为水。故合用二味，以专消酒果之毒也。酒果之毒既消，用参、苓、连、曲之类，以平脾中之虚热，则腹中清凉，何消渴之有哉。

**方十　消饮散**

人参、天花粉、茯苓各三钱，枳壳、厚朴各一钱，山楂二十粒，麦冬二两，甘草一钱。

水煎服。

（摘自《辨证录·卷之六·消渴门》）

# 冯兆张

（重命门尚温补，消渴热分内外虚实）

**【医家简介】**

冯兆张，字楚瞻，浙江海盐人，明末清初名医，尤精儿科。

相关著作：《冯氏锦囊秘录杂证大小合参》、《冯氏锦囊秘录痘疹全集》、《冯氏锦囊秘录杂证痘疹药性主治合参》。

**【主要学术思想和主张】**

冯兆张博采诸家精论，精研中医理论，其行医经验丰富，尤重医德，常怀好生济人之心。

在学术思想上，主张大小合参，强调命门的重要性，重视元阴元阳，崇尚温补。

**【医论医话】**

三消病者，消渴、消中、消肾是也。上消主肺，中消主胃，下消主肾，故曰消渴，燥干也。燥金又受热化而燥涩也。郁而成燥者，由风能除湿，热能耗液也。消中者，胃中蓄热，善食而瘦，燥热郁甚、消渴多饮，小便多出，此因狂阳心火，燥其三焦，而水液不能宣行，周身不得润泽，故瘦悴黄黑，虽消渴多饮，而水液不能浸润于肠胃之外，惟下注而为小便多出，俗未明此，妄为下焦虚冷，误人多矣。消肾者，燥热消渴，瘦弱面黑，小便浊淋，有脂液如膏者是也，此三者之论，与大人所犯俱同，至于小儿，则更有大渴、热渴、疳渴三症，大渴者起于吐泻之后，盖脾胃一伤，津液虚耗，则生邪热，愈致精华内涸，唇干舌燥而大渴也。热渴者，起于血气盛实，此是脏腑之燥热也。又有因胃触暑毒，因热脏燥，津液不生，唇裂口干，而为热渴者，疳渴者，好餐肥腻，恣食甘酸，骨蒸盗汗，黄瘦腹胀，口臭唇干而成疳渴，饮水最多，小便无度，然病久则发痈疽，或变肿病，盖消渴日久，小便无度，则精气不能外输，而津液愈竭，津液竭则经络涩，经络涩，则荣卫不行，血气凝滞，故成疳也。兼脾土虚，则肾水盛，肾水盛则反来克土，土虚不能渗湿而生热，湿热相搏，不能传化，故发于皮肤，遍身水肿胀满也。又曰：渴而饮不止，小便涩者，则成癖，治之之法，或补脾以生津，是补肺之母，滋肾以壮水，是顾肺之子，治燥金之至理也。若至目胞黑肿，皮下浮青，气促如锯，喉出烟焰，目白黄沉，唇肿白烂，肚腹膨胀而喘急，身肿满而浮紫黑斑者，并为凶候也。凡渴家不可发汗，虽有外邪，当从轻治，以津液之源竭也。

渴而多饮为上消，肺热也。多食善饥为中消，胃热也。渴而小便数，膏浊不禁为下消，肾热也。皆火盛而水衰也。经曰：心移热于肺，传为膈消。又曰：二阳结（二阳者，阳明也），谓之消。手阳明大肠主津，病消则目黄口干，是津不足也。足阳明胃主血，热则消谷善饥，是血中伏火，血不足也。未传能食者，必发脑疽痈疮，不能食者，必传中满臌胀，皆不治之症也。

凡血症皆不饮水，惟气症则饮水，气分渴者喜饮冷水，宜寒凉渗剂，以清其热，血分渴者，喜饮热水，宜甘温酸剂，以滋其阴，上轻中重下危，如上中平，则不传下矣。故肾消者，乃上消之传变，肺胃之热入肾，消烁肾脂，饮一溲二，溲如膏油，令肾枯燥，盖肺主气，肺无病则气能管束津液精微，使之上潮咽嗌，荣养筋骨血脉，其余者为溲，肺病则津液无气管摄，而精微亦随溲下如膏油也。河间分论渴为上焦，岂中下二消，无渴可言耶！但明下消小便浊而有脂液，治宜养阴，以分其清浊耳，肾消小便甜者为重，水生于甘，而死于咸，小便本咸而反甘，是生气泄，脾气下陷入肾中，为土克水也。

上消者，舌上赤裂，大渴引饮。《逆调论》云：心移热于肺，传为膈消者是也。以白虎汤加人参治之。中消者，善食而瘦，自汗，大便硬，小便数。叔和云：口干饶饮水，多食亦饥，虚瘅成消中者是也，以调胃承气汤治之。下消者，烦躁引饮，耳轮焦干，小便如膏，叔和云：焦烦水易亏，此肾消也，六味丸治之。古人治三消之法如此，然人之水火得其平，气血得其养，何消之有？其间摄养失宜，水火偏胜，津液枯槁，以致龙雷之火上炎，熬煎既久，肠胃脂消，五脏干燥，令人四肢瘦削精神倦怠，故治消之法，无分上下中，先治肾为急，惟六味八味，及加减八味丸，随症而服，降其心火，滋其肾水，则渴自止，否则燔灼脏腑，四脏皆消，心火自焚而死矣。白虎、承气，皆非所治也。娄全善云：肺病本于肾虚，肾虚则心寡于畏，妄行凌肺故肺病消，仲景治渴而小便反多，用八味丸补肾救肺，后人因名肾消也。故渴者津液枯涸，干燥所使也。干燥者，真阴亏极，虚热所致也，是以渴症下消者，名曰强中，肾水亏，心火亢也。

经曰：大肠移热于胃，善食而瘦，谓之食亦。东垣曰：善食而瘦者，胃中火伏则能食，脾虚则肌肉削矣。

《总录》谓：不能食而渴者，未传中满，能食而渴者，必发脑疽背痈，盖不能食者，脾之病，脾主浇灌四旁，与胃行其津液者也。脾胃既虚，则不能敷布其津液，故渴，其间纵有能食者，亦是胃虚引谷自救，若概用寒凉泻火之药，如白虎承气之类，则内热未除，中寒复生，能不未传臌胀耶？惟七味白术散，人参生脉散之类，恣意多饮，复以八味地黄丸，滋其化源，才是治法，及能食而渴发疽者，乃肥贵人膏粱之疾也。数食甘美而肥多，故其上气转溢而为消渴，不可服膏粱芳草石药，其气剽悍，能助燥热。经曰：治之以兰，消陈积也，亦不用寒凉，其发痈疽者，何也？经曰：膏粱之变，饶生大疔，此之谓也。其肾消而亦有脑疽背痈者，盖肾主骨，脑者髓之海，背者太阳经寒水所过之地。水涸海竭，阴火上炎，安得不发而为痈疽也。其疮甚而不溃，或赤水者是，甚则或黑或紫，火极似水之象，乃肾水已竭不治。苦峻补其阴，能食便调神安，无别恶症，或可救也。

消渴本乎热也，而热有内外虚实之分，若传经之热，液耗而渴，气分受病，当与寒凉淡渗之剂，速清其热，热去而阴生矣，若胃虚亡液，阴虚而渴者，血受病也，当与甘温酸辛之剂，滋益其阴，阴生而燥除矣。

或曰：人有服地黄汤，而渴仍不止者何也？曰：此方士不能废其绳墨而更其道也。盖心肺位近，宜制小其服，肾肝位远，宜制大其服，加高位中消，可以前丸缓而治之，若下消已极，大渴大燥，须加减八味丸料一斤，内肉桂一两，水煎六七碗，恣意冰冷饮之，熟睡而渴病如失矣。处方之制，存乎人之通变耳。

或问曰：下消无水，用六味地黄丸，可以滋少阴之肾水矣，又加附子肉桂者何？盖因命门火衰，不能蒸腐水谷，水谷之气，不能熏蒸，上润乎肺，如釜底无薪锅盖干燥，故渴，肺亦无所禀受，不能四布水精，并行五经而为津液矣。其所饮之水，未经火化，直入膀胱，正谓饮一升，溺一升，饮一斗，溺一斗，试尝其味，甘而不碱可知矣，故用附子肉桂之辛热，壮其少火，灶底加薪，枯笼蒸溽，槁禾得雨，生意维新，惟明者知之。昔汉武帝病渴，张仲景为处此方，治下消之症，饮水一斗，小便亦一斗，用此以折其水，使不顺趋，夫肾水下趋则消，肾水不上腾则渴，舍此安能治哉？至圣玄秘，诚良方也。疮疽痊后，乃将痊，口渴甚者，舌黄坚硬者，及未患先渴，或心烦燥渴，小便频数，或白浊阴痿，饮食少思，肌肤瘦消，及腿肿脚瘦，口齿生疮，服之无不效也，成无已曰：桂犹圭也，引导阳气，若执以使。

上消者谓心移热于肺，中消者谓内虚胃热，皆认火热为害，故或以白虎或以承气，卒致不救。总之，是下焦命门火不归源，游于肺则为上消，游于胃即为中消，以八味肾气丸引火归源。使火在釜底水火既济，气上熏蒸，肺受湿气而渴疾愈矣。有一等渴欲引饮，但饮水不过一二口即厌。少顷复渴，饮亦不过如此，但不若胃渴蓄饮水无厌也。此是中气虚寒，寒水泛上，逼其浮游之火于咽喉口舌之间，故上焦一段，欲得水救，若到中焦，以水见水，正其所恶也。治法：如面红烦躁者，理中汤送八味丸。又有一等渴欲饮水，但饮下少顷即吐出，吐出少顷复求饮，药食毫不能下，此是阴盛格阳，肾经伤寒之证，仲景以白通汤加人尿胆汁，热药冷探之法，一服即愈，女人多有此症。东垣又曰：手阳明大肠，手太阴小肠，皆属足阳明胃，大肠主津小肠主液，大肠小肠受胃之阳气，乃能行津液于上焦，溉灌皮毛，充实腠理，若饮食不节，胃气不充，大肠小肠，无所禀气，故津液涸竭焉。

夫君相二火得其平，则烹炼饮食，糟粕去焉，不得其平，则燔炙脏腑，津液耗焉。盖心火甚于上，为隔膜之消；甚于中，为肠胃之消；甚于下，为膏液之消；甚于外，为肌肉之消。上甚不已，则消及于肺；中甚不已，则消及于脾；下甚不已，则消及于肾；外甚不已，则甚及于筋骨；四脏皆消尽，则心自焚而死矣。故治消渴不减滋味，不戒嗜欲，不节喜怒，则病难已。丹溪曰：消渴宜饮缫丝汤，能引清气上朝于口，盖蚕与马同属午也，心也，作茧退藏之义，能抑心火而止渴也。渴家误作火治，凉药乱投，夭人生命，必多服生脉散为佳。

经既云：饮一溲二，死不治。何仲景复用肾气丸以治饮一斗溲一斗之证？盖病尚浅，犹或可治，若瘦而过于饮，亦无及矣，方内须以五味易桂附，从四时及脉理增减可也。此症多因酒色过度，施泄过多，以致水火不交，肾水下泄，故不宜用凉心冷剂也，久而小便不臭，反作甜气，则生气泄矣，有浮脂溺面，此精不禁，真元竭矣，不治。

五脏六腑四肢，皆禀气于脾胃，行其津液，以濡润养之，夫消渴之病，本湿寒之阴气极衰，燥热之阳气太盛故也，治当补肾水阴气之虚，而泻心火阳热之实，除肠胃燥热之甚，济身中精液之衰，使道路散而不结，津液生而不枯，气血和而不涩，则病自已。况消渴者，因饮食服饵之失宜，肠胃干涸，而气不宣平，或精神过违其度而耗乱之，或因大病阴气损而血液衰，虚阳剽悍而燥热郁甚之所成也。若饮水多而小便，名曰消渴；若饮食多而不甚渴，小便数而消瘦者，名曰消中；若渴而饮水不绝，腿消瘦而小便有脂液者，名曰肾消。一皆燥热太甚，三焦肠胃之腠里，指郁结滞致密，纵复多饮于中，终不能浸润于外，荣养百骸，故渴不止，小便多出或溲数也。时珍曰：舌下有四窍，两窍通心气，两窍过肾液，心气流于舌下为神水，肾液流入舌下为灵液，道家谓之金浆玉醴，溢为醴泉，聚为华池，散为津液，降为甘露，所以灌溉脏腑，润泽肢体，是以修养家咽津纳气，谓之清水灌灵根，人能终日不唾。则精气常留，颜色不槁。若久唾则损精气成肺病，皮肤枯涸，故曰远唾不如近唾，近唾不如不唾。人若有病，则心肾不交，肾水不上，故津液干而真气耗矣。《难经》曰：肾主五液，入肝为泪，入肺为涕，入脾为涎，入心为汗，自入为唾也。

消渴养肺降火生血为主。三消皆禁用半夏。消渴若泄泻者，用白术、白芍药之类。内伤病后燥渴不解者，此余热在肺经也，用参苓甘草少许，生姜汁调冷服。天花粉，消渴属热者之神药也。小儿唇红如丹，即发渴候，红甚焦黑则危。

《夷坚志》消渴杀虫方，治消渴有虫耗其精液而成者，用苦楝根取新白皮一握，切焙入麝香少许，煎，空心服，虽困顿不妨，取下虫三四条，类蛔而色红，其渴乃止，盖饮醇食炙，积成胃热，湿热生虫，理固有之。

（摘自《冯氏锦囊秘录·杂症大小合参卷十二·消渴大小总论合参》）

## 黄元御

### （倡健脾胃调气机，从厥阴论消渴）

**【医家简介】**

黄元御，一名玉路，字坤载，号研农，别号玉楸子。山东人。清代著名医学家。

相关著作：现存医书11种，分别是：《素问悬解》、《灵枢悬解》、《难经悬解》、《伤寒悬解》、《金匮悬解》、《伤寒说意》、《四圣心源》、《四圣悬枢》、《素灵微蕴》、《长沙药解》、《玉楸药解》。

**【主要学术思想和主张】**

黄元御尊古崇圣，精于阴阳五行，精通五运六气，每用于解释医理。对脏腑之生理病理阐释精彻，尤重脾胃中气之升降顺逆。治病力倡健脾调中、理气疏肝、扶阳抑阴。

**【医论医话】**

消渴者，足厥阴之病也。厥阴风木与少阳相火，相为表里，风木之性，专欲疏泄，土湿脾陷，乙木遏抑，疏泄不遂，而强欲疏泄，则相火失其蛰藏。手少阳三焦以相火主令，足少阳胆从相火化气，手少阳陷于膀胱，故下病淋癃，足少阳逆于胸膈，故上病消渴。缘风火合邪，津血耗伤，是以燥渴也。

淋因肝脾之陷，消因胆胃之逆，脾陷而乙木不升，是以病淋，胃逆而甲木不降，是以病消。脾陷胃逆，二气不交，则消病于上而淋病于下。但是脾陷，则淋而不消，但是胃逆，则消而不淋。淋而不消者，水藏而木不能泄也，消而不淋者，木泄而水不能藏也。木不能泄，则肝气抑郁而生热，膀胱热涩，故溲便不通，水不能藏，则肾阳泄露而生寒，肾藏寒滑，故水泉不止。

肝木生于肾水而胎心火，火之热者，木之温气所化，木之温者，水之阳根所发。水主蛰藏，木主疏泄，木虚则遏抑子气于母家，故疏泄不行，而病淋涩，木旺则盗泄母气于子家，故蛰藏失政，而善溲溺。

《素问·气厥论》：心移热于肺，肺消，肺消者，饮一溲二，死不治。此上下俱寒，上寒则少饮，下寒则多溲。饮一溲二，是精溺之各半也，是以必死。《金匮》：男子消渴，小便反多，饮一斗，小便一斗。此下寒上热，下寒则善溲，上热则善饮。饮一溲一，是溺多而精少也，则犹可治。渴欲饮水，小便不利者，是消淋之兼病者也。

【验方效方】

**方一　肾气丸**

地黄二两八钱，山萸一两四钱，山药一两四钱，丹皮一两，茯苓一两，泽泻一两，桂枝三钱五分，附子三钱五分。

炼蜜丸，梧子大，酒下十五丸，日再服。不知，渐加。

《金匮》：消渴，饮一斗，小便一斗，上伤燥热，下病湿寒，燥热在肝肺之经，湿寒在脾肾之藏。肾气丸，茯苓、泽泻，泻湿燥土，地黄、丹、桂，清风疏木，附子温肾水之寒，薯蓣、山萸，敛肾精之泄，消渴之神方也。

肝主疏泄，木愈郁而愈欲泄，泄而不通，则小便不利，泄而失藏，则水泉不止。肾气丸能缩小便之太过，亦利小便之不通。《金匮》：小便一斗者主之，小便不利者亦主之，以其泻湿而燥土，清风而疏木也。

**方二　猪苓汤**

猪苓三钱，茯苓三钱，泽泻三钱，滑石三钱（研），阿胶三钱。

煎大半杯，入阿胶，消化，温服。

治上消下淋者。上渴而下淋者，土湿木郁，而生风燥。猪、茯、滑、泽，泻湿燥土，阿胶滋木清风，解渴通淋之良法也。

若木郁不能疏泄，宜加桂枝，以达木气。若消淋兼作而发热脉浮者，是土湿木郁而感风邪，当以五苓发其汗也。

**方三　桂附苓乌汤**

茯苓三钱，泽泻三钱，桂枝三钱，干姜三钱，附子三钱，龙骨三钱（煅，研），牡蛎三钱（煅，研），首乌三钱（蒸）。

煎大半杯，温服。

治饮一溲二者。《素问》饮一溲二，水寒土湿，木气疏泄，宜苓、泽泻湿燥土，姜、附暖水温中，桂枝、首乌，达木荣肝，龙骨、牡蛎，敛精摄溺。病之初起，可以救药，久则不治。

（摘自《四圣心源·卷五·杂病解上·消渴根源》）

## 李用粹

（投剂顾护脾胃，三消养肺脾清心滋肾）

【医家简介】

李用粹，字修之，号惺庵，清代著名医家。博览医书，精研《灵枢》、《素问》，擅内、妇科诸证，精于诊脉、用方，强调“医贵精详”。

相关著作：《证治汇补》。

**【主要学术思想和主张】**

李用粹宗尚《内经》，博采诸家，删繁存精，著成《证治汇补》一书。临证察病候疾，注重色脉；辨证施治，别具匠心；选药投剂，顾护脾胃。

**【医论医话】**

**大意**

二阳结，谓之消渴。（《内经》）二阳者，手阳明大肠，主津液；足阳明胃，主血气。津血不足，发为消渴。（《入门》）

**内因**

水之本在肾，末在肺。（《内经》）真水不竭，何渴之有？人惟酒色是耽，辛热太过，或以甘肥爆炙适其口，或以丹砂玉石济其私，于是火炎上熏，津液干枯而病生焉。

**外候**

上消者，心也，多饮少食，大便如常，溺多而频。中消者，脾也，善渴善饥，能食而瘦，溺赤便闭。下消者，肾也。精枯髓竭，引水自救，随即溺下，稠浊如膏。（《医鉴》）

**三消移热**

上消于心，移热于肺。中消于脾，移热于胃。下消于肾，移热于膀胱。传染既久，肠胃合消，五脏干燥。（《辨疑》）故上轻中重下危。（《入门》）

**三消传变**

凡消病火炎日久，气血凝滞，能食者，末传脑疽背痈。不能食者，末传噎膈臌胀，皆不治之症也。（《总录》）

**死症**

上消心火亢极，肺金受囚，饮一溲二者死。中消胃阳独旺，脾阴困败，下利而厥，食已善饥者死。下消肾阴枯涸，邪火煎熬，精溺时泄，如油如脂者死。

**脉法**

胃脉浮数者消谷，肺脉滑数者消渴，大率数大者生，细微者死，沉小者生，牢实者死。

**治法**

治宜补肾水，泻心火，除肠胃燥热，济身中津液，使道路散而不结，津液生而不枯，气血利而不涩，则病自已矣。（《玉机》）

**血分气分**

气分渴者，因外感传里，或过食香燥，热耗津液，喜饮冷水，当与寒凉渗利以清其热，热去则阴生，而渴自止。血分渴者，因内伤劳役，精神耗散，胃气不升，或病后亡津，或余热在肺，口干作渴，喜饮热汤，当与甘温酸剂以滋其阴，阴生则燥除而渴自止。（《入门》）

**治宜滋补**

初起宜养肺清心，久病宜滋肾养脾。盖五脏之津液，皆本乎肾，故肾缓则气上升而肺润，肾冷则气不升而肺枯，故肾气丸为消渴良方也。又五脏之精华，悉运乎脾，脾旺则心肾相交，脾健而津液自化，故参苓白术散为收功神药也。（《汇补》）

**治无太峻**

如上消、中消，治之太急，久成中满之症。所谓上热未除，中寒复起也。

**用药**

上消初起，人参竹叶汤，久则麦冬饮子。中消初起，加减甘露饮，久则钱氏白术散。下消初起，生地饮子，久则小八味丸。若心肾不交，水下火上，无以蒸气而消者，桂附八味丸。若脾胃虚衰，不能交媾水火，变化津液而渴者，参苓白术散。夏月伏暑心胞，患消渴者，香薷散主之。其他如缫丝汤、天花粉、芦根汁、淡竹叶、麦冬、知母、牛乳。皆消渴之神药也。不可不审。

（摘自《证治汇补·卷之五：胸膈门·消渴》）

## 林珮琴

（辨病尤重脉诊，详述三消证治）

**【医家简介】**

林珮琴（1772～1839），字云和，号羲桐，江苏丹阳人。原本业儒，学有根底，壮年中举，退而学医，博览群书，发挥心得。

相关著作：《类证治裁》。

**【主要学术思想和主张】**

林珮琴治学主张博采众长，发皇古义，择善而从，务求实用。临证善于审察病机，揭示病变之本以辨证施治。辨证尤重脉诊，强调脉症合参。

**【医论医话】**

消分上中下三症，谓消渴、消谷、消肾也。皆水火不交，燥热伤阴所致。故经云二阳结谓之消。手阳明大肠主津，足阳明胃主液，二经燥结失润，故为消。

上消主肺，肺热化燥，渴饮无度，是为消渴，经所谓心移热于肺，传为膈消也。中消主胃，胃热善饥，能食而瘦，是为消谷，经所谓瘅，诚为消中也。下消主肾，虚阳烁阴，引水自救溺浊如膏，精髓枯竭，是为肾消，经所谓肾热病苦渴数饮身热也。三消之症，上轻、中重、下危。然上中不甚，则不传下矣。故肾消者乃上中消之传变，肺胃之热入肾，消烁肾脂、饮一溲二，溲如膏油。盖肺主气，肺病则不能管束津液，上朝咽嗌，而尽输于下，其精微亦随溲下也，且消之由于火盛者，阳消症也。亦有气血消乏而为阴消症者，如经曰心移寒于肺，为肺消，饮一溲二，死不治。景岳以为元阳大衰，金寒水冷，水不化气，而气悉化为水也。

《脉经》曰：心脉微小为消瘅，可知症多阳虚，而火多假火。故治三消者，必察其脉气病气形气。但见本源亏竭，及假火症，当速救根本以滋化源，勿专以清火为急。故《金匮》云：男子消渴，小便反多，饮一斗，小便一斗，八味丸主之。所以助气化，使津液得升也。赵养葵亦曰：治消症无分上中下，但滋肺肾。上消小剂，中消中剂，下消大剂。概用六味丸加麦冬、五味。或命门火不归源，游于肺为上消，游于胃为中消，惟引火归源，宜八味丸。使火归釜底，水火既济，气上熏蒸，肺受津润，消渴自止。若过用寒凉，恐内热未除，中寒又起。

古法以人参白虎汤治上消，以调胃承气汤治中消者，非也。必右寸滑数，热伤肺气，乃可人参白虎汤。必右关数实，湿热内蕴，乃可调胃承气汤。

又经云：二阳之病发心脾，有不得隐曲，其传为风消。谓忧伤心，思伤脾，郁结不遂，则营液暗耗，胃大肠俱失通润，而肌肉风消也，宜归脾汤送固本丸，或生脉散。此亦阴消之类，今统论之。消症气分渴者，喜饮冷水，宜寒凉渗剂以清热。血分渴者，喜饮热茶，宜甘温峻剂以和阴。须细诊脉之上下左右滑数沉细，以定其有余不足而审治之。

如上消气分燥渴者，黄芩汤。血分燥热者，易简地黄饮子。气血燥热者，竹叶黄芪汤。肺火消渴，咽干便秘者，生津饮。心火消渴，小水赤涩者，清心莲子饮。心火上炎，肾水不济，气血日消者，降心汤。消渴夜甚者，加减地黄丸。消渴溺少身肿者，紫苏汤。消渴脉浮微热，小水不利者，五苓散。膈消胃满心烦者，麦门冬饮子。老人虚人消渴者，人参麦冬汤。通治上消，天花粉散。

中消能食而瘦，渴饮便秘溺数者，兰香饮子。食已如饥，胃热脉盛，面黄肌瘦，胸满胁胀者，七味白术散。胃火易饥，热在肌肉者，泻黄散。胃热干渴，水亏火炎者，玉女煎。心肺热渴者，丹溪藕汁膏。脾肺津干，不思饮食者，本事黄芪汤。通治中消，黄连猪肚丸。中消后，胃热传肾，消烁脂液，腿细足痿者，白茯苓丸。

下消渴饮，溺如膏油者，治宜摄固，元菟丸、秘元煎。肾消虚涩者，通摄兼施，双补丸。肾消淋浊有火者，补而兼泻，六味丸加知、柏，或大补地黄丸。淋浊无火者，补而兼摄，下左饮，或大补元煎。火衰不能化气，气虚不能化液者，益火之源，加减肾气丸，或八味丸、右归饮。无火而滑，小溲无度者，益阳固阴，鹿茸丸。肾消强中，茎长而坚，精自出者，此孤阳外张，阴不内守，难治。由好色纵淫，或饵丹石，阳起石、钟乳粉之类。《直指》曰：服五石者，真气既尽，石性独留，阳道兴举，不交精泄，名曰强中，不可治。其饮食如汤沃雪，久则阳强精脱，石子荠苨汤。通治下消，加减八味丸。

三消久，小水不臭反甜者，此脾气下脱，症最重，七味白术散。若溺后，溺面浮脂者，此膏液下流，肾不约制，白术散、肾气丸。外有脾热口甜，为消瘅。经谓数食肥甘，其气上溢，转为消渴，经用兰草汤效。肥令人内热，甘令人中满，治之以兰，除陈气也。此膏粱酿热涸津，即消中之渐，宜地黄饮子、玉泉丸。有食，易也。饮食移易而过，不生肌肉也。经谓大肠移热于胃，善食而瘦，胃移热于胆，皆名食亦，治同中消。

有酒渴，由嗜酒积热烦渴，专嗜冷物，乌梅木瓜汤。有虫渴，脏腑生虫，耗津液而成消渴，苦楝子汤。其有渴饮一二口即厌，少顷复渴，但不若消渴者之无厌，此中气虚寒，寒水上泛，逼其浮游之火于喉舌间，故上焦欲得水救，水到中焦，以水遇水，即厌也。如面赤烦躁，宜理中汤送八味丸。凡渴而不能食者，末传。中满，臌胀，能食而渴者，必发脑疽、背痈、皆不治。此又消渴之传变，所必防者。《本事》曰：消渴全因坎水衰少，肾阳不升。肺为华盖，譬板覆釜，暖气上腾，则板能润。若肾气能蒸化，则饮食精液上升，自免干渴，宜八味丸。

徐忠可曰：消因肾虚，或因二阳结，或为厥阴病。其能食而渴者，宜重二阳论治。其饥不欲食，气撞心者，宜重厥阴论治。仲景《伤寒论》，厥阴之为病，消渴，气上撞心，饥而不欲食，皆由厥阴风郁火燔也。其饮一溲二者，宜重肾虚论治，此临症时所宜细辨也。

缪仲淳曰：三消渴疾，以鲇鱼涎，和黄连末为丸，每五七丸，乌梅汤下，日三服效。以白芍、甘草等分为末，每一钱水煎，日三服。有患消渴九年，服药止而复作，得是方服之，七日顿愈。不可以其平易而忽之。以瓜蒌根即天花粉、黄连各三两为末，蜜丸，每三十丸，麦冬汤下，日二服。其饮水无度，小便数者，用田螺五升，水一斗，浸一夜，渴即饮之，每日一换水及螺，或煮食饮汁亦妙。饮水无度，小便赤涩者，用秋麻子仁一升，水三升，煮三四沸、饮不过五升瘥。肾消饮水，溺如膏油者，用茴香、苦楝子等分炒，研末，食前酒服二钱。消渴下元虚者，用牛膝末酒蒸五两，生地汁五升浸，日晒夜浸，汁尽为度，蜜丸，酒下三十丸。久服津液自生。胃虚消渴者，羊肚煮烂，空腹食之。消渴烦乱者，干冬瓜瓤一两，水煎服。消渴羸瘦，小便不禁者，兔骨和大麦苗煮汁，服极效。消中易饥者，用苁蓉、山萸、五味、蜜丸，每盐、酒下三十丸。三消骨蒸者，以冬瓜自然汁、浸晒黄连末七次，又以冬瓜汁和丸，每三四十丸，大麦汤下，寻常口渴，一服效。

消渴脉实大，病久可治。脉悬小坚，病久不可治。（《内经》）趺阳脉数，胃中有热，即消谷引饮，大便必坚，小便即数。（仲景）消渴脉当紧实而数，反沉涩而微者死。心脉滑为渴，滑者阳气胜也。心脉微小为消瘅，凡消症脉数大者生，沉小者死。（《脉经》）真阴耗竭，肾气不升，肺脏枯燥，寸口数盛，为上消。竭力房室，服食剽悍，火土太强，恣情肥美，气口动滑为中消。虚阳不守，封藏不固，右尺数大，为下消。《张氏医通》消瘅诊论，宜参玩。

（摘自《类证治裁·卷之四·三消论治》）

## 沈金鳌

（重补脾胃调气血，三消之治补阴泻火）

**【医家简介】**

沈金鳌，字芊绿，号汲门，晚年自号尊生老人，清代医家，江苏无锡人。壮年以博通闻名，精通儒学，颇具文才，后专攻医学，尤善治痘。精通内、外、妇、儿诸科。

相关著作：《杂病源流犀烛》、《妇科玉尺》、《脉象统类》、《诸脉主病诗》、《伤寒论纲目》、《幼科释迷》、《要药分剂》等。

**【主要学术思想和主张】**

沈金鳌治学源于《内经》，广征博引，崇尚尊古，而不拘泥古。临证重视脉法，以脉取证，重视培补脾胃后天之本，注重情志，善调气血，于养生也有深入研究。

**【医论医话】**

三消，燥病也。三消之症，分上中下。上消者，舌赤裂，咽如烧，大渴引饮，日夜无度。中消者，多食易饥，肌肉燥，口干饮水，大便硬，小便如泔。下消者，烦躁引饮，耳轮焦，便溺不摄，或便如胶油。

三消之由：上消肺也，由肺家实火，或上焦热，或心火煅炼肺金。中消脾也，由脾家实火，或伏阳蒸胃。下消肾也，由肾阴虚，或火伏下焦。经曰：心移寒于肺，为肺消，肺消者，饮一溲二，死不治。又曰：心移热于肺，传为膈消。

又曰：奇病有消渴，皆上消也，多饮而渴不止者也。盖肺主气，其能通调水道而有制者，赖心君火，时与以温气而为之主，以润燥金，故肺之合皮，其主心也，若心火不足，不能温金，而反移以寒，寒与金化，则金冷气沉而不得升，犹下有沟渎，上无雨露，是以饮一溲二也，是肺气以下而枯索也，故曰肺消死不治，此因于寒者也。肺本燥金，心腹以热移之，为火燥相即，因而膈上焦烦，饮水多而善消，此因于热者也。可见上消之由，有阴有阳，不可不辨。而多饮易消，火气炎郁，所以为奇病也。经又曰：瘅成为消中。又曰：胃中热则消谷，令人善饥。又曰：二阳结，谓之消，皆中消也。此盖结于本气，阳明气盛热壮，然以血多津守，未尝有所结，今言其结，则阳邪盛而伤阴，枯其津液，故结在中焦。阳明亢甚，故消谷善饥。又热亢能消，精液不荣肌肉，故名曰消也。经又曰：溲便频而膏浊不禁，肝肾主之，此下消也。盖缘肾水亏损，津液枯竭，水亏火旺，蒸烁肺金，肺被火邪，不能生肾，故成下消也。

赵献可言三消之症，总由煎熬既久，五脏燥烈，能食者必发胸疽背痈，不能食者必发中满臌胀，治者不必分上下，概用清肺滋肾之药，上消小剂，中消中剂，下消大剂（宜概用六味丸加麦冬、五味子）。其或命门火衰，火不归源，游于肺为上消，游于胃为中消，必用引火归源之法，渴病若失矣（宜八味丸，冷水服之）。若过用寒凉，恐内热未除，中寒又起。献可此言诚能于消病中寻源讨流，但必切脉合症，确然审是命门火衰，然后可用桂附，若由热结所致，下咽立毙矣，慎之谨之。

大约善治三消者，必补肾水真阴之虚，泻心火燔灼之势，除肠胃燥热之邪，济心中津液之衰，使道路散而不结，津液生而不枯，气血利而不涩，则消症无不愈矣。夫三消之成，总皆以水火不交，偏胜用事，燥热伤阴之所致，而要之五行之气相成，阳胜固能消阴，阴胜亦能消阳，如经言二阳之病，传为风消。二阳者，阳明也，阳明既病，木邪起而胜之，既胜，则精血不荣，肌肉风消也，故由燥阳伤阴，而气不化水固为消。由阴邪偏胜，而阳不帅阴，其水不化气亦为消，其消一也（总治三消，宜人参白术散、桑白皮汤、活血润燥生津饮、大黄甘草饮子）。又有中消而口甘者，由脾热中消而口苦者，由胆热，此二种《内经》谓之瘅症，与消病一类却非即消病。盖口甘者，脾瘅，肥美之所发。肥令人内热，甘令人中满，中满热郁，其气上溢，久亦转为消渴也，经则治之以兰草，除陈气也。兰性味甘寒，能利水道，其清气能生津止渴，除陈积畜热也。口苦者，胆瘅。肝取决于胆，而数谋虑不决，胆气虚，其气上溢，而口为之苦，以胆之脉会于咽也。治法俱同三消，特各加引经药使归于肝脾。

至三消分治之方，可详举之：有烦渴能食者（宜人参白虎汤）。有消渴胸满心烦，无精神者（宜人参宁神汤）。有消渴便干，阴头短，舌白燥，口唇裂，眼涩而昏者（宜止消润燥汤）。有消渴后身肿者（宜紫苏汤）。有消渴面目足膝肿，小便少者（宜瞿麦饮）。有消渴咽干面赤烦躁者（宜地黄饮）。有消渴盛于夜者（宜加减地黄丸）。有消渴由心火上炎，肾水不济，烦渴引饮，气血日消者（宜降心汤）。有心火炽热，口干烦渴，小便赤涩者（宜清心莲子饮）。有消渴小便数，舌上赤脉，肌体枯瘦者（宜和血益气汤）。有消渴而上焦烦热，为膈消者（宜人参石膏汤）。有消渴不能食者（宜麦门冬饮子）。有老人虚人大渴者（宜人参麦冬汤）。以上皆上消之属（通治上消宜生津养血汤、黄芩汤）。

有消中饮食多，不甚渴，小便数，肌肉瘦者（宜加减白术散）。有消谷善饥者（宜加减白术散）。有能食而瘦，口干自汗，便结溺数者（宜清凉饮）。有消中而瘦，二便秘者（宜兰香饮子）。有消中由胃热者（宜藕汁膏）。有消中而中焦燥热，肌肉瘦削，大便硬，小便数而黄赤者（宜生津甘露饮）。有消中后腿渐细，将成肾消者（宜茯苓丸）。以上皆中消之属（通治消中，宜调胃承气汤、加减三黄丸、黄连猪肚丸、顺气散）。

有肾消大渴饮水，下部消瘦，小便如脂液者（宜元菟丹）。有肾虚水涸燥渴者（宜双补丸）。有肾消大渴便数，腰膝疼者（宜肾沥丸）。有肾消尿浊如膏者（宜人参茯苓散）。有肾消口燥烦渴，两脚枯瘦者（宜加减肾气丸）。有肾虚消竭，小便无度者（宜鹿茸丸）。有肾消茎长而坚，精自出者，此孤阳无阴，即强中症也，最难治，盖此亦由耽好女色，或服丹石以恣欲，久则真气脱而热气盛，故饮食如汤沃雪，肌肤削，小便如膏油，阳易兴而精易泄也（宜六味丸、石子荠苨汤、黄连猪肝丸）。以上皆下消之属（通治下消，宜补肾地黄元、加减八味丸）。

消症之不同如此，此外又有食亦症。经曰：大肠移热于胃，善食而瘦，谓之食亦。胃移热于胆，亦名食亦。注云：亦者，易也。饮食移易而过，不生肌肉也，治之与消中同。而又有酒渴症，由平日好酒，热积于内，津液枯燥，烦渴引饮，专嗜冷物也（宜乌梅木瓜汤）。而又有虫渴症，由虫在脏腑之间，耗其精液，而成消竭也（宜苦楝汤）。而又有类消症，其人渴欲求饮，饮一二口即厌，不比消渴之无厌，此由中气虚寒，寒水泛上，逼出浮游之火于喉舌间，故上焦欲得水救，水到中焦，以水遇水，故厌也（宜理中汤送八味丸）。

又经云：二阳之病发心脾，有不得隐曲，女子不月。阳明位太阴之表而居中，于腑则胃当之，非若手阳明大肠之以经络为阳明比也。其病发心脾者，胃与心为生土之母子，而脾与胃为行津之表里。发者，发足之义。人之情欲，本以伤心，劳倦忧思，本以伤脾，脏既伤，则必连及于腑，又必从其能连及者，如母病必及子。故凡内而伤精，外而伤形者，皆能病及胃，此二阳之病，发自心脾也。然阳明为生化之本，其气盛，其精血下行，化荣卫而润宗筋，化源既病，则阳道外衰，故不得隐曲而枯涩，女子则不月。盖心脾为真阴之主，胃为真阳之主，伤真阴必使真阳无守，二阳既病，仓廪空而饷道绝，为生死之关，然必自真阳之伤为之，故曰发心脾也。治亦同三消，参其症而用方主之可也。

至于消渴既久，其传变之症，在能食者必发痈疽背疮，不能食者必至中满臌胀，何也？津液竭则火邪胜，故发痈脓，且痛甚而或不溃，或流赤水也。又如上中二消，制之太急，寒药多而胃气伤，故成中满，甚而水气浸渍，溢于皮肤，则为肿胀，所谓上热未除，中寒之症复生也。夫至痈疽胀满，亦与强中等症，皆为传变而不易治矣。

脉法：《内经》曰：消渴脉实大，病久可治；脉悬小坚，病久不可治。仲景曰：趺阳脉数，胃中有热，即消谷引饮，大便必坚，小便即数。《脉经》曰：消渴脉，当得紧实而数，反得沉涩而微者死。又曰：心脉滑为渴，滑者，阳气胜也。心脉微小为消瘅。又曰：脉数大者生，沉小者死。

消渴与脚气反：《本事》曰：消渴脚气，虽皆为肾虚所致，其为病则相反。脚气始发于二三月，盛于五六月，衰于七八月。消渴始发于七八月，盛于十一二月，衰于二三月。其故何也？盖脚气，壅疾也。消渴，宣疾也。春夏阳气上，故壅疾发，则宣疾愈。秋冬阳气下，故宣疾发，则壅疾愈。审此二者，疾可理也。

消渴原由症治：《本事》曰：消渴之症，全由坎水衰少。何也？肺为五脏华盖，若下有暖气蒸，则肺润。若下冷极，则阳不能升，故肺干而渴。譬如釜中有水，以火暖之，又以板覆，则暖气上腾，故板能润。若无火力，则水气不能上升，此板终不能润。火力者，腰肾强盛，常须暖补肾气，饮食得火力则润上而易消，亦免干渴之患，宜肾气丸。又曰：消渴者肾虚所致，每发则小便必甜。以物理推之，淋饧醋酒作脯法，须臾即甜，足明人之食后，滋味皆甜，流在膀胱。若脾肾气盛，则上蒸炎气，化成精气，下入骨髓，其次为脂膏，又其次为血肉，其余则为小便，故小便色黄，血之余也。五脏之气咸润者，则下味也。若腰肾既虚冷，则不能蒸化谷气，尽下为小便，故味甘不变，其色清冷，则肌肤枯槁也。《直指》曰：自肾消而析之，又有五石过度之人，真气既尽，石势独留，阳道兴强，不交精泄，名曰强中。消渴，轻也。消中，甚焉。消肾，又甚焉。若强中，则毙可立待。《类聚》曰：五脏六腑，皆有津液，热气在内，则津液竭少，故为渴。夫渴者，数饮水，其人必头目眩，背寒而呕，皆因里虚故也。《入门》曰：饮水而安者，实热也；饮水少顷即吐者，火邪假渴耳。丹溪曰：三消多属血虚不生津液，宜以四物汤为主。上消加人参、五味、麦冬、花粉煎，入藕汁、地黄汁、牛乳。酒客生葛根汁冲服。中消加知母、石膏、寒水石、滑石。下消加黄柏、知母、熟地、五味子。又曰：养肺降火生血为主，分上中下治之。又曰：消渴症，小便反多，如饮水一斗，小便亦一斗，宜肾气丸。徐忠可曰：仲景云：厥阴之为病消渴，气上冲心，心中疼热，饥而不欲食，食即吐，下之不肯止。夫厥阴之为病消渴七字；乃消渴之大原，然或单渴不止，或善食而渴，或渴而小便反多，后人乃有上中下之分，不知上中下似不同，其病原总属厥阴。厥阴者，风木之脏也，与风相得，故凡中风，必先中肝。然风善行而数变，故在经络，在血脉，在肌肉，各各不同。而又有郁于本脏者，则肝得邪而实，因而乘其所胜。阳明受之，乘其所生，少阴受之，于是上中下或有偏胜，现症稍殊，皆为消渴，皆由厥阴风郁火燔，故曰厥阴之为病消渴。《内经》亦有风消二字，消必兼风言之，亦此意也。又曰：《内经》云，二阳结，谓之消。仲景独言厥阴，似乎互异，不知邪气浸淫，病深肠胃，气聚不散，故曰结，其使肠胃之气不能健运而成三消，则厥阴实为病之本。如果病专肠胃，则下之为中病，消渴宜无不止矣。然多食而饥不止为中消，此又云饥不欲食，则知消渴之病，亦有不欲食者，但能食而渴者，全重二阳论治。饮一溲二，重在肾虚论治。其不能食而气冲者，重在厥阴论治。此又临症时微细之辨乎。缪仲淳曰：三消渴疾，以鲇鱼涎和黄连末为丸，每五七丸，乌梅下，日三服取效。又曰：用白芍、甘草等分为末，每一钱，水煎，日三服。有人患消渴九年，服药止而复作，得是方服之，七日顿愈。古人处方，殆不可晓，不可以平易而忽之。又方，用瓜蒌根、黄连各三两，为末蜜丸，每三十丸，麦冬汤下，日二服。其饮水无度，小便数者，用田螺五升，水一斗浸一夜，渴即饮之，每日一换水及螺，或煮食饮汁亦妙。其饮水无度，小便赤涩者，用秋麻子仁一升，水三升，煮三四沸饮，不过五升瘥。其肾消饮水，小便如膏油者，用茴香、苦楝子等分炒，为末，每食前酒服二钱。其消渴饮水，骨节烦热者，用芭蕉根捣汁，时饮一二合。其消渴不止，下元虚损者，用牛膝末五两，生地汁五升浸之，日晒夜浸，汁尽为度，蜜丸，空心酒下三下丸，久服壮筋骨，驻颜色，黑须发，津液自生。其胃虚消渴者，羊肚煮烂，空腹服之。其消渴烦乱者，于冬瓜瓤一两水煎服。其消渴羸瘦，小便不禁者，兔骨和大麦苗煮汁服极效。其消中易饥者，用苁蓉、山萸、五味，蜜丸，每盐酒下二十丸。其三消骨蒸者，以冬瓜自然汁浸晒黄连末七次，又以冬瓜汁和丸，每三四十丸，大麦汤下。寻常口渴，只一服见效。其强中消渴者，用猪肾一具，荠苨、石膏各三两，人参、茯苓、磁石、知母、葛根、黄芩、花粉、甘草各二两，黑大豆一升，水一斗半，先煮猪肾大豆取汁一斗，去渣，下药再煮三升，分三服，名猪肾荠苨汤，后人名为石子荠苨汤。消瘅肝心肾三经之阴虚而生内热病也。即经所谓热中，与三消异。《灵枢经》言：五脏皆柔弱者，善病消瘅。夫皆柔弱者，天元形体不充也。其本大气不足，五脏气馁，阴虚生内热，自是内热不解，而外消肌肉，故五脏之脉，皆以微小者为消瘅，是五脏之气，不能充满于荣分，而内有郁热以烁之也。故法以脉实大者为顺，虽病可治。若脉悬小而坚，则精枯血槁，必不能耐久矣。是知消瘅之病，本起于不足，必以滋阴平肝清热为主也（宜生地黄饮子、玉泉丸）。

消瘅症治：《内经》注曰：瘅，谓消热病也。多饮数溲，谓之热中。多食数溲，谓之消中。《内经》曰：凡消瘅，肥实人则膏粱之疾也。此人因数食甘美而多肥，故其气上溢，转为消渴。注曰：食肥则腠理密，而阳气不得外泄，故肥令人内热。甘者，性气和缓而发散逆，故甘令人中满。然内热则阳气炎上，炎上则欲饮而嗌干，中满则阳气有余，有余则脾气上溢，故转为消渴。《入门》曰：消者，烧也，如火烹烧物者也。

［**按**］消为肌肉烁，瘅为内郁热，二字连读，为一症之名，非如《内经》言瘅成为消中，消为三消，瘅为瘅病也。即《内经》言肥甘之病，亦消渴之类，非消瘅，姑附于此。

（摘自《杂病源流犀烛·卷十七·三消源流》）

## 王肯堂

### （博而不杂立证治准绳，消渴论治详列诸家）

**【医家简介】**

王肯堂（1549～1613），字宇泰，一字损仲，号损庵，自号念西居士，明代著名中医学家。通晓临床各科。

相关著作：《证治准绳》、《医镜》、《医学正宗》、《古代医统正脉全书》等。

**【主要学术思想和主张】**

王肯堂治医“采摭繁富，于寒温攻补，无所偏主”，广泛总结、吸取众家经验；在杂病论治上，突出脾肾的重要意义，提出脾虚病症，补脾不应，当补肾母的观点；精研医理，强调权衡气机的升降；对外科症治，主张内外兼治，不可偏废。

**【医论医话】**

渴而多饮为上消，经谓膈消。消谷善饥为中消，经谓消中。渴而便数有膏为下消，经谓肾消。刘河间尝著《三消论》谓：五脏六腑四肢，皆禀气于脾胃，行其津液，以濡润养之。然消渴之病，本湿寒之阴气极衰，燥热之阳气太盛故也。治当补肾水阴寒之虚，而泻心火阳热之实，除肠胃燥热之甚，济身中津液之衰。使道路散而不结，津液生而不枯，气血和而不涩，则病自已矣。况消渴者，因饮食服饵之失宜，肠胃干涸，而气不得宣平，或精神过违其度而耗乱之，或因大病阴气损而血液衰，虚阳慓悍而燥热郁甚之所成也。若饮水多而小便多，曰消渴。若饮食多，不甚渴，小便数而消瘦者，名曰消中。若渴而饮水不绝，腿消瘦而小便有脂液者，名曰肾消。一皆以燥热太甚，三焦肠胃之腠理怫郁结滞，致密壅滞，虽复多饮于中，终不能浸润于外，荣养百骸，故渴不止，小便多出或数溲也。张戴人亦著三消之说，一从火断，谓火能消物，燔木则为炭，燔金则为液，燔石则为灰，煎海水则为盐，鼎水则干。人之心肾为君火，三焦胆为相火，得其平则烹炼饮食，糟粕去焉。不得其平，则燔灼脏腑而津液耗焉。夫心火甚于上为膈膜之消，甚于中为肠胃之消，甚于下为膏液之消，甚于外为肌肉之消。上甚不已则消及于肺，中甚不已则消及于脾，下甚不已则消及于肝肾，外甚不已则消及于筋骨，四脏皆消尽，则心始自焚而死矣。故治消渴一证，调之而不下，则小润小濡，固不能杀炎上之势。下之而不调，亦旋饮旋消，终不能沃膈膜之干。下之调之而不减滋味，不戒嗜欲，不节喜怒，则病已而复作。能从此三者，消渴亦不足忧矣。然而二公备引《内经》诸条言消渴者，表白三消所由来之病源，一皆燥热也。虽是心移寒于肺为肺消者，火与寒皆来乘肺，肺外为寒所薄，气不得施，内为火所烁故，然太阳寒水司天，甚则渴饮者，水行凌火，火气内郁，二者固属外之寒邪，则已郁成内之燥热也。或曰夫寒与热反，若冰炭之不同炉，而今之燥热，由外寒所郁也。将用凉以治内热，必致外寒增而愈郁；用温以散外寒，必致内热增而愈渴。治之奈何？曰：先治其急，处方之要，备在《本经》，谓处方而治者，必明病之标本，达药之所能，通气之所宜，而无加害者，可以制其方也。所谓标本者，先病而为本，后病而为标，此为病之本末也。标本相传，先当救其急也。又六气为本，三阴三阳为标。假若胃热者，热为本，胃为标也。处方者，当除胃中之热，是治其本也。故六气乃以甚者为邪，衰者为正，法当泻甚补衰，以平为期。养正除邪，乃天之道也，为政之理也，捕贼之义也。即此观之，处方之要，殆尽此矣。若太阳司天，寒水之胜，心火受郁，内热已甚，即当治内热为急；内热未甚，即当散寒解郁为急。如《宣明论》立方，著《内经》诸证条下者，其治漏风而渴，用牡蛎、白术、防风，先治漏风为急也。若心移寒于肺为肺消者，则以心火乘肺伤其气血为急，所移之寒，非正当其邪也。故用黄芪、人参、熟地黄、五味子、桑白皮、麦门冬、枸杞子，先救气血之衰，故不用寒药泻内热也。若心移热于肺，传为膈消者，则以肺热为急，用麦门冬治肺中伏火、止渴为君。天花粉、知母泻热为臣。甘草、五味子、生地黄、葛根、人参，生津益气为佐。然心火上炎于肺者，必由心有事焉，不得其正，以致其脏气血之虚，故厥阳之火上逆也。所以用茯神安心定志养精神，竹叶以凉之，用麦门冬之属以安其宅，则火有所归息矣。因是三条消渴之方，便见河间处方，酌量标本缓急轻重之宜，通脏腑切当之药者，如此可谓深得仲景处方之法者也。仲景云：男子消渴，小便反多，饮一斗而小便一斗，肾气丸主之。脉浮，小便不利，微热消渴者，与渴欲饮水，水入即吐者，皆以五苓散利之。脉浮发热，渴欲饮水，小便不利者，猪苓汤主之。兼口干舌燥者，白虎汤加人参主之。即此便见表里分经，因病用药，岂非万世之准则哉。坎三，干水也，气也，即小而井，大而海也。兑三，坤水也，形也，即微而露，大而雨也。一阳下陷于二阴为坎，坎以气潜行乎万物之中，为受命之根本，故润万物莫如水。一阴上彻于二阳为兑，兑以形普施于万物之上，为资生之利泽，故说万物者，莫说乎泽。明此二水，以悟消渴、消中、消肾三消之义治之，而兼明导引之说，又有水火者焉。三焦为无形之火，内热烁而津液枯，以五行有形之水制之者，兑泽也，权可也。吾身自有上池真水，亦气也，亦无形也，天一之所生也。以无形之水，沃无形之火，又常而可久者，是为真水火，升降既济，而自不渴矣。

上消者，上焦受病。逆调论云：心移热于肺，传为膈消是也。舌上赤裂，大渴引饮，少食，大便如常，小便清利，知其燥在上焦，治宜流湿润燥，以白虎加人参汤主之。能食而渴为实热，人参石膏汤，加减地骨皮散。不能食而渴为虚热，白术散，门冬饮子。有汗而渴者，以辛润之。无汗而渴者，以苦坚之。太阳经渴，其脉浮无汗者，五苓散、滑石之类主之。（太阳无汗而渴，不宜服白虎汤，若得汗后脉洪大而渴者，宜服之。）阳明经渴，其脉长有汗者，白虎汤、凉膈散之类主之。（阳明汗多而渴，不宜服五苓散，若小便不利，汗少，脉浮而渴者，宜服之。）少阳经渴，其脉弦而呕者，小柴胡汤加瓜蒌之类主之。太阴经渴，其脉细不欲饮，纵饮思汤不思水者，四君子、理中汤之类主之。少阴经渴，其脉沉细，自利者，猪苓汤、三黄丸之类主之。厥阴经渴，其脉微引饮者，宜少少予之。小便不利而渴，知内有热也，五苓散、猪苓散泄之。小便自利而渴，知内有燥也，甘露饮、门冬饮润之。大便自利而渴，先用白芍、白术各炒为末调服，后随证用药。大便不利而渴，止渴润燥汤。上焦渴，小便自利，白虎汤。中焦渴，大小便俱不利，调胃承气汤。下焦渴，小便赤涩，大便不利，大承气汤。戴院使云：心消之病，往往因嗜欲过度，食啖辛热，以致烦渴，引饮既多，小便亦多，当抑心火使之下降，自然不渴，宜半夏泻心汤（半夏非所宜用）。去干姜，加瓜蒌、干葛如其数，吞猪肚丸，或酒煮黄连丸，仍佐独味黄连汤，多煎候冷，遇渴恣饮，久而自愈。若因用心过度，致心火炎上而渴者，宜黄芪六一汤，加莲肉、远志各一钱，吞玄兔丹，仍以大麦煎汤，间下灵砂丹。渴欲饮水不止，仲景以文蛤一味捍为散，沸汤和服方寸匕。经验方用大牡蛎，于腊月或端午日，黄泥裹煅通赤，放冷，取出为末，用鲫鱼煎汤下一钱匕。盖二药性收涩，最能回津，《纲目》以为咸软非也。《三因方》用糯谷（旋炒作爆）、桑根白皮（厚者切细，等分）。每服一两，水一碗，煮至半碗，渴即饮之。夫水谷之气上蒸于肺而化为津，以溉一身，此金能生水之义，二药固肺药也，而又淡渗，故取之。《保命集》用蜜煎生姜汤，大器倾注，时时呷之。法曰：心肺之病，莫厌频而少饮。经云：补上治上宜以缓。又云：辛以润之。开腠理，致津液，肺气下流，故火气降而燥衰矣。有食韭苗而渴愈者，亦辛润之意也。丹溪云：消渴饮缲丝汤，能引清气上朝于口。予谓蚕与马同属午也，心也，作茧成蛹，退脏之际，故能抑心火而止渴焉。饮多停积，有化水丹，又有神仙减水法。东垣治张芸夫病消渴，舌上赤裂，饮水无度，小便数，制方名曰生津甘露饮子。《内经》云：热淫所胜，佐以甘苦，以甘泻之。热则伤气，气伤则无润。折热补气，非甘寒之剂不能，故以石膏之甘寒为君。王太仆云：壮水之主，以制阳光，故以柏、连、栀子、知母之苦寒，泻热补水为臣。以当归、杏仁、麦门冬、全蝎、连翘、白葵花、兰香、甘草，甘寒和血润燥为佐。升麻、柴胡苦平，行阳明、少阳二经。荜澄茄、白豆蔻、木香、藿香反佐以取之。又用桔梗为舟楫，使浮而不下也。为末汤浸，蒸饼和成剂，晒干杵碎，如黄米大。每于掌内舐之，津液送下，不令药过病处也。许学士治一卒病渴，日饮水三斗，不食已三月，心中烦闷，此心中有伏热。与火腑丹，每服五十丸，温水下，日三。次日渴止，又次日食进。此方本治淋，用以治渴效，信乎，药贵变通用之。经云：少阳司天之政，三之气，炎暑至，民病渴。又云：少阴之复，渴而欲饮。又云：少阳之复，嗌络焦槁，渴引水浆。是热助心盛而渴，治以诸寒剂，世之所知也。经云：太阳司天，寒气下临，心火上从，嗌干善渴。又云：太阳司天，寒淫所胜，民病嗌干，渴而欲饮。又云：寒水太过，上临太阳，民病渴而妄冒。是寒攻心虚而渴，治以诸热剂，则世之所未知也。东垣云：消渴末传能食者，必发脑疽背疮，不能食者，必传中满臌胀。《圣济总录》皆为必死不治之证，洁古分而治之，能食而渴者，白虎加人参汤主之。不能食而渴者，钱氏白术散倍加葛根主之。上下既平，不复传下消矣。或曰末传疮疽者何也？此火邪胜也，其疮痛甚而不溃，或溃赤水者是也。经曰：有形而不痛者，阳之类也。急攻其阳，无攻其阴，治在下焦，元气得强者生，失强者死。末传中满者何也？以寒治热，虽方士不能废绳墨而更其道也。然脏腑有远近，心肺位近，宜制小其服，肾肝位远，宜制大其服，皆适其所至所为。故知过与不及，皆诛罚无过之地也。如膈消、中消，制之太急，速过病所，久而成中满之疾。正谓上热未除，中寒复生者，非药之罪，失其缓急之宜也。处方之际，宜加审焉。

（虽为三条，而分经止渴，中下亦同例，当参考焉。）

中消者，胃也，渴而多饮，善食而瘦，自汗，大便硬，小便频数赤黄，热能消谷，知热在中焦也。宜下之以调胃承气汤，又三黄丸主之。胃热则善消水谷，可饮甘辛降火之剂，用黄连末、生地、白藕各自然汁，牛乳各一升，熬成膏，和黄连末一斤，丸如桐子大。每服三五十丸，少呷白汤下，日进十服。消渴中消，自古只治燥止渴，误矣。三阳结谓之消，三阳者，阳明也。手阳明大肠主津液所生病，热则目黄口干，是津液不足也。足阳明主血所生病，热则消谷善饥，血中伏火，是血不足也。结者、津液不足，结而不润，皆燥热为病也。此因数食甘美而多肥，故其气上溢转为消渴，治之以兰，除陈气也。不可服膏粱芳草石药，其气悍烈，能助热燥也。越人云：邪在六腑则阳脉不和，阳脉不和则气留之，气留之则阳脉盛矣，阳脉太盛则阴气不得荣也。故肌肉皮肤消削是也。和血益气汤主之。戴云：消脾缘脾经燥热，食物易化，皆为小便，转食转饥。然脾消又自有三，曰消中，曰寒中，曰热中。宜用莲茗饮，加生地黄、干葛各一钱。或乌金散，或只用莲茗饮。顺利散、参蒲丸、加味钱氏白术散、和血益气汤、清凉饮子、甘露膏、黄连猪肚丸、烂金丸、天门冬丸、猪肾荠苨汤。《内经》言大肠移热于胃，善食而瘦，谓之食亦。胃移热于胆，亦曰食亦。食亦者，谓食移易而过，不生肌肤，亦易饥也。东垣云：善食而瘦者，胃伏火邪于气分则能食，脾虚则肌肉削也，即消中也。运气消中皆属热。经云：少阴之胜，心下热善饥。又云：少阳之胜，热客于胃，善饥，治以寒剂是也。针灸消中，皆取于胃。经云：邪在脾胃，阳气有余，阴气不足，则热中善饥，取三里灸。又云：胃足阳明之脉气盛，则身已前皆热，于胃则消谷善饥。（热则清之，盛则泻之。）

下消者，病在下焦，初发为膏淋，谓淋下如膏油之状，至病成，烦躁引饮，面色黧黑，形瘦而耳焦，小便浊而有脂液，治宜养血以分其清浊而自愈矣，以六味地黄丸主之。益火之源以消阴翳，则便溺有节。（八味丸。）壮水之主以制阳光，则渴饮不思。六味丸。《金匮》治男子消渴，小便反多，如饮水一斗，小便亦一斗，肾气丸主之。（子和治肾消，以肾气丸本方内加山药一倍外，桂、附从四时加减，冬一两，春秋五钱，夏二钱半。又法，肾气丸去附子，加五味子一两半。）娄全善云：肾消者，饮一溲二，其溲如膏油，即膈消、消中之传变。王注谓肺脏消燥，气无所持是也。盖肺脏气，肺无病则气能管摄津液，而津液之精微者，收养筋骨血脉，余者为溲。肺病则津液无气管摄，而精微者亦随溲下，故饮一溲二而溲如膏油也。筋骨血脉无津液以养之，故其病成，渐形瘦焦干也。然肺病本于肾虚，肾虚则心寡于畏，妄行凌肺，而移寒与之，然后肺病消。故仲景治渴而小便反多，用肾气丸补肾救肺，后人因名之肾消及下消也。或曰：经既云肺消死不治，仲景复用肾气丸治之何也？曰：饮一溲二者，死不治。若饮一未至溲二者，病尚浅，犹或可治。故仲景肾气丸治饮水一斗小便亦一斗之证。若小便过于所饮者，亦无及矣。肾消服滋补丸药外，宜多煎黄芪汤饮之。戴院使云：若因色欲过度，水火不交，肾水下泄，心火自炎，以致渴浊，不宜备用凉心冷剂，宜坚肾水以济心火，当用黄芪饮，加苁蓉、五味各半钱，吞八味丸，及小菟丝子丸、玄兔丹、鹿茸丸、加减安肾丸、或灵砂丹。消肾为病，比诸消为重，古方谓之强中。又谓之内消。多因恣意色欲，或饵金石，肾气既衰，石气独在，精水无所养，故常发虚阳，不交精出，小便无度，唇口干焦，黄芪饮，吞玄兔丹。八味丸、鹿茸丸、加减肾气丸、小菟丝子丸、灵砂丹，皆可选用。未效，黄芪饮加苁蓉、五味、山茱萸各四分，荠苨汤、苁蓉丸、天王补心丹、双补丸、肾沥散、金银箔丸、白茯苓丸。

通治：三消丸，用好黄连治净为细末，不拘多少，切冬瓜肉，研取自然汁，和成饼，阴干，再为细末，用汁浸和，加至七次，即用冬瓜汁为丸桐子大。每服三十丸，以大麦仁汤入冬瓜汁送下。寻常渴，止一服效。酒色过度，积为酷热，熏蒸五脏，津液枯燥，血泣，小便并多，肌肉消铄，专嗜冷物寒浆，勿投凉剂，以龙凤丸主之。戴云：诸消不宜用燥烈峻补之剂，惟当滋养，除消脾外，心肾二消，宜用黄芪六一汤，或参芪汤吞八味丸，或玄兔丹，或小菟丝子丸。又用竹龙散皆可，又用六神饮，亦治肾消。惟脾消则加当归去黄芪。三消小便既多，大便必秘，宜常服四物汤，润其大肠，如加人参、木瓜、花粉在内，仍煮四皓粥食之，糯米泔折二，亦可冷进。三消久而小便不臭，反作甜气，在溺桶中涌沸，其病为重。更有浮在溺面如猪脂，溅在桶边如柏烛泪，此精不禁，真元竭矣。按消渴小便甜，许学士论之甚详，其理未畅。大抵水之在天地与人身，皆有咸有甘，甘者生气，而咸者死气也，坡仙乳泉赋备矣。小便本咸而反甘，是生气泄也。生气泄者，脾气下陷入肾中也。脾气入肾者，土克水也。三消久之，精血既亏，或目无见，或手足偏废如风疾，然此证消肾得之为多，但用治下消中诸补药，滋生精血自愈。三消病退后而燥渴不解，此有余热在肺经，可用参、苓、甘草少许，生姜汁冷服。虚者可用人参汤。渴病愈后再剧，舌白滑微肿，咽喉咽唾觉痛，嗌肿，时渴饮冷，白沫如胶，饮冷乃止，甘草石膏丸。渴疾愈，须预防发痈疽，黄芪六一汤下忍冬丸。（凡诸虚不足，胸中烦躁，时常消渴唇口干燥，或先渴而欲发疮，或病痈疽而后渴者，并宜黄芪六一汤多服。）已发者，蓝叶散、玄参散、荠苨丸。消渴后成水气，方书虽有紫苏汤、瞿麦汤、葶苈丸，皆克泄之剂，不若五皮饮送济生肾气丸，及东垣中满分消诸方为妥。

（摘自《证治准绳·杂病·第五册·杂门·消瘅》）

# 王学权

（精研伤寒本草，论三消有燥无湿）

**【医家简介】**

王学权，字秉衡，清代医家，浙江钱塘人，为王孟英的曾祖，长于医学。

相关著作：《重庆堂随笔》。

**【主要学术思想和主张】**

王学权于《重庆堂随笔》一书，采集不少名言，并记述自己的医术心得，对伤寒证治、本草药性、脉诊皆有独到见解，对西医解剖学内容持开明态度。反对妇女缠足。

**【医论医话】**

善食形瘦曰消，善饮口燥曰渴，《宣明论》列消渴于燥病，盖此证有燥无湿也。《易》云：火就燥。风自火出。《内经》云：其传为风消。正如暑月南风，赤地千里。病由阴虚火炽，热极生风者，乃劳证之末传，或由膏粱石药积热所发者，亦无异乎误药以成劳。析而言之：饮不解渴曰上消，即《内经》之膈消，《难经》之上损，以肺居膈上，而金受火刑，故成渴病；食不充饥曰中消，亦曰消中，《伤寒论》谓之除中，以胃位中枢，而土为火烁，故成消病，胃阳发越则为除中，小溲如膏曰下消，即强中证，亦谓之肾消，以肾处下极。而精被火灼，故成枯病。统名之曰三消者，谓其肌肉消瘦也。万物得水则丰腴。得火则干瘪，善饮善食而干瘦，岂非火燔其液、风耗其津乎？

（注）上消宜用小剂频服，以清火救肺，白虎加人参汤主之。善饮而小溲少者，热能消烁其水也，加花粉、麦冬以滋液，小溲多者，水液不能渗泄于外也，加葛根以升清，小溲有而不利者，恐变水肿，桂苓甘露饮清上以开下，俾火降湿行。治中消宜直清胃热，体实者三黄丸或调胃承气汤，体虚者黄连猪肚丸。治下消宜泻火救阴，知柏八味丸或大补阴丸。除中证乃阴竭而胃阳外越也，主死。

（校）《内经》又有饮一溲二之移寒证，《金匮》有饮一溲一之肾气丸证，皆非真消渴也。《医碥》辨之甚详。

（刊）饮多溲多，其常也，不可谓之病，必其肌渐瘦削，始为消渴。雄自幼至今，非酷暑不饮茶汤，惟侵晨必以淖糜为早膳，而昼夜小溲五六行，既清且长，较一日所饮，奚止倍出哉！体气虚寒则固然。设泥移寒之说，何以至今无恙乎？三复《医碥》，服其卓见。

（摘自《重庆堂随笔·卷上》）

## 喻嘉言

（治医重纲目规矩，辨三消多从热治）

**【医家简介】**

喻昌（1585～1664），字嘉言，号西昌老人，明末清初著名医家，与张路玉、吴谦齐名，号称清初三大家。擅治内科杂症。

相关著作：《寓意草》、《尚论篇》、《尚论后篇》、《医门法律》等。

**【主要学术思想和主张】**

喻昌研究《伤寒论》倡导纲目学说；重视对中医基础理论问题的探讨，其以大气论阐发胸中阳气的重要，以秋燥论而创清燥救肺汤；强调医家临证，宜尊规范守法律；临床治疗注重实效，手法灵活，如逆流挽舟法、单腹胀三法、蓄鱼置介法、救脱法等。

**【医论医话】**

喻昌曰：消渴之患，常始于微而成于著，始于胃而极于肺肾。始如以水沃焦，水入犹能消之；既而以水投石，水去而石自若。至于饮一溲一，饮一溲二，则燥火劫其真阴，操立尽之术，而势成熇熇矣。《内经》有其论无其治，《金匮》有论有治矣，而集书者采《伤寒论》厥阴经消渴之文凑入，后人不能抉择，斯亦不适于用也。盖伤寒传经，热邪至厥阴而尽，热势入深，故渴而消水，及热解则不渴，且不消矣，岂杂证积渐为患之比乎？谨从《内经》拟议言之。

经谓凡治消瘅仆击、偏枯痿厥、气满发逆、肥贵人则膏粱之疾也，此中消所由来也。肥而不贵，食弗给于鲜；贵而不肥，餐弗过于饕；肥而且贵，醇酒厚味，孰为限量哉？久之食饮，酿成内热，津液干涸，求济于水，然水入尚能消之也，愈消愈渴，其膏粱愈无已，而中消之病遂成矣。夫既瘅成为消中，随其或上或下，火热炽盛之区，以次传入矣。上消者胃以其热上输于肺，而子受母累，心复以其热移之于肺，而金受火刑。金者生水而出高源者也，饮入胃中，游溢精气而上，则肺通调水道而下。今火热入之，高源之水，为暴虐所逼，合外饮之水，建瓴而下，饮一溲二，不但不能消外水，且并素酝水精，竭绝而尽输于下，较大腑之暴注暴泄，尤为甚矣，故死不治也。所谓由心之肺谓之死阴，死阴之属，不过三日而死者，此之谓也。故饮一溲二，第一危候也。至于胃以其热，由关门下传于肾，肾或以石药耗其真，女色竭其精者，阳强于外，阴不内守，而小溲浑浊如膏，饮一溲一，肾消之证成矣。经谓石药之性悍，又谓脾风传之肾，名曰疝瘕，少腹冤热而痛，出白液，名曰蛊，明指肾消为言。医和有云：女子阴物也，晦淫则生内热惑蛊之疾，此解冤热及蛊义甚明。王太仆谓消烁肌肉，如蛊之蚀，日渐损削，乃从消字起见，浅矣浅矣。夫惑女色以丧志，精泄无度，以至水液浑浊，反从火化，亦最危候。经云：君火之下，阴精承之。故阴精有余，足以上承心火，则其人寿。阴精不足，心火直下肾中，阳精所降，其人夭矣。故肾者胃之关也，关门不开，则水无输泄而为肿满；关门不闭，则水无底止而为消渴。消渴属肾一证，《金匮》原文未脱，其曰：饮一斗溲一斗者，肾气丸主之。于以蒸动精水，上承君火，而止其下入之阳光，此正通天手眼。张子和辄敢诋之，既诋仲景，复谀河间，谓其神芎丸以黄芩味苦入心，牵牛、大黄驱火气而下，以滑石引入肾经，将离入坎，真得《黄庭》之秘。颠倒其说，阿私所好，识趣卑陋若此，又何足以入仲景之门哉？何柏斋《消渴论》中已辨其非。昌观戴人吐下诸案中，从无有治消渴一案者，可见无其事，即无其理矣。篇首论火一段，非不有其理也，然以承气治壮火之理，施之消渴，又无其事矣。故下消之火，水中之火也，下之则愈燔；中消之火，竭泽之火也，下之则愈伤；上消之火，燎原之火也，水从天降可灭，徒攻肠胃，无益反损。夫地气上为云，然后天气下为雨，是故雨出地气，地气不上，天能雨乎？故亟升地气以慰三农，与亟升肾气以溉三焦，皆事理之必然者耳。不与昔贤一为分辨，后人亦安能行其所明哉？

昌著消渴论，聊会《内经》大意，谓始于胃而极于肺肾，定为中上下之三消。其他膈消亦积食证，要亦中上之消耳，然未得《金匮》之实据，心恒不慊。越二岁，忽忆《内经》云：有所劳倦，形气衰少，谷气不盛，上焦不行，胃气热，热气熏胸中故内热。恍然悟胸中受病消息，唯是胃中水谷之气，与胸中天真灌注环周，乃得清明在躬，若有所劳倦，伤其大气宗气，则胸中之气衰少。胃中谷气因而不盛，谷气不盛，胸中所伤之气愈益难复，而不能以克行。于是谷气留于胃中，胃中郁而为热，热气熏入胸中，混合其衰少之气，变为内热，胸胃间不觉易其冲和之旧矣。求其不消不渴，宁可得乎？透此一关，读《金匮》所不了了者，今始明之。其云：寸口脉浮而迟，浮即为虚，迟即为劳，虚则卫气不足，劳则荣气竭。趺阳脉浮而数，浮则为气，数则消谷而大坚，气盛则溲数，溲数则坚，坚数相搏，即为消渴。举寸口以候胸中之气，举趺阳以候胃中之气，显然有脉之可循，显然有证之可察，然且难解其微焉。盖阴在内为阳之守，阳在外为阴之固，寸口脉浮，阴不内守，故卫外之阳浮，即为虚也。寸口脉迟，阳不外固，故内守之阴迟，即为劳也，总因劳伤荣卫，致寸口脉虚而迟也。然荣者水谷之精气，卫者水谷之悍气，虚而且迟，水谷之气不上充而内郁，已见膈虚胃热之一斑矣。更参以趺阳脉之浮数，浮则为气，即《内经》热气熏胸中之变文，数则消谷而大坚。昌前论中既如以水投石，水去而石自若，偶合胃中大坚，消谷不消水之象，可见火热本足消水也，水入本足救渴也。胃中坚燥，全不受水之浸润，转从火热之势，急奔膀胱，故溲数。溲去其内愈燥，所以坚数相搏，即为消渴。直引《内经》味过于苦，久从火化，脾气不濡，胃气乃厚之意，为消渴之源，精矣微矣。晋唐以后，代不乏贤，随其聪敏，揣摩《内经》，各自名家，卒皆不入仲景堂奥，其所得于《内经》者浅耳。使深则能随证比类，各出脉证方治，以昭成法，而《金匮》遗编，家传户诵之矣。即如消渴证，相沿谓中消者宜下之，共守一语，更无别商，岂一下可了其局乎？抑陆续徐下之乎？夫胃已大坚，不受膏沐，辄投承气，坚者不受，瑕者受之矣。膀胱不受，大肠受之矣。岂不乘其药势，传为痢下、鹜溏、中满、肿胀之证乎？总录谓末传能食者，必发脑疽背疮；不能食者，必传中满臌胀，皆为不治之证。诸家不亟亟于始传中传，反于末传多方疗治，如忍冬蓝叶荠苨丸散，及紫苏葶苈中满分消汤丸，欲何为耶？《金匮》于小溲微觉不利，早用文蛤一味治之，方书从不录用。讵知软坚之品，非劫阴即伤阴，独此一种平善无过，兼可利水，诚足宝乎。洁古谓能食而渴者，白虎加人参汤；不能食而渴者，钱氏白术散加葛根。末传疮疽者，火邪盛也，急攻其阳，无攻其阴。下焦元气得强者生，失强者死，末传中满者高消，中消制之太过，速过病所。上热未除，中寒复起，非药之罪，用药时失其缓急之制也。洁古老人可谓空谷足音矣！所云无攻其阴，得强者生，失强者死，皆虑泉竭之微言，令人耸然起敬。于是追步后尘，徐商一语曰：三消总为火病，岂待末传疮疽，始为火邪胜耶？然火之在阳在阴，分何脏腑，合何脏腑，宜升宜降宜折宜伏，各各不同。从其性而治之，使不相扞格，乃为良法。若不治其火，但治其热，火无所归，热宁有止耶？如肾消阴病用六味丸，阳病用八味丸，此亦一法。若谓下消只此一法，其去中消宜下之说，能以寸哉！

《内经·阴阳别论》曰：二阳结谓之消。二阳者阳明也，手阳明大肠主津，病消则目黄口干，是津不足也。足阳明胃主血，病热则消谷善饥，血中伏火，乃血不足也。结者津血不足，结而不行，皆燥之为病也。

《内经》曰：心移热于肺，传为膈消。张子和谓膈消犹未及于肺，至心移寒于肺，乃为肺消。如此泥文害意，非能读《内经》者也。岂有心移热于肺，肺传其热于膈，犹未及肺之理，必变经文为心移热于膈，传为肺消，乃不泥乎？要识心肺同居膈上，肺为娇藏，移寒移热，总之易入。但寒邪入而外束，热邪入而外传，均一肺消，而治则有分矣。

刘河间论三消之疾，本湿寒之阴气极衰，燥热之阳气太甚。六气中已遗风火二气矣。且以消渴、消中、消肾，分明三消，岂中下二消，无渴可言耶？及引经言，有心肺气厥而渴；有肝痹而渴；有痹热而渴；有胃与大肠结热而渴；有脾痹而渴；有肾热而渴；有小肠痹热而渴，愈推愈泛。其不合论消渴，但举渴之一端，为燥热亡液之验，诚不可解。玉机微义，深取其说，发暖药补肾之误，吾不知暖药果为何药也！世岂有以暖药治消渴之理哉？其意盖在非《金匮》之主肾气丸耳，夫肾气丸蒸动肾水，为治消渴之圣药，后世咸知之。而何柏斋复辨之，昌恐后学偶阅子和宗厚之说，反滋疑眩，故再陈之。

瘅成为消中，胃热极深，胃火极炽，以故能食易饥多渴，诸家咸谓宜用大承气汤下之矣。不知渐积之热，素蕴之火，无取急下，下之亦不去，徒损肠胃，转增其困耳，故不得已而用大黄。当久蒸以和其性，更不可合枳实、厚朴同用，助其疾趋之势。洁古用大黄，更其名曰顺利散，隐然取顺利，不取攻劫之意。方下云：治中消热在胃而能食，小便色黄微利，至不欲食为效，不可多利。昌恐微利至不欲食，胃气已不存矣。承气非微利之法，而可渎用哉？子和更其方为加减三黄丸，合大黄、芩、连用之，

不用枳、朴矣。方下云：治丹石毒及热渴。以意测度，须大实者方用。曾不思消渴证，真气为热火所耗，几见有大实之人耶？然则欲除胃中火热，必如之何而后可。昌谓久蒸大黄，与甘草合用，则急缓互调；与人参合用，则攻补兼施。如兖国之屯田金城，坐困先零，庶几可图三年之艾。目前纵有乘机斗捷之著，在所不举，如之何欲取效眉睫耶？昔贤过矣。

律五条：

凡治初得消渴病，不急生津补水，降火彻热。用药无当，迁延误人，医之罪也。

凡治中消病成，不急救金水二脏，泉之竭矣。不云自中，医之罪也。

凡治肺消病而以地黄丸治其血分，肾消病而以白虎汤治其气分，执一不通，病不能除，医之罪也。

凡消渴病少愈，不亟回枯泽槁，听其土燥不生，致酿疮疽无救，医之罪也。

凡治消渴病，用寒凉太过，乃至水胜火湮，犹不知反，渐成肿满不救，医之罪也。

（摘自《医门法律·卷六·消渴门》）

## 张从正

（倡汗吐下祛邪安正，主从火热论治消渴）

**【医家简介】**

张从正（约1156～1228），字子和，号戴人，约生活于金正隆元年至金正大

五年间。金元四大家之一，为攻邪派大家。

相关著作：《儒门事亲》，另有《心镜别集》传世。

**【主要学术思想和主张】**

张从正反对时医滥用温补之弊，力倡病由邪生、攻邪已病之说，善用汗、吐、下三法，形成一套完整的理论体系，开攻邪派之先河，发展了中医的治则学说。临证重视保持气血通畅，善用针刺出血之法以清火热之邪。张从正对补虚祛邪的认识与运用也有独到之处。精于情志疗法，采用以情胜情的方法治疗情志病，其经验值得后世借鉴。

**【医论医话】**

八卦之中，离能烜物；五行之中，惟火能焚物；六气之中，惟火能消物。故火之为用，燔木则消而为炭；焚土则消而为伏龙肝；炼金则消而为汁；煅石则消而为灰；煮水则消而为汤；煎海则消而为盐；干汞则消而为粉；熬锡则消而为丹。故泽中之潦，涸于炎晖；鼎中之水，干于壮火。盖五脏，心为君火正化；肾为君火对化；三焦为相火正化；胆为相火对化。得其平，则烹炼饮食，糟粕去焉；不得其平，则燔灼脏腑，而津液竭焉。故入水之物，无物不长；入火之物，无物不消。夫一身之心火，甚于上为膈膜之消；甚于中，则为肠胃之消；甚于下，为膏液之消；甚于外为肌肉之消。上甚不已，则消及于肺；中甚而不已，则消及于脾；下甚而不已，则消及于肝肾；外甚而不已，则消及于筋骨。四脏皆消尽，则心始自焚而死矣。故《素问》有消瘅、消中、消渴、风消、膈消、肺消之说。消之证不同，归之火则一也。

故消瘅者，众消之总名；消中者，善饥之通称；消渴者，善饮之同谓。惟风消、膈消、肺消，此三说，不可不分。风消者，二阳之病。二阳者，阳明也。阳明者，胃与大肠也。心受之，则血不流，故女子不月；脾受之则味不化，故男子少精，皆不能成隐曲之事。火伏于内，久而不已，为风所鼓，消渴肠胃，其状口干，虽饮水而不咽，此风热格拒于贲门也。口者，病之上源，故病如是。又经曰：二阳结，谓之消。此消乃肠胃之消也。其善食而瘦者，名曰食亦，此消乃肌肉之消也。膈消者，心移热于肺，传为膈消。王太仆云：心肺两间中有斜膈膜，下际内连横膈膜。故心移热于肺，久久传化，内为膈热消渴而多饮者，此虽肺金受心火之邪，然止是膈消，未及于肺也。故饮水至斗，亦不能已。其渴也，其状多饮而数溲，或不数溲变为水肿者，皆是也。此消乃膈膜之消也。肺消者，心移寒于肺，肺主气，经曰：饮食入胃，游溢精气，上输于脾，脾之精气，上归于肺，通调水道，下输膀胱，水精四布，五经并行，以为常也。《灵枢》亦曰：上焦如雾，中焦如沤，下焦如渎。今心为阳火，先受阳邪，阳火内郁，火郁内传，肺金受制，火与寒邪，皆来乘肺，肺外为寒所搏，阳气得施，内为火所燥，亢极水复，故皮肤索泽而辟着，溲溺积湿而频并，上饮半升，下行十合。故曰：饮一溲二者，死。膈消不为寒所搏，阳气得宣散于外，故可治。肺消为寒所搏，阳气自溃于中，故不可治。此消乃消及于肺脏者也。又若脾风传之肾，名曰疝瘕。少腹冤热而痛，出白液，名曰蛊。王太仆云：消灼脂肉，如虫之蚀，日渐损削，此消乃膏液之消也。故后人论三焦，指以为肾消。此犹可治，久则变痍，不救必死。此消乃消及于肾脏者也。

夫消者必渴。渴亦有三：有甘之渴，有石之渴，有火燥之渴。肥者令人内热，甘者令人中满，其气上溢，转为消渴。经又曰：味厚者发热。《灵枢》亦曰：咸走血，多食之人渴。咸入于胃中，其气上走中焦，注于肺，则血气走之，血与咸相得，则凝干而善渴。血脉者，中焦之道也。此皆肥甘之渴。夫石药之气悍，适足滋热，与热气相遇，必内伤脾，此药石之渴也。阳明司天，四之气，嗌干引饮，此心火为寒水所郁故然；少阳司天，三之气，炎暑至，民病渴；太阳司天，甚则渴而欲饮，水行凌火，火气郁故然。少阴之复，渴而欲饮；少阳之复，嗌络焦槁，渴饮水浆，色变黄赤。又伤寒五日，少阴受之，故口燥舌干而渴。肾热病者，苦渴数饮，此皆燥热之渴也。故膏粱之人，多肥甘之渴、石药之渴；藜藿奔走之人，多燥热之渴。二者虽殊，其实一也。故火在上者，善渴；火在中者，消谷善饥；火在上中者，善渴多饮而数溲；火在中下者，不渴而溲白液；火偏上中下者，饮多而数溲，此其别也。后人断消渴为肾虚，水不胜火则是也。

其药则非也，何哉？以八味丸治渴，水未能生而火反助也。此等本不知书，妄引王太仆之注“壮火之主，以制阳光”。益火之源，以消阴翳；但益心之阳，寒热通行，强肾之阴，热之犹可。岂知王太仆之意，以寒热而行之也！肾本恶燥，又益之以火，可乎？今代刘河间自制神芎丸，以黄芩味苦入心，牵牛、大黄驱火气而下，以滑石引入肾经。此方以牵牛、滑石为君，以大黄、黄芩为臣，以芎、连、薄荷为使，将离入坎，真得黄庭之秘旨也。而又以人参白术汤、消痞丸、大人参散、碧玉鸡苏散，数法以调之。故治消渴，最为得体。

昔有消渴者，日饮数升，先生以生姜自然汁一盆，置于密室中，具罂勺于其间，使其人入室，从而锁其门，病人渴甚，不得已而饮汁尽，渴减。《内经》“辛以润之“之旨。《内经》治渴，以兰除其陈气，亦辛平之剂也。先生之汤剂，虽用此一味，亦必有旁药助之。初虞世曰：凡渴疾未发疮疡，便用大黄寒药利其势，使大困大虚自胜。如发疮疡，脓血流漓而飧，此真俗言也。故巴郡太守奏三黄丸能治消渴。余尝以膈数年不愈者，减去朴硝，加黄连一斤，大作剂，以长流千里水煎五、七沸，放冷，日呷之数百次，以桂苓甘露散、白虎汤、生藕节汁、淡竹沥、生地黄汁，相间服之，大作剂料，以代饮水，不日而痊。故消渴一证，调之而不下，则小润小濡，固不能杀炎上之势；下之而不调，亦旋饮旋消，终不能沃膈膜之干；下之调之，而不减滋味，不戒嗜欲，不节喜怒，病已而复作。能从此三者，消渴亦不足忧矣！

况《灵枢》又说：心脉滑为善渴。经又曰：滑者阳气胜。又言：五脏脉，心脉微小为消瘅。又言：五脏脆，为消瘅。又言：消瘅之人，薄皮肤而目坚固以深，长冲直扬，其心刚。刚者多怒，怒则气逆上，胸中蓄积，血气逆留，宽皮充肌，血脉不行，转而为热，热则消肌肤，故为消瘅。又言：五脏皆柔弱者，善病消瘅。夫柔弱者，必有刚强，刚强者多怒，柔弱者易伤也。余以是遂悟气逆之人，非徒病消渴。若寒薄其外，亦为痈肿、少气、狂、膈中、肺消、涌水者。热客其脏，则亦为惊衄、膈消、柔痓，虚肠澼死；客其腑，则为癃溺血、口糜、伏瘕、为沉、食亦、辛頞鼻渊、衄蔑瞑目。盖此二十一证，皆在气厥论中。经曰：诸逆冲上，皆属于火。一言可了，善读书者，以是求之。

（摘自《儒门事亲·卷三·三消之说当从火断二十七》）

## 张介宾

（论阴阳一体善温补，治消渴先辨虚实）

**【医家简介】**

张介宾（1563～1640），字会卿，号景岳，别号通一子，明代著名医学家。临证反对滥用寒凉，擅用温养补虚法。

相关著作：《类经》、《类经附翼》、《类经图翼》、《景岳全书》、《质疑录》。

**【主要学术思想和主张】**

张介宾主张医易同源，论医理从阴阳一体论出发，指出“阳非有余，真阴不足”，治疗则主张阴阳并补，制左归、右归诸方；临证喜用熟地，后世称其为“张熟地”；注重用药规范严谨，仿排兵布阵列新方、古方八阵；重视心理因素在疾病中的影响，总结探讨包括怒郁、思郁、忧郁三种类型的情志郁的病机规律及用药心得。

**【医论医话】**

**论证**

三消之病，三焦受病也。上消者，渴证也，大渴引饮，随饮随渴，以上焦之津液枯涸。古云其病在肺，而不知心、脾、阳明之火皆能熏炙而然，故又谓之膈消也。中消者，中焦病也，多食善饥，不为肌肉，而日加削瘦，其病在脾胃，又谓之消中也。下消者，下焦病也。小便黄赤，为淋为浊，如膏如脂，面黑耳焦，日渐消瘦，其病在肾，故又名肾消也。此三消者，古人悉认为火证，然有实火者，以邪热有余也；有虚火者，以真阴不足也。使治消证而不辨虚实，则未有不误者矣。

一消证有阴阳，尤不可不察。如多渴者曰消渴，善饥者曰消谷，小便淋浊如膏者曰肾消，凡此者，多由于火，火甚则阴虚，是皆阳消之证也。至于阴消之义，则未有知之者。盖消者，消烁也，亦消耗也，凡阴阳血气之属日见消败者，皆谓之消，故不可尽以火证为言。何以见之？如《气厥论》曰：心移寒于肺，为肺消，饮一溲二，死不治。此正以元气之衰，而金寒水冷，故水不化气，而气悉化水，岂非阳虚之阴证乎？又如《邪气脏腑病形篇》言五脏之脉细小者，皆为消瘅，岂以微小之脉而为有余之阳证乎？此《内经》阴消之义固已显然言之，而但人所未察耳。故凡治三消证者，必当察其脉气、病气、形气，但见本元亏竭及假火等证，必当速救根本，以资化源。若但知为火而专务清理，未有不阴阳俱败者矣。若但知为火而专务清理，未有不阴阳俱败者矣。

**论治**

凡治消之法，最当先辨虚实。若察其脉证果为实火致耗津液者，但去其火则津液自生，而消渴自止。若由真水不足，则悉属阴虚，无论上中下，急宜治肾，必使阴气渐充，精血渐复，则病必自愈。若但知清火，则阴无以生，而日见消败，益以困矣。

一上消善渴，中消善饥。虽曰上消属肺，中消属胃，然总之火在中上二焦者，亦无非胃火上炎而然，但当微为分别以治之。若二焦果由实火，则皆宜白虎汤主之。若渴多饥少，病多在肺者，宜人参白虎汤主之。若水亏于下，火炎于上，有不得不清者，宜玉女煎，或加减一阴煎之类主之。一云上焦渴是心火刑金所致，宜降火清金，以兰香叶、白葵花、黄柏、知母，少加升麻以引清气上升，而渴自止，此说亦可酌用。

一中消火证，以善饥而瘦，古法直以调胃承气汤及三黄丸之类主之。然既以善饥，其无停积可知，既无停积，则止宜清火，岂堪攻击，非有干结不通等证而用此二剂，恐非所宜。若其果属胃火，别无虚证，则三补丸、玉泉散、白虎汤及抽薪饮之类，皆可择而用也。

一下消证，小便淋浊，如膏如油，或加烦躁耳焦，此肾水亏竭之证，古法用六味地黄丸之类主之，固其宜矣。然以余观之，则亦当辨其寒热滑涩，分而治之，庶乎尽善。若淋浊如膏，兼热病而有火者，宜补而兼清，以加减一阴煎，或补阴丸、大补阴丸，或六味地黄丸加黄柏、知母之类主之。若下消而兼涩者，宜补宜利，以六味地黄丸之类主之。若下焦淋浊而全无火者，乃气不摄精而然，但宜壮水养气，以左归饮、大补元煎之类主之。若火衰不能化气，气虚不能化液者，犹当以右归饮、右归丸、八味地黄丸之类主之。若下焦无火而兼滑者，当以固肾补阴为主，宜秘元煎、固阴煎及苓术菟丝丸之类主之。

一三消证，古人以上焦属肺，中焦属胃，下焦属肾，而多从火治，是固然矣，然以余论之，则三焦之火多有病本于肾，而无不由乎命门者。夫命门为水火之腑，凡水亏证固能为消为渴，而火亏证亦能为消为渴者何也？盖水不济火，则火不归源，故有火游于肺而为上消者，有火游于胃而为中消者，有火烁阴精而为下消者，是皆真阴不足，水亏于下之消证也。又有阳不化气则水精不布，水不得火则有降无升，所以直入膀胱而饮一溲二，以致泉源不滋，天壤枯涸者，是皆真阳不足，火亏于下之消证也。阴虚之消，治宜壮水，固有言之者矣。阳虚之消，谓宜补火，则人必不信。不知釜底加薪，氤氲彻顶，槁禾得雨，生意归巅，此无他，皆阳气之使然也。亦生杀之微权也。余因消证多虚，难堪剥削，若不求其斫丧之因而再伐生气，则消者愈消，无从复矣，故再笔于此，用以告夫明者。则消者愈消，无从复矣，故再笔于此，用以告夫明者。

**【精选验案】**

省中周公者，山左人也，年逾四旬，因案牍积劳，致成羸疾。神困食减，时多恐惧，自冬春达夏，通宵不寐者凡半年有余，而上焦无渴，不嗜汤水，或有少饮则沃而不行，然每夜必去溺二三升，莫知其所从来，且半皆如膏浊液，尪羸至极，自分必死。及予诊之，察其脉犹带缓，肉亦未脱，知其胃气尚存，慰以无虑。乃用归脾汤去木香及大补元煎之属，一以养阳，一以养阴，出入间用，至三百余剂，计人参二十斤，乃得痊愈。此神消于上，精消于下之证也，可见消有阴阳，不得尽言为火，姑纪此一按，以为治消治不寐者之鉴。

（摘自《景岳全书·理集·十八卷·杂证谟·三消干渴》）

## 张 璐

（崇仲景治擅温补，论消渴重地方差异）

**【医家简介】**

张璐，字路玉，晚号石顽老人，江苏人，清初三大医家之一。对《伤寒论》很有研究。

相关著作：《伤寒缵论》、《伤寒绪论》、《伤寒兼证析义》、《张氏医通》、《千金方衍义》、《本经逢原》、《诊宗三昧》等。

**【主要学术思想和主张】**

张璐治伤寒，以“阴阳传中”为伤寒的辨治纲领，在此基础上进行具体辨证论治。临证注重脾肾命门，擅用甘温调补，以扶生发之气，又强调谨审阴阳，阴亏则壮水以制阳，阳虚则培土以厚载。

**【医论医话】**

经云：二阳结，谓之消。（二阳者阳明也，手阳明大肠主津，病消则目黄口干，是津不足也；足阳明胃主血，热则消谷善饥，血中伏火，乃血不足也。结者，津液不足，结而不润，皆燥热为病也。）瘅成为消中，心移热于肺，传为膈消。（膈上烦渴，饮水多而善消，肺气不化小便反少也。）心移寒于肺，肺消，肺消者饮一溲二，死不治。（君火失政，则阴火乘之，故肺金虽有客热消水，而下焦真阳失守，溲便反多，故死不治。）大肠移热于胃，善食而瘦，谓之食亦。（食亦谓食移易而过，胃热不生肌肉，津液内烁而消见于外也。若胃移热于胆而食亦，则有烦热口苦之患矣。）肾热病者，先腰痛胻酸，苦渴数饮身热。有口甘者，病名脾瘅。五味入口，藏于胃，脾为之行其精气，津液在脾，故令人口甘也。此人必数食甘美而多肥，肥者令人内热，甘者令人中满，故其气上溢，转为消渴。治之以兰，除陈气也。热中消中，不可服膏粱芳草石药。石药发癫，芳草发狂。芳草之气美，石药之气悍，二者其气急疾坚劲，非缓心和人，不可以服。热气留于小肠，肠中痛，瘅热焦渴，则坚干不得出，故痛而闭不通矣。消瘅脉实大，病久可治，脉悬小坚，病久不可治。金匮云：男子消渴，小便反多，以饮一斗，小便一斗，肾气丸主之。肾主藏精以施化，若精泄无度，火动不已，则肺气伤燥而思水，水入于胃，不得肺气之化，不复上归下输，肾病则气不约束调布，岂不饮一斗而出一斗乎？故用肾气丸。全赖桂、附之辛温，蒸发津气，以润脏腑百骸，岂云专补其肾哉。

脉浮小便不利，微热消渴者，宜利小便发汗，五苓散主之。

此言水气不化之渴，与渴欲饮水，水入即吐，名曰水逆之渴，证虽稍异，而水气阻碍津液则一，故并宜五苓以输散之。水散则津液灌溉，而渴自已耳。

渴欲饮水不止者，文蛤散主之。

文蛤治伤寒冷水潠灌，意欲饮水，反不渴者，是治表之水寒。今治里热而渴饮水不止者，亦取其咸寒退火，有益水润燥之功，一味而两得之。若治心移热于肺，传为膈消者尤宜。

石顽曰：经言消瘅脉实大，病久可治。脉悬小坚，病久不可治。见消证脉显实大，为证脉相符，虽久可治。若见悬小而坚，不但脉不应病，且真脏发露，其可疗乎？设消证脉小，而不至于虚悬坚劲，又当从仲景肾气丸正治矣。然历诊消瘅之脉，无有不带数象者，但须察浮数沉数，在左在右，尺甚寸甚，及有余不足，兼见何脉，而为审治。又须详南北风土之强弱，病人禀气之厚薄，合脉象而推之，庶几无虚虚之误矣。大抵北人消瘅，脉多沉石滑数，以北方寒水司权，且素食煤火，肾气多厚，故用刘张寒泻之法，往往获效。然间有恃力作强，以水为事，乃致虚阳不守，封藏不固，而见右尺数大，为下消者。亦有真阴耗竭，肾气不升，肺脏枯燥，而见寸口数盛。为上消者，又有竭力房室，服食慓悍，火土太强，恣意饮啖，而见气口动滑。为中消者，又不可限以风土，急须导火壮水，除陈气等法。若大江以南，木气始生之界，患消瘅者，从无沉石之脉，即有滑数，按之必濡，多有尺内见弦，及气口命门大数。或两寸浮滑者，以东南水土孱薄，虚阳属动，肾水易亏，当确遵《金匮》、东垣、养葵，犹恐不及，况可效用刘张之法乎！至若庾岭而南，消瘅之脉，亦绝无沉石之候，多见浮大数盛，外示有余，中实不足，以其阳气泄而不藏，肾气溢而不满，故其治仅可用辛凉以清其热，甘寒以滋其阴。若辛热导火，苦寒泻气等药，总无于预也。至于临病审察，又当随左右尺寸之太过不及，而为决断。太过见于寸口，多为气病。不及见于尺内，多为肾虚。又在左偏弦，为精髓受伤。在右偏旺，为虚阳发露。然其邪皆自内发。故表证表脉绝少，即《金匮》五苓散一条，亦是水气不化，津液不行而渴，故显脉浮。小便不利，微热消渴之证，见消瘅虽有浮脉，亦是客邪为患。非此证之本脉，故特表而出之。

**【精选验案】**

**案1**

石顽治太学赵雪访，消中善食，日进膏粱数次，不能敌其饥势，丙夜必进二餐，食过即昏昏嗜卧。或时作酸作甜，或时梦交精泄，或时经日不饮，或时引饮不彻，自言省试劳心所致。询其先前所服之药，屡用安神补心、滋阴清火，俱不应。延至麦秋，其证愈剧，始求治于石顽。察其声音，浊而多滞，其形虽肥盛色苍，而肌肉绵软，其脉六部皆洪滑而数，惟右关特甚，其两尺亦洪滑，而按之少神。此肾气不充，痰湿夹阴火泛溢于中之象。遂予加味导痰加兰香。数服，其势大减。次以六君子合佐金、枳实汤泛丸服。后以六味丸去地黄，加鳔胶、蒺藜，平调两月而康。

**案2**

又治朔客白小楼，中消善食，脾约便艰。察其形，瘦而质坚。诊其脉，数而有力。时喜饮冷气酒。此酒之湿热内蕴为患，遂以调胃承气三下，破其蕴热。次与滋肾丸数服，涤其余火而安。

**案3**

又治粤客李之藩，上消引饮，时当三伏，触热到吴，初时自汗发热，烦渴引饮，渐至溲便频数，饮即气喘，饮过即渴。察其脉象，惟右寸浮数动滑，知为热伤肺气之候。因以小剂白虎加人参，三服，其势顿减。次予生脉散，调理数日而痊。

**案4**

又治薛廉夫子，强中下消，饮一溲二，因新娶继室，真阴灼烁，虚阳用事，阳强不倒，恣肆益甚，乃至气息不能相续，精滑不能自收，背曲肩随，腰胯疼软，足膝痿弱，寸步艰难，糜粥到口即厌，惟喜膏粱方物。其脉或时数大少力，或时弦细数疾。此阴阳离决，中空不能主持，而随虚火辄内辄外也。峻与八味、肾气、保元、独参，调补经年。更与六味地黄，久服而瘥。

**案5**

又牙行邵渭宾，仲夏与一婢通，因客至惊恐，精气大脱，即凛凛畏寒，翕翕发热，畏食畏饮，小便淋沥不禁。邀石顽诊之，六脉弦细如丝，责责如循刀刃。此肾中真阳大亏之兆，令服生料六味，稍加桂、附以通阳气。其左右亲戚，咸谓夏暑不宜桂、附，另延一医，峻用人参、附子月余，饮食大进。犹谓参、附得力，恣饵不彻。遂至日食豚蹄鸡鸭七八餐，至夜预治熟食，听其饱餐二次。如此又两月余，形体丰满备常，但苦时时嘈杂易饥，常见青衣群鬼，围绕其侧，遍祷不灵。复邀石顽诊治，其脉皆滑数有力，而右倍于左。察其形色多滞，且多言多笑，而语多不次，此味痰壅塞于中，复加辛热助其淫火。始本阴虚，末传中消之患也。不急祛涤，必为狂痴之病。为制涌吐之剂，迟疑不进。未几，忽然大叫发狂，妄言妄见，始信余言之非谬也。

（摘自《张氏医通·卷九·杂门·消瘅》）

## 赵献可

（六味八味补肾命水火，消渴以治肾为急）

**【医家简介】**

赵献可（生卒年不详，大约16世纪后期），字养葵，自号医巫闾子，明代著名医学家。善易而精医，治擅温补。

相关著作：《医贯》、《内经钞》、《素问钞》、《经络考》、《正脉论》、《二体一例》等。

**【主要学术思想和主张】**

赵献可认为命门为人身之大主，强调了命门在人体生命活动过程中的重要作用，凸显肾命的生理功能作用；命门水火是人体生命活动能力的根源，是先天之本，而更强调火的作用，在人身中起决定性的作用，应当刻刻保护，以崔氏八味丸与钱乙六味丸，作为补真火、真水的主方，并将其广泛应用于如痰证、血证、咳嗽、吐血、喘证、五官病、消渴、中满、噎膈、泻痢、大便不通、小便不通与失禁等多种病证；在杂病辨治中，首重痰、郁论治，诸郁治疗提出以一法代五法，治木郁为主的主张。

**【医论医话】**

上消者，舌上赤裂，大渴引饮。《逆调论》云：心移热于肺，传为膈消者是也。以白虎汤加人参治之。中消者，善食而瘦，自汗大便硬，小便数。叔和云：口干饮水，多食肌肤瘦，成消中者是也。以调胃承气汤治之。下消者，烦躁引饮，耳轮焦干，小便如膏。叔和云：焦烦水易亏，此肾消也。六味丸治之。古人治三消之法，详别如此。余又有一说焉。人之水火得其平，气血得其养，何消之有？其间摄养失宜，水火偏胜，津液枯槁，以致龙雷之火上炎，熬煎既久，肠胃合消，五脏干燥，令人四肢瘦削，精神倦怠。故治消之法，无分上中下，先治肾为急，惟六味八味，及加减八味丸，随证而服，降其心火，滋其肾水，则渴自止矣。白虎与承气。皆非所治也。

娄全善云：肺病本于肾虚，肾虚则必寡于畏，妄行凌肺而移寒与之，故肺病消。仲景治渴而小便反多，用八味丸补肾救肺，后人因名之曰肾消也。

《总录》谓不能食而渴者，末传中满；能食而渴者，必发脑疽背痈。盖不能食者，脾之病，脾主浇灌四旁，与胃行其津液者也。脾胃既虚，则不能敷布其津液，故渴。其间纵有能食者，亦是胃虚引谷自救。若概以寒凉泻火之药，如白虎、承气之类，则内热未除，中寒复生，能不末传臌胀耶？惟七味白术散、人参生脉散之类，恣意多饮，复以八味地黄丸，滋其化源，才是治法。及能食而渴发疽者，乃肥贵人膏粱之疾也。数食甘美而肥多，故其上气转溢而为消渴，不可服膏粱芳草石药，其气慓悍，能助燥热。经曰：治之以兰，消陈积也。亦不用寒凉，及发痈疽者，何也？经曰：膏粱之变，饶生大疔。此之谓也。其肾消而亦有脑疽背痈者，盖肾主骨，脑者，髓之海，背者，太阳经寒水所过之地，水涸海竭，阴火上炎。安得不发而为痈疽？其疮甚而不溃，或赤水者是，甚则或黑或紫，火极似水之象，乃肾水已竭，不治。或峻补其阴，亦可救也。

或曰：人有服地黄汤而渴仍不止者，何也？曰：此方士不能废其绳墨，而更其道也。盖心肺位近，宜制小其服；肾肝位远，宜制大其服。如膈消、中消，可以前丸缓而治之。若下消已极，大渴大燥，须加减八味丸料一升，内肉桂一两，水煎六七碗，恣意水冷饮之。熟睡而渴病如失矣。处方之制，存乎人之通变耳。

或问曰：下消无水，用六味地黄丸，可以滋少阴之肾水矣。又加附子、肉桂者何？盖因命门火衰，不能蒸腐水谷。水谷之气不能熏蒸，上润乎肺，如釜底无薪，锅盖干燥，故渴。至于肺亦无所禀，不能四布水精，并行五经，其所饮之水，未经火化，直入膀胱，正谓“饮一升溺一升，饮一斗溺一斗”。试尝其味，甘而不咸可知矣。故用附子、肉桂之辛热，壮其少火，灶底加薪，枯笼蒸溽，稿禾得雨，生意维新，惟明者知之，昧者鲜不以为迂也。昔汉武帝病渴，张仲景为处此方，至圣玄关，今犹可想。八味丸诚良方也！疮疽痊后及将痊，口渴甚者，舌黄坚硬者，及未患先渴，或心烦燥渴，小便频数，或白浊阴痿，饮食少思，肌肤消瘦，及腿肿脚瘦，口齿生疮，服之无不效。

有一等病渴，惟欲饮冷。但饮水不过二三口，即厌弃，少顷复渴，其饮水亦如前。第不若消渴者之饮水无厌也，此证乃是中气虚寒，寒水泛上，逼其浮游之火于咽喉口舌之间，故上焦一段，欲得水救。若到中焦，以水见水，正其所恶也。治法，如面红而烦躁者，煎理中汤吞八味丸，二三服而愈。若用他药，必不能济。

又有一等病，渴急欲饮水，但饮下不安，少顷即吐出。吐出片刻，复欲水饮。至于药食，毫不能下。此是阴盛格阳，肾经伤寒之证也。予反复思之，用仲景之白通汤，加人尿、胆汁，热药冷探之法。一服稍解，三服全瘳。其在男子间有之，女子多有此证。（陶节庵名之曰回阳返本汤。）

**【精选验案】**

一贵人病疽，疾未安而渴作，一日饮水数升。愚遂献加减地黄方，诸医大笑云：此药若能止渴，我辈当不复业医矣。皆用木瓜、紫苏、乌梅、人参、茯苓、百花煎等生津液之药止之，而渴愈甚。数剂之后，茫无功效，不得已而用前方，三日渴止，因相信。久服不特渴疾不作，气血亦壮，饮食加倍，强健过于少壮之年。盖用此药，非予敢自执鄙见，实有源流，薛氏家藏此方，屡用有验，故详著之。使有渴疾者信其言，专志服饵取效，无为庸医所惑，庶广前人之志，久服轻身，耳目聪明，令人皮肤光泽。方内用北五味子，最为得力，独能补肾水降心气，其肉桂一味不可废，若去肉桂，服之不效。一男子患此，余欲以前丸治之，彼则谓肉桂性热，乃私易之以黄柏、知母等药，遂口渴不止，发背疽而殂。彼盖不知肉桂为肾经药也。前证乃肾经虚火炎上无制为患，用桂导引诸药以补之，引虚火归源，故效也。成无己曰：桂犹圭也，引导阳气。若执圭以从使者然。若夫上消者，谓心移热于肺；中消者，谓内虚胃热，皆认火热为害。故或以白虎汤，或以承气汤，卒致不救，总之是下焦命门火不归源，游于肺则为上消，游于胃即为中消，以八味肾气丸引火归源。使火在釜底，水火既济，气上熏蒸，俾肺受湿润之气而渴疾愈矣。

（摘自《医贯·卷之五·先天要论（下）·消渴论》）

下篇

# 近现代医家

# 张锡纯

## （衷中参西重实效，论治消渴养阴益气）

**【医家简介】**

张锡纯（1860～1933），字寿甫，清末民国著名医家，主张中西医汇通的代表人物之一。善治外感内伤杂症。

相关著作：《医学衷中参西录》。

**【主要学术思想和主张】**

张锡纯主张衷中参西汇通中西医的思想，反对崇古泥古、故步自封，反对单纯从文献空谈，重视通过临证切身体会去探讨药性疗效，方药治法结合临床治验进行反复论证，凡常用治法均附若干医案加以阐析。用药注重药物专效、配伍，专药力宏，大剂重用，炮制考究；药物配伍，严谨味少，更可贵的是，率先取中西药之长，临证配伍并用。

**【医论医话】**

方书消证，分上消、中消、下消。谓上消口干舌燥，饮水不能解渴，系心移热于肺，或肺金本体自热不能生水，当用人参白虎汤；中消多食犹饥，系脾胃蕴有实热，当用调胃承气汤下之；下消谓饮一斗溲亦一斗，系相火虚衰，肾关不固，宜用八味肾气丸。

白虎加人参汤，乃《伤寒论》治外感之热，传入阳明胃腑，以致作渴之方。方书谓上消者宜用之，此借用也。愚曾试验多次，然必胃腑兼有实热者，用之方的。中消用调胃承气汤，此须细为斟酌，若其右部之脉滑而且实，用之犹可。若其人饮食甚勤，一时不食，即心中怔忡，且脉象微弱者，系胸中大气下陷，中气亦随之下陷，宜用升补气分之药，而佐以收涩之品与健补脾胃之品，拙拟升陷汤后有治验之案可参观。若误用承气下之，则危不旋踵。至下消用八味肾气丸，其方《金匮》治男子消渴，饮一斗溲亦一斗。而愚尝试验其方，不惟治男子甚效，即治女子亦甚效。曾治一室女得此证，用八味丸变作汤剂，按后世法，地黄用熟地、桂用肉桂，丸中用几两者改用几钱，惟茯苓、泽泻各用一钱，两剂而愈。后又治一少妇得此证，投以原方不效，改遵古法，地黄用干地黄（即今生地），桂用桂枝，份量一如前方，四剂而愈。此中有宜古宜今之不同者，因其证之凉热，与其资禀之虚实不同耳。

消渴证，若其肺体有热，当治以清热润肺之品。若因心火热而铄肺者，更当用清心之药。若肺体非热，因腹中气化不升，轻气即不能上达于肺，与吸进之养气相合而生水者，当用升补之药，补其气化，而导之上升，此拙拟玉液汤之义也。然消渴之证，恒有因脾胃湿寒、真火衰微者，此肾气丸所以用桂、附。而后世治消渴，亦有用干姜、白术者。尝治一少年，咽喉常常发干，饮水连连，不能解渴。诊其脉微弱迟濡。投以四君子汤，加干姜、桂枝尖，一剂而渴止矣。又有湿热郁于中焦作渴者，苍柏二妙散、丹溪越鞠丸，皆可酌用。

消渴一证，古有上中下之分，谓其证皆起于中焦而极于上下。究之无论上消、中消、下消，约皆渴而多饮多尿，其尿有甜味。是以《圣济总录》论消渴谓："渴而饮水多，小便中有脂，似麸而甘。"至谓其证起于中焦，是诚有理，因中焦膵病，而累及于脾也。盖膵为脾之副脏，在中医书中，名为散膏，即扁鹊《难经》所谓脾有散膏半斤也（膵尾衔接于脾门，其全体之动脉又自脾脉分支而来，故与脾有密切之关系）。有时膵脏发酵，多酿甜味，由水道下陷，其人小便遂含有糖质。迨至膵病累及于脾，致脾气不能散精达肺（《内经》谓脾气散精上达于肺）则津液少，不能通调水道（《内经》谓通调水道下归膀胱）则小便无节，是以渴而多饮多溲也。尝阅报，有患消渴，延中医治疗，服药竟愈者。所用方中，以黄芪为主药，为其能助脾气上升，还其散精达肺之旧也。《金匮》有肾气丸，善治消渴。其方以干地黄（即生地黄）为主，取其能助肾中之真阴，上潮以润肺，又能协同山萸肉以封固肾关也。又向因治消渴，曾拟有玉液汤，方中以生怀山药为主，屡试有效。近阅医报且有单服山药以治消渴而愈者。以其能补脾固肾，以止小便频数，而所含之蛋白质，又能滋补膵脏，使其散膏充足，且又色白入肺，能润肺生水，即以止渴也。又俗传治消渴方，单服生猪胰子可愈。盖猪胰子即猪之膵，是人之膵病，而可补以物之膵也。此亦犹鸡内金，诸家本草皆谓其能治消渴之理也。鸡内金与猪胰子，同为化食之物也。愚因集诸药，合为一方，以治消渴，屡次见效。

**【验方效方】**

**方一 玉液汤**

治消渴。消渴，即西医所谓糖尿病，忌食甜物。

生山药一两，生黄芪五钱，知母六钱，生鸡内金二钱（捣细），葛根钱半，五味子三钱，天花粉三钱。

消渴之证，多由于元气不升，此方乃升元气以止渴者也。方中以黄芪为主，得葛根能升元气。而又佐以山药、知母、花粉以大滋真阴。使之阳升而阴应，自有云行雨施之妙也。用鸡内金者，因此证尿中皆含有糖质，用之以助脾胃强健，化饮食中糖质，为津液也。用五味者，取其酸收之性，大能封固肾关，不使水饮急于下趋也。

**方二 滋膵饮**

治消渴。

生箭芪五钱，大生地一两，生怀山药一两，净萸肉五钱，生猪胰子三钱（切碎）。

上五味，将前四味煎汤，送服猪胰子一半，至煎渣时，再送服余一半。若遇中、上二焦积有实热，脉象洪实者，可先服白虎加人参汤数剂，将实热消去强半，再服此汤，亦能奏效。

**【精选验案】**

邑人某，年二十余，贸易津门，得消渴证。求津门医者，调治三阅月，更医十余人不效，归家就医于愚。诊其脉甚微细，旋饮水旋即小便，须臾数次。投以玉液汤，加野台参四钱，数剂渴见止，而小便仍数，又加萸肉五钱，连服十剂而愈。

（摘自《医学衷中参西录·一、医方·（二十）治消渴方》）

## 丁甘仁

（崇仲景兼通各科，消渴宜养阴凉润）

**【医家简介】**

丁泽周（1865～1926），字甘仁，男。清末民初江苏著名中医家，孟河四大家之一。通内外妇儿各科，尤擅治外感热病，对喉科有专长。谙经方，通时方，临证以“和”、“缓”为特色。

相关著作：《药性辑要》、《脉学辑要》、《喉痧症治概要》；其后人所辑的有《孟河丁甘仁医案》、《诊方辑要》、《丁甘仁用药一百十三》、《思补山房膏方集》、《思补山房医略》、《丁甘仁医案续编》等。

**【主要学术思想和主张】**

丁甘仁认为《伤寒论》、《金匮要略》是临证的两大法门，是中医辨证施治的主要依据；临证以“和”、“缓”为特色；对内科杂病，强调辨证正确，处方有准则，尤擅治中风证；对外感病，主张贯通伤寒与温病两种学说，灵活运用经方和时方；外科，集诸家验方，创制了多种外科药品，其中大红膏尤为著名；妇科，因证施治，归纳诸证治方等；喉科，内外并治，内服重泻火解毒、滋阴清肺，外用消炎退肿、去腐生新。

**【医论医话】**

消渴证。古称三消为火病也，须分上中下治之。经云：二阳结谓之消。《金匮》云：厥阴之为病，消渴。消渴小便反多，以饮一斗，小便一斗。皆言其阴分不足，自上而下，阴虚火炽所致。多饮为上消，多食为中消，多溲为下消，咸属肾虚火不归源。盖三消以肾为主，善治三消者，必补肾水真阴之虚，兼泻心火柔肝阳，除胃中燥热之邪，俾得水升火降，阴阳既济，则阴胜阳消，三消可治矣。

论三消病因病机，读许叔微书曰：一者，渴而饮水多，小便数，脂似麸片，甜者，消渴病也。二者，吃食多，不甚渴，小便少，似有油而数者，消中病也。三者，渴饮水不多，腿肿，脚先瘦小，阴痿弱，小便数，此肾消病也。特忌房劳。

通常认为上消在肺，肺气焦满，水源告竭，咽燥烦渴，引水不休，肺火炽盛，阴液消亡，宜大剂清润之中佐以化痰之品，盖火盛则痰燥，其消烁之力，痰为之助也。如南北沙参、天麦冬、石斛、玉竹、胡黄连、蛤粉、贝母、二陈、枇杷叶、生梨汁等。

中消属胃病，胃为阳土，痰入胃中与火相结，其力尤猛，食入即易消烁。经所谓除中，言常虚而不能满也。宜清胃润燥化痰，如鲜石斛、石膏、大花粉、北沙参、麦冬、山药、玉竹、二陈、蔗汁、人乳等。

下消属肾，肾阴既耗，孤阳无依，水亏则火旺，于是饮一溲一，或饮一溲二，浑如膏脂而尿甜者，腿股枯瘦，宜培养真阴，加清利之品，如龟板、生地、天冬、五味子、沙参、牡蛎、蛤粉、知母、女贞子、黑料豆、山药、茯苓、泽泻、车前子、猪肾汤、鲜藕煎汤代水等。

经云：二阳之病发心脾，不得隐曲，女子不月，其传为风消。风消者，火盛而生风，渴饮而消水也。三消为水火失济，偏胜用事，阴液消烁干枯，久而不愈，必发痈疽外症。治消渴，总以养阴润燥凉血清火为主，探其虚实，和谐阴阳，斯为得法也。

（摘自沈仲理．丁甘仁临证医集．上海中医药大学出版社）

**【精选验案】**

**案1**

邱左　上消多渴，下消多溲，上消属肺，下消属肾。肺肾阴伤，胃火内炽，治火无益。宜壮水之主，以制阳光。

大生地12g，生甘草2.4g，川贝母6g，粉丹皮4.5g，川石斛9g，天花粉9g，肥知母4.5g，生白芍6g，大麦冬9g，炙乌梅1.2g，活芦根（去节）一尺，青皮甘蔗（劈开入煎）90g。

[**按**] 本例阴虚为本，燥热为标。病位在肺、胃、肾。肺肾阴虚，故多渴多溲，“治病必求于本”，本案方药避免使用辛燥及过于苦寒之剂，而选用甘润之剂，以补阴配阳，使虚火降而阳归于阴，即所谓“壮水之主，以制阳光”。

**案2**

何左　多饮为上消，多食为中消，多溲为下消。经云：二阳结谓之消。《金匮》云：厥阴之为病，消渴。皆由阴分不足，厥阴之火消灼胃阴，津少上承。拟育阴生津法。

大麦冬90g，川石斛90g，瓜蒌皮6g，北秫米（包）90g，大生地12g，天花粉90g，怀山药90g，川贝母6g，金匮肾气丸（包）90g，南北沙参（各）90g，生甘草1.8g。

[**按**]《临证指南医案·三消》曰：“三消一证，虽有上、中、下之分，其实不越阴亏阳亢，津涸热淫而已。”本例消渴阴虚燥热互见，但以阴虚为主，故选用滋阴清热生津之法。方中金匮肾气丸温补肾阳，以阴根于阳，使阴有所化，并可藉阳药的温运，以制阴药的凝滞，使气滋而不滞。如《景岳全书》载“善补阴者，必于阳中求阴，则阴得阳升，而源泉不竭”。

（摘自沈仲理．丁甘仁临证医集．上海中医药大学出版社）

## 施今墨

### （擅用大方喜用对药，糖尿病辨虚热为多）

**【医家简介】**

施今墨（1881~1969），男，原名毓黔。著名的中医临床家、教育家，北京四大名医之一。倡导中西医结合，以喜用对药、处方严谨、药多而不杂闻名，并无偿献验方百余首。

相关著作：其门人整理著作多部，如《施今墨临床经验集》、《施今墨对药》、《施今墨医案解读》等。

**【主要学术思想和主张】**

施今墨治学务实，治病无中医与西医、时方与经方之固执；对外感热病，提出按比例清解表里的简明实用治法；提出“以阴阳为总纲，表里寒热虚实气血为八纲”的十纲辨证；擅用大方，常以数个方剂化裁，但配伍严谨，药多而不杂；喜用药对，临床处方往往二三药并书，认为古方中起关键作用的药物，常呈现寒热配对、升降配对、气血配对、散收配对等的特征，应用得当，正反双向调节，很好的体现了中医“以平为期”的原则。

【医论医话】

宋以后以三多症状之轻重，多将消渴病分为上、中、下三消。上消为口干思饮，渴饮无度；中消为消谷善饥，食不知饱；下消为饮一溲二，尿频量多，夜间尤甚。余认为消渴病虽因症现不同，分为三消，病机则应有共同之处，标虽有三，其本为一也。

吾人所以患消渴病者，盖因火炎于上，阴亏于下，水火不相既济所至。真阴亏耗，水源不充，相火独亢，虚热妄炎——热伤肺阴，津液亏竭，渴饮无度；热伤胃阴，消谷善饥，肌肤瘦削；热伤肾阴，精气亏虚，尿频量多。

糖尿病从中医之辨证来看，临床中以虚证、热证为多，实证、寒证较少，尤以虚热之证最为常见。治虚热证，习用白芍、五味子、生地、麦冬、元参、乌梅等药，甘酸化阴生津补液，且能除热。如脉现洪数有力，则为实热，当以三黄石膏汤之类为主方，折其炎上之势。所谓实者，是指邪实；邪实其正气必虚，毋使邪退而气随之俱去，致犯贼去城空之诫。故大量用石膏、知母时，余常佐以西洋参（若西洋参不易得北沙参代之亦可），仿人参白虎汤之意，配伍西洋参（北沙参）除养阴生津外，并能增强其他药力，治病且兼顾本元。黄柏不宜多用，防其泄肾气之弊。

糖尿病二阳结热蕴毒盛者，余喜用绿豆衣与苡仁米为伍。绿豆衣清凉止渴解毒益胃肠，《本章纲目》称其甘寒之性在皮。苡仁米甘微寒，健脾胃，性能燥湿，然陈藏器称其止消渴，且《本草纲目》内载："消渴饮水不以苡仁煮粥疗之。"临床用之，确无燥阴之嫌。二者合用，既能除肠胃所蕴热毒，且健脾益胃，奏效频速。

糖尿病之渴饮无度，为伤阴之象，习用增液汤合生脉饮加石斛等药。饮一溲二多为肾阴亏损之症，宜用汁多腻补之品，如黄精、玉竹、山萸肉、枸杞子、肉苁蓉、菟丝子、续断、熟地之类。至于补肾阳之药，如巴戟天、补骨脂、干姜、附片等药慎勿轻用，但属于阴寒证者，则用肉桂、附片青娥丸，方能奏效。然必须辨证准确，用之始当，以其属于阴寒之病例较少。

糖尿病确属虚寒性者，常见尿意频繁，小溲清长，朝夕不断，征似尿崩，有时尿作淡青色，有时上浮一层如猪膏，口不欲饮食，舌淡不红，苔薄白，或润或不润，气短音低，大便时溏，四肢厥冷诸症。六脉常见沉迟，尺部尤甚，虚象毕现，行将虚脱，此即所之属虚寒者。譬诸库存，彻底倾出；譬诸炉火，薪燃无继。若不得大量物资救济，峻补回阳则灯尽油干，险变立至，讵堪设想。每诊此等病症，极应疏进壮火、补虚、固脱、填髓之剂，冀先挽颓势，再议其余。

糖尿病者，常以三消之证，为其主要表现据上消、中消、下消之分，用药遣方，有所区别，但历来都以滋阴、清热、生津为纲。余认为，三消之表现，仅为糖尿病的一个方面，不容忽视的是：糖尿病人，大多具有气短神疲、不耐劳累、虚胖无力或日渐消瘦等正气虚弱的征象。这就说明了，糖尿病人，尽管多饮多食，但大量的饮食进入体内后，没有能为人体所用。《素问·经脉别论》曰："饮入于胃，游溢精气，上输于脾，脾气散精，上归于肺，通调水道，下输膀胱。水精四布，五经并行。合于四时五藏阴阳，揆度以为常也。"中医学理论认为，饮食的消化吸收利用，其功主要在脾。血糖者，饮食所化之精微也。若脾运失健，血中之精就不能输布脏腑营养四肢，积蓄过多则随小便漏泄至体外矣。糖尿病者，气虚之证的出现，系因脾失健运，精气不升，生化无源之故耳。脾者喜燥恶湿，一味应用甘寒、苦寒滋阴降火，常使脾功受损，中焦不运，造成病人气虚更趋严重，病情迁延不愈。因此，治疗糖尿病，除滋阴清热外，健脾补气实为关键一环。肾为先天之本，脾为后天之本，滋肾阴以降妄炎之火，补脾气以助运化之功以水升火降，中焦健旺，气复阴回，糖代谢即可随之恢复正常。

据余多年实践，黄芪伍山药，苍术配玄参，一阴一阳，一脾一肾（黄芪补脾、山药益肾；苍术健脾，玄参滋肾），应用于治疗糖尿病，可有降低血糖之功。余治疗糖尿病在辨证的基础上，多加用这两对药味。

治糖尿病，余常于方中加猪、鸡、鸭胰脏等物，是属脏器疗法。

治糖尿病，辨证应细。根据临床之证，有宜寒、有宜热，有宜健脾多于滋肾，有宜养阴多于益气，比例安排恰当，疗效方高。处方用药，宜为活用，切忌偏一，阳性药中少加阴性药，阴性药中少加阳性药，则协调阴阳，主次分明，其效益彰。

（摘自祝谌予．施今墨临床经验集．人民卫生出版社）

**【验方效方】**

上肉桂24g（切碎蒸汁兑入，不可火煎），鹿茸粉3g（另装胶囊分两次随药送服），黑附块18g，桑螵蛸9g，山萸肉12g，大山参12g，巴戟天9g，补骨脂9g，覆盆子9g，金樱子9g，野于术15g，怀山药30g，芡实米30g，炙甘草9g。

文火煎服。

方内重用桂、附，益火之源；巴戟天、补骨脂，助命门以固肾本；参、茸、术、蓣以补中气之虚；金樱子、桑螵蛸、覆盆子等实为固脱要药；山萸、山药、芡实等可收填髓之功；加之参、附、术合用，则心脾肾交受其益。余如面瘁、肢冷、纳少、便溏、气短、声低诸症，均可附带解决。临床遇症候相符之患者，往往1剂即获疗效，重者2~3剂，无须多服。其他遗留症状，可随证施治，以善其后。

（摘自祝谌予．施今墨临床经验集．人民卫生出版社）

**【精选验案】**

**案1**

王某，男，69岁。

体态素丰，精力充沛，近2月来，消瘦甚速，疲乏无力，烦渴多饮，半夜干渴致醒，饮后才能再睡，稍一行动即觉出汗，纳少无食欲。

苔白而糙，脉象虚数。

辨证立法　饮一溲二是属下消，脾阳虚则易汗，津伤则恣饮。胃主卫，卫气不同，胃弱不食，以致日渐消瘦，体倦无力，脉象虚数，证属气阴两伤，法当补中，生津，兼助消化法。年近古稀，行动不便，本方可作常服。

处方　生黄芪30g，鸡内金10g（焙），谷麦芽各10g，天化粉12g，黑玄参10g，野于术6g，生石膏18g，西党参10g，佩兰叶10g，绿豆衣12g，金石斛6g，鲜石斛6g，生白果12枚（连皮打）。

**案2**

满某，男，48岁。

病已多年，铁路医院检查空腹时血糖14.7mmol/L，尿糖（+++），诊断为糖尿病。

现症　烦渴引饮，小便频数，多食善饥，日渐消瘦，身倦乏力，头晕心跳，大便微结，夜寐不实，多梦纷纭。

舌苔薄白，脉数，重按不满。

辨证立法　心火不降，乱梦纷纭；热灼肺阴，烦渴多饮；脾胃蕴热，消谷善饥；肝阴不足，头晕目眩；肾阴亏耗，小便频多。综观脉症，气阴两亏，精血不足，三消俱备，五脏皆损，证候复杂，拟用益气阴、滋肝肾、补心脾法图治。

处方　生黄芪30g，野党参10g，麦冬10g，怀山药18g，五味子10g，玄参12g，乌梅肉4.5g，绿豆衣12g，花粉12g，山萸肉12g，桑螵蛸10g，远志10g，何首乌15g，云茯苓10g，生地12g。

二诊　前方服7剂后，烦渴解，尿次减，饮食如常，夜寐转佳，精神舒畅。空腹时血糖已降至8.6mmol/L，尿糖（+），效不更方，前方再服7～10剂。

**案3**

钟某，男，24岁。

在304医院检查血糖尿糖均高，时已两年，经常注射胰岛素。现症为口渴，饮水甚多，全身乏力，头晕而痛，失眠，尿多，血压为150/90mmHg。

舌苔薄白，脉象寸旺尺弱。

辨证立法　肾阴亏损，相火妄炎，阴损于下，火炎于上，火烁津伤，遂致口渴思饮。心肾不交，则常失眠头晕。消耗日久，正气渐衰，全身乏力之症现。寸脉旺则阳亢，尺脉弱为肾亏。当以滋肝肾之阴，消妄炎之火，养心安神并重，多服数剂，冀获疗效。

处方　生黄芪30g，朱茯神10g，白蒺藜12g，怀山药24g，朱麦冬10g，东白薇6g，甘枸杞15g，五味子10g，怀牛膝15g，润元参15g，茅苍术6g，瓜蒌根6g，瓜蒌子6g。

引：鸡、鸭胰各1条煮汤代水煎药。

二诊　服药19剂，头晕痛及失眠均见好转，血压已降至120/90mmHg，渴饮尿多，尚未大效，仍本前法，再加药力。

处方　生熟地各10g，生黄芪30g，黑玄参15g，山萸肉12g，怀山药25g，茅苍术6g，甘枸杞15g，五味子10g，沙蒺藜12g，东白薇6g，夏枯草12g，粉丹皮6g，瓜蒌子10g，瓜蒌根10g。

引：鸡、鸭胰子各1条煮汤代水煎药。

三诊　前方连服20剂，除尚觉乏力之外，诸症均减，血压恢复正常，拟用常方巩固。

处方　紫河车10g，生熟地各15g，生黄芪30g，金狗脊15g，野党参12g，怀山药30g，甘枸杞18g，女贞子10g，朱茯神10g，润玄参15g，五味子10g，朱麦冬10g，宣木瓜10g，鹿角胶10g（另烊对服）。

**案4**

毕某，男，26岁。

患糖尿病2年，形体渐瘦，小便频多，消谷善饥，牙龈时肿出血，甚至化脓，自觉手足心及周身烦热不适。

舌瘦无苔，舌质暗红，脉象沉微。

辨证立法　上消则口渴恣饮，中消则消谷善饥，下消则小便频多，三消俱现，消耗过多，遂致形体渐瘦。阴虚血热，牙龈时肿出血。热甚渴亦甚，手足心及周身均感烦热，是为阴血虚之征象。热郁于内，不能发泄于外，故症状虽现阴虚而脉无阳亢之象。热郁则沉，血虚则微，未可以脉象沉微遂认为寒证也。拟清热滋阴，活血化瘀法，舍脉从症治之。

处方　粉丹皮10g，生熟地符12g（酒炒），金石斛10g，紫丹参10g，生石膏18g（打，先煎），鲜石斛10g，瓜蒌根12g，白蒺藜10g，生黄芪30g，瓜蒌子12g，沙蒺藜10g，怀山药60g，五味子10g，绿豆衣12g。

二诊　前方连服4剂，诸症均有所减，但不能劳累。齿龈未再出血，烦热亦未现，惟大便稍燥法，略改药味常服。

处方　金石斛6g，白蒺藜6g，瓜蒌根10g，鲜石斛6g，沙蒺藜6g，瓜蒌子10g，生黄芪30g，生熟地各10g，怀山药30g，晚蚕砂（炒皂角子10g同布包）10g，五味子5g，野党参12g，生石膏18g（打，先煎）。

（摘自祝谌予．施今墨临床经验集．人民卫生出版社）

## 孔伯华

### （治病求本擅用石膏，消渴治从脾湿肝热）

**【医家简介】**

孔伯华（1884～1955），原名繁棣，号不龟手庐主人。与汪逢春、萧龙友、施今墨并称北京四大名医，因擅用石膏，有“石膏孔”的称誉。

相关著作：《时斋医话》、《传染病八种证治析疑》、《孔伯华医集》。

**【主要学术思想和主张】**

孔伯华治病注重整体，强调元气，认为不可以只知治病而不顾护人体的元气，十分强调辨证论治，他提出了将中医理论中重要的“阴、阳、表、里、虚、实、寒、热”的八纲，分为“阴阳”两纲和“表、里、虚、实、寒、热”六要的观点。遣方用药必先辨证精详，对症下药，并无门派的偏倾。

**【精选验案】**

**案1**

董妇，十二月初七日。

消渴之患本于阴分，滋潜之品，当能渐愈，时届冬令，寒燥太甚，热生于中而烁其上，脉亦较数，再本前方出入。

生珍珠母30g，石决明30g，生石膏24g，旋覆花9g，代赭石9g，首乌藤30g，黛蛤粉30g，天花粉12g，清半夏6g，鲜地黄30g，肥玉竹12g，杏仁泥9g，盐知母9g，盐黄柏9g，淮小麦30g，辛夷6g，盐水制元参9g，炒稻芽12g，莲子心6g，荷叶1个，藕汁1杯，梨汁1杯。

二诊　正月初六日。连进前方药，肿胀渐消，而消症仍甚，多饮多食多溲更甚，肝家之热，势如燎原，脉象较前为柔而数，仍当标本并治。

生珍珠母30g，生石班明30g，花粉12g，生石膏12g，炒山药9g，熟地18g，玉竹12g，首乌藤30g，盐知母15g，盐黄柏15g，黛蛤粉30g，山萸12g，台乌药9g，川牛膝9g，旋覆花9g，代赭石9g，川黄连3g，炒焦杭芍9g，藕30g，淮小麦30g，金匮肾气丸9g（和入上好桂0.6g，分2次吞下）。

**案2**

魏男，二月十三日。

经西医检查为糖尿病，是阴分不足，兼因脾温所扰，以致食纳过多，小溲频数，脉缓滑，亟宜清渗祛湿。

生牡蛎12g（布包先煎），旋覆花9g（布包），代赭石6g，熟地60g，盐知母9g，盐黄柏9g，杜仲炭9g，云苓皮12g，山萸肉9g，元参9g，猪苓9g，上肉桂1.5g，桑寄生18g，炒山药12g，去心麦冬9g，泽泻9g，附片2.4g，盐覆盆子4.5g，生龙齿9g（布包先煎）。

**案3**

阎男，六月十一日。

下消较久，服滋补之剂已见效，上中二焦尚无病象，脉亦以尺部力差，是宜导滋下焦为治。

生牡蛎12g，生龙齿18g（同布包先煎），盐知母9g，盐黄柏9g，炒山药9g，菟丝饼9g，大熟地30g（砂仁6g同拌），盐水炒覆盆15g，炒杭白芍12g，山萸肉12g，甘枸杞12g，杜仲炭9g，甘草梢3g，炒神曲9g，上好清水桂0.6g（去皮研，分冲）。

**案4**

孙妇，五月十五日。

消渴太久，初晋清滋之剂即应，外感咳嗽有痰，曾发寒热，大便秘结，三日未下，脉滑大而数，亟宜清解疏化。

鲜苇根30g，杏仁泥9g，地骨皮3g，莲子心6g，滑石块12g，冬桑叶9g，鲜石斛30g（先煎），嫩白芷3g，南薄荷4.5g，鲜荷叶1个，生石决明24g（研先煎），杭滁菊9g，生知母9g，牛黄柏9g，首乌藤45g，紫雪丹1.2g（冲）。

**案5**

李妇，五月十日。

湿热下注膀胱，运化亦差，消渴，便秘，周身皮肤刺痒，头晕不清，脉滑数，宜清柔祛湿。

生海蛤18g（布包先前），云苓皮12g，泽泻9g，稻芽9g，生石决明24g（先煎），猪苓9g，代赭石9g，旋覆花9g（布包），知母9g，黄柏9g，桑寄生18g，灵磁石9g（先煎），莲子心6g，炒栀子9g，龙胆草9g，地肤子9g，荷叶1个，犀黄丸3g。

二诊　五月二十八日。药后消渴减，大便秘，前方犀黄丸改为4.5g，加全瓜蒌24g，元明粉3g，僵蚕9g。

**案6**

李男，九月初一日。

症经西医检查谓糖尿病，阴虚肝热并重，口渴喜饮，小溲频短，脉象弦滑而数，宜清疏以滋化。

生石膏24g（先煎），旋覆花9g（布包），代赭石9g，元参30g（秋后水炒），盐川柏9g，炒丹皮6g，鲜苇根30g，川萆薢12g，猪苓9g，杜仲炭9g，桑寄生18g，泽泻9g，莲子心6g，竹茹12g，藕30g。

二诊　九月初四日。连服前方药，口渴渐轻，大便秘，上方再加郁李仁6g，瓜蒌30g，大生地30g，九菖蒲6g。

**案7**

周男，八月二十七日。

消渴宿疾三十年矣，述素检尿含糖质，迄今复发，中空易饥，肢怠乏力，时或痰带血丝，阴分不足，湿热不重，脉取不匀，时欲停息，宜养阴止血。

生牡蛎12g（包先煎），旋覆花6g（布包），代赭石6g，莲子心6g，桑寄生18g，盐知母15g，盐黄柏15g，鲜苇根3g，鲜茅根3g，甘草3g，生石决明24g（先煎），血余炭9g，鲜石斛30g，瓜蒌根12g，清半夏9g，云茯神9g，云茯苓9g，合欢皮12g，玉竹9g，藕30g。

［**按**］“膏粱之变，足生大疔”。犀黄丸非治其消渴也，然晚期消渴，肤痒难安，或起疮疥。紫雪散凉营，热在血分或反不渴，或渴亦不甚。故紫雪之用也非治其消渴，临症微茫，法外有法。通常而言，孔师善用金匮肾气丸。至于熟地佐研拌砂仁，皆知虑熟地腻膈、中满，而不知消渴用生石膏，更有助于滋阴药之濡津增液也。

（摘自北京中医学会《孔伯华医案》整理小组．孔伯华医案．北京出版社）

# 李斯炽

（内科杂病倡用疏肝，消渴宜理阴虚湿热）

**【医家简介】**

李斯炽（1892～1979），成都中医学院教授、主任医师，四川省名老中医。擅长治疗内科杂症。

相关著作：《中医内科杂病》、《医学三字经浅释》、《运气学说管窥》、《素问玄机厚病式初探》、《实用内经选释义》、《李斯炽医案》、《医学歌诀三种》等20余种。

**【主要学术思想和主张】**

李斯炽临床上主张理宜精，法宜巧，方宜平，效宜稳；对各种疑难杂证，常以四两拨千斤之法取得显著疗效。主张运用疏肝法治疗多种内科杂病，选用补阴分而不腻，除湿热而不燥的药物治疗阴虚湿热证。

【医论医话】

消渴一症，以口渴、小便多为主症，是全身水液代谢失调所致。人体司水之脏，中医认为以肺、脾、肾为主。此三脏功能失调，皆能导致消渴之症。

其在肺者称上消，在于脾胃者称中消，在于肾者称下消。肺为水之上源，水液之制节全在于肺，肺脏的功能失调，则形成上消症。此症以肺热与非阴虚者为多见，然热甚伤阴，阴虚生热，两者又相互影响，常难截然划分。其因于肺热者，或多吃辛辣饮食，使热生于内，或温邪犯肺，寒郁化火，或为湿热兼夹寒恋难解。其因于肺阴虚者，或外伤秋燥之邪，或肺热伤阴，亦有心火偏旺，消烁肺脏气阴而成上消症者。

在脾胃方面，脾主水谷运化，脾与胃相表里，一升一降。脾胃的功能失调，则水液不能正常运化，而成中消症。其常见者或为脾虚不能行水，或为脾湿水饮内聚，或为湿热秽浊之气阻遏中焦，使阳气不得贮化。或为胃热消渴，或为胃阴亏损，使津液不得上承。

在肾脏方面，肾主水，肾脏的功能失调，即能发为下消症。一者为肾阳不充，金水不足，而致阳不化气。一者为肾阴亏耗，亦能使肾脏功能失调，而成下消。肾与膀胱相为表里，膀胱蓄水过多，也可致气化功能失调，而成消渴症。

（摘自成都中医学院．李斯炽医案．四川人民出版社）

【精选验案】

**案1**

杜某某，男，成年，1964年11月9日初诊。

主诉　患消渴数年，饮多尿少，小便黄色，大便秘结。面目红润，脉象弦数，沉取较硬，舌质红，中心开裂，舌根黄浊。

此肾水不足，胃热上炎之候，治宜滋肾、益胃、清胃。

知母9g，黄柏9g，玄参9g，玉竹9g，石斛9g，花粉9g，麦冬9g，雅黄连6g，枯黄芩9g，莲子心6g，甘草3g。

6剂。

11月6日二诊　服上方后，热象退减，口不甚渴，饮水不多，心中轻快，大便较前通利，小便微黄，量不太多。饮食正常，舌质微红，苔薄黄，脉相弦数有力，上方加入生地9g，服4剂。

11月20日三诊　脉象柔和，舌苔转润，尿量接近正常，微带黄色，眠食均佳，以丸药巩固之。

生地30g，丹皮21g，泽泻24g，茯苓30g，枣皮30g，山药30g，知母24g，黄柏15g，牛膝12g，车前仁24g，女贞子30g，墨旱莲30g，玄参30g，麦冬30g，玉竹30g，莲子心9g，连翘21g，甘草9g。

上药共研细末，炼蜜为丸，每丸重9g，每日早晚各服1丸。

[**按**] 本例脉象沉取较硬，舌质红，中心开裂，是肾阴不足之象。肾阴亏损，亦可使水不化气，而发为消渴溲多。阴亏液涸，则虚火上炎，故发为面目红润，大便秘结，小便黄色，脉象弦数，舌根黄浊等胃热现症。故治法当以滋肾益胃为主，用知柏地黄丸、二至丸加玄参、牛膝、车前仁以育肾阴。用玉竹、石斛、花粉、麦冬以养胃阴。用雅黄连、枯黄芩、莲子心、连翘以清热，使水升火降，消渴即解。

**案2**

张某某，男，42岁，1966年1月26日初诊。

2月前发现肩关节疼痛。经医院检查，发现小便含糖，饮食过量则尿中含糖量多，诊断为糖尿病。夜间小便特多。诊得脉象柔和，至数稍缓，舌苔淡白而滑。

此为湿伤脾阳，肾气不充之故。当予除湿、运脾、温阳、强肾。

南藿香9g，茯苓9g，白术9g，桂枝6g，法半夏9g，巴戟天9g，陈皮9g，厚朴9g，苍术12g，甘草8g，桑寄生12g。

1月29日二诊　服上方后，自觉症状有所减轻，但由于感冒引起咳嗽，脉象不浮，舌上白苔，肺经稍有寒邪，于上方意中加入解表药。

紫苏梗9g，杏仁9g，防风9g，桂枝6g，白芍12g，厚朴9g，茯苓9g，炒陈皮9g，法半夏9g，生姜6g，甘草3g。

2月7日三诊　感冒已解，小便含糖量已不显著，但夜来小便尚多，自觉身体较弱，脉象至数迟缓，舌质微红，再宜培补气血，温扶肾阳以巩固之。

党参12g，茯神9g，白术9g，炒枣仁9g，熟地12g，桂枝6g，白芍9g，补骨脂9g，益智仁9g，法半夏9g，陈皮9g，炙甘草3g。

[**按**] 本例脉缓舌淡而滑，为阳虚湿滞之象。脾主四肢，湿困脾阳，则关节重滞而痛，肾阳补充，则夜多小便。故用桂枝、生姜以湿阳。用茯苓、白术、苍术以除湿。用藿香、法半夏、陈皮、厚朴以运脾。用桑寄生、巴戟天、补骨脂、益智仁以强肾。二诊时，因受感冒，故加紫苏梗、防风、杏仁以解之。三诊时，脾湿渐除，身体衰弱之象较显，故加党参、茯神、枣仁、熟地、白芍以补之。

（摘自成都中医学院．李斯炽医案．四川人民出版社）

# 史沛棠

（杂病究源于脾肾，糖尿病重阴虚燥热）

**【医家简介】**

史沛棠（1893～1965），字绍钧，历任浙江省中医研究所所长、浙江中医学院院长，浙江名老中医。擅长内科、妇科疾病的诊治，对高血压、肾炎、糖尿病、肝炎、肿瘤等疾病颇有研究。

相关著作：《医经选读讲义》、《内妇儿常见病临床手册》等。

**【主要学术思想和主张】**

史沛棠强调医从医学经典，而旁涉各家；治病强调阴阳统一和平衡，并重视养生之道；特别注重辨证，经常对人说："病不辨无以治，治不辨无以愈。"用药力求少而精，治杂病主张调补脾肾，治温热重视津液润涸。

**【医论医话】**

糖尿病的主要症状为"三多"，即多饮、多食、多尿，与消渴病的"三消"症情基本吻合，如《外台》引《古今录验》有云："消渴病有三，其一渴而饮水多，小便数，无脂、似麦片甜者，皆是消渴病也；其二吃食多，不甚渴，小便少，似有油而数者，此是消中病也；其三渴饮水不能多，但腿肿，脚先瘦小，阴痿弱，数小便者，此是肾消病也。"据此，近世以来，糖尿病的临床辨证治疗，均以"三消"分类。

（1）上消：即《内经》之膈消。李东垣谓："膈消，舌赤裂，大渴引饮，即心移热于肺，传为膈消，治以白虎加人参汤。"因上消属肺，属辛金而畏火，若上焦热盛，火邪灼金，肺阴枯涸，势必求助于水而大渴引饮，其人形容消瘦，烦躁，舌质红绛，两脉细数，寸必数大，临床常用人参白虎汤合麦冬饮，以甘寒润肺，养阴清热为治，常用方药：西洋参、南北沙参、麦冬、石膏、知母、甘草、鲜石斛、细生地、玄参、花粉、粳米，其他如黑山栀、芦根、天冬均可择用。

（2）中消：即《内经》之消中。李东垣云："中消者，善食而瘦、自汗、大便硬、小便数。"王叔和云："口干饮水，多食饥虚，即《内经》瘅成消中，当以调胃承气汤治之。"中消属胃，胃火燔灼，食入易饥，前人谓邪火杀谷，其见症定必舌苔黄燥，中有裂纹，质亦深红，大便干燥，小溲短赤，脉见滑数，亦有口渴大饮者，但身体瘦如槁木，临床可用白虎汤合三黄汤加减，以滋阴清火，养胃生津为治。常用方药：石膏、知母、甘草、花粉、川连、黄芩、细生地、麦冬、扁石斛，便秘加生军（即大黄），或玄明粉。但若中消而中焦湿热郁滞，舌苔白而厚腻，或见灰黄，脉象沉缓有力，甚至弦而带数，头重肢酸，脘腹少畅，饮食不甘，宜当清热化湿，澄流清源为治，常用方药：茅术、知母、川柏、茯苓、萆薢、泽泻、佩兰、半夏、苡仁、陈皮、淮山药、山栀、松石、猪肚丸。

（3）下消：即《内经》之肾消。肾为水脏，如下焦热盛，肾阴亏损，关闸无权，致脾精不能摄纳下漏为糖尿者，其症必见头昏乏力，夜间少寐，尤其是多饮、多尿、易饥多食，当用知柏地黄汤合荠苨丸加减，以滋补肾阴，堵塞漏卮为治，忌用刚燥辛热等药。常用方药：大生地、萸肉、首乌、杜仲、山药、茯苓、五味子、莲须、潼蒺藜、制川柏、知母、天花粉、空沙参。但若下消因肾阳虚不能摄纳，即《内经》所谓“水泉不止，是膀胱不藏焉”，尿多而频，口渴多饮，畏寒肢冷，精神萎靡不振，或面浮跗肿，男子阳事不兴，血糖居高不下，尿中有糖及蛋白质，肾功能减退，舌淡苔薄白，脉象沉细而软，治宜温补肾阳，强壮肾气，固涩下元，用金匮肾气丸或右归丸加减治之。常用方药：淡附块、生熟地、萸肉、淮山药、官桂、首乌、益智仁、桑螵蛸、茯苓、牡蛎。若气虚者，可佐以参、芪。

体会：

（1）糖尿病有三消之分，但临床所见，三者往往同时并见，只是侧重不同，所以不能截然分开，尤其老年患者，“三多”症状常不显露，必须配合化验血糖、尿糖，才能明确诊断。

（2）糖尿病从三消辨证，虽有虚实寒热之别，但阴虚燥热最为根本，叶天士《临证指南》有云：“三消一症，虽有上中下之分，其实不越阴亏阳亢，津涸热淫而已。”因此，养阴清热，生津润燥，即所谓“壮水之主以制阳光”，应是治疗糖尿病的主要治则。

（3）糖尿病是一个难治之症，若不及时治疗，控制病情发展，势必酿成种种严重后患，所以必须提倡早发现、早治疗，临床若能正确辨证，合理用药，注重饮食控制，必要时采用中西医结合治疗，尚可达到治愈的目的，或者获得长期稳定。

（摘自史奎钧，等．中国百年百名中医临床家·史沛棠．中国中医药出版社）

**【精选验案】**

**案 1**

方某，男，45 岁，1961 年 5 月 10 日初诊。

患者数月来，因公务繁忙，操持过度，阴液暗耗，以致突然口干舌燥，尿多而频，体重明显减轻，精神体力不敷，舌红苔白糙，脉弦细，经检查血糖

10mmol/L，尿糖（+++）。

病属消渴，系虚火内灼，肺胃津伤使然。

治宜滋阴清火，生津润燥，人参白虎汤合沙参麦冬饮加减。

方用　西洋参4.5g，南北沙参各9g，麦冬12g，石膏24g，知母12g，细生地30g，玄参9g，天花粉12g，鲜石斛15g，生甘草4.5g。

上方服7剂后，口干舌燥明显减轻，尿次亦减，精神体力好转。

以上方加减出入，治疗1个月后，血糖已降至7.8mmol/L，尿糖（±），病情已趋控制，嘱继服原方，并严格控制饮食。3个月随访观察，病情稳定。

**案2**

王某，男，60岁，1960年8月30日初诊。

患糖尿病1年余，近月来，经常嘈杂喜食，口干而渴，形体日削，小溲短赤，大便坚闭，舌红苔黄糙，少津，脉象弦细滑数，血糖10mmol/L，尿糖（+++）。

证属胃热炽盛，耗液伤津。

治拟滋阴清火，生津润燥为先。

方用　细生地30g，知母12g，石膏24g，生甘草4.5g，黄连4.5g，黄芩9g，生军6g，天花粉12g，扁石斛12g，蜜炙枳壳9g，焦山栀12g，麦冬12g。

上方服7剂，饥嘈已减，渴饮亦瘥，大便得解。

嘱继服原方，1月后复查，血糖已降至7.8mmol/L，尿糖（±），诸症已不明显，病情已缓解，但尚需继续治疗，并配合饮食控制。

3个月后随访，血糖正常，体重亦已增加。

**案3**

周某，女，26岁，1959年3月17日初诊。

患糖尿病已4年余，虽治未愈，血糖8.7mmol/L，尿糖常有（++～+++），自觉口渴多饮，易饥嘈杂尤较明显，尿频而多，舌苔白腻而糙，脉象细弦。

消渴病，中焦湿热郁滞，州都泌别不净，脾精下渍流失。

治当清理湿热，苦味坚阴。

方用　制茅术6g，炒川柏6g，淮山药24g，茯苓12g，绿豆衣12g，粉萆薢9g，天花粉12g，松石猪肚丸24g（包煎）。

上方共服10剂，复诊小溲已减，夜间已不小便，口干舌燥亦见好转，饥嘈也不明显，嘱继服原方。

1个月后复诊，诸症均瘥，血糖已降至7.8mml/L，尿糖（+），再步原意继续治疗。

**案4**

沈某，女，76岁，1959年2月17日初诊。

患糖尿病已多年，血糖10mmol/L，尿糖（+++），小溲次数甚多，日夜数10次。夜寐多恶梦，甚则胡言乱语，口渴喜饮，舌红苔薄白，脉弦细。

消渴病，阴分久伤，浊火内灼，肾少封藏，脾精下泄。

治拟调补脾肾，佐以清泄浊火。

方用　清炙黄芪15g，太子参9g，大生地30g，淮山药24g，制萸肉15g，覆盆子9g，潼蒺藜9g，牡蛎24g，制首乌15g，天花粉9g，空沙参15g，炙桑螵蛸9g，制黄柏9g，知母9g。

上方服7剂，神识已清，口渴亦瘥，白天已能卧，夜间仍时失眠，再继原方减去黄柏、知母，防其苦燥伤阴，改用绿豆衣30g，萆薢12g。

再服7剂，一般情况均见好转，血糖已降至8.3mmol/L，尿糖（+），惟夜寐仍欠安，原方增入枣仁9g，制远志4.5g，以宁心安神。嘱连续服用本方。

1月后随访，病情稳定。

**案5**

陈某，男，52岁，1962年4月5日初诊。

患糖尿病5年余，近年来，虽用胰岛素治疗，血糖仍未正常（8.3～8.9mmol/L），多饮多食虽不明显，但夜尿较频，腰酸，晨起眼睑浮肿，下肢麻木作冷，甚则刺痛，且有阳痿，小便检查不仅有糖质，还有蛋白（+～++），舌淡，苔薄白，脉细软。

消渴病肾虚不能摄纳，下元衰弱。

治宜温脾益肾，固涩下元为主。

方用　金匮肾气丸6g分吞，清炙黄芪15g，炒党参15g，焦白术9g，茯苓12g，煨益智仁9g，桑螵蛸12g，金樱子12g，淫羊藿9g，淮山药30g，牡蛎30g，炒杜仲12g。

上方共服40余剂，空腹血糖能稳定在6.7～7.8mmol/L之间，面浮肢肿已除，尿中蛋白（±），性功能略有恢复，惟下肢趾末麻痛未愈。

嘱继服原法巩固治疗，3月后随访，病情稳定。

（摘自史奎钧，等．中国百年百名中医临床家·史沛棠．中国中医药出版社）

## 魏长春

（开郁行气调虚实，养元清火治消渴）

**【医家简介】**

魏长春（1898～1987），字文耀，男，浙江中医院主任医师，浙江省名老中医。擅长于内伤杂病，尤精于脾胃、肝胆疾病的论治。

相关著作：《慈溪魏氏验案类编初集》、《魏长春医案》、《魏长春临床经验选辑》、《中医实践经验录》等。

**【主要学术思想和主张】**

魏长春十分重视博采前代医家及同代医家的证治心得，临床融会贯通；对外感疾病，重在因势利导、引邪外出，对内伤杂病主张缓以图治，反对滥用攻伐，重视脾肾的调理；在内伤杂病的病因病机认识上，对气机郁结的意义认识颇深，临床用药注重开郁行气、平调虚实，喜用花类等清轻灵动之品，有祛邪务尽，开郁为先的主张；既善用经方，亦长于时方的加减变通，还创制了多张临床效验方。

**【医论医话】**

中医治疗糖尿病以调养元气为主，糖尿病是中医消渴症中下消病类。中医治此症，不特别强调禁食糖质甜味，亦不强调限制食量，一般多从强壮病人吸收运化之力如入手。肺脾肾元气充足，三焦气化通调，饮食精华分布全身，不从下泄，变成精血，糖尿病自然痊愈。

古人用肾气丸治此症，从肾气二字体会，是肾脏有温暖，元气上升，使三焦温暖，脾能健运；肺有温暖毛窍能力受风寒外感；脾阳输布，津液自生，能止消渴。因此，治此病主要在协调整体阴阳水火平衡，不求速效，缓以见功。

（摘自魏长春．中医实践经验录．人民卫生出版社）

**【精选验案】**

**案1**

马某，男，49岁。

初夏入山劳作，逾日返家后，感疲惫不适，时有寒热，但觉肌肉日渐消瘦，而饮食却有增无减，直至体力甚乏，始求医，服药已30余剂，且更医4人，或云湿热，或云虚损。

今头昏目花，咽干，口燥，烦渴喜饮，食后即饥，形体瘦削，面颊泛赤，随问小便之状，据云日夜溲多常盈盂，色清有泡沫，气如酒作酵，按脉洪实兼弦，舌色光红有裂。

拟甘寒、苦寒大剂，滋阴清火法治之。

药用　生熟地黄各30g，炙龟板、生石膏各60g，黄连、甘草各3g，黄芩6g，黄柏9g，知母12g，麦冬18g。

服药5剂后，烦渴善饥均减轻。因山民不能久留医泽，病非短期能愈，令回去照前方减少苦寒药之剂量。水蜜为丸，日服18g。

配二料，经服药近3月，竟告痊愈。

**案2**

乌某，男，44岁。

渴而多饮，饮而无度，尿多浑浊，已近2月。经某医院诊断为糖尿病，曾用过胰岛素治疗，停药复发。烦渴多饮，小便频数，口干舌红，脉细而数。

辨证　胃热蕴灼，肺胃津伤，肺津输布不足，欲饮水自救；肺失治节，致水液直趋于下，故小便频数量多。

此属燥热伤阴之消渴证。

以甘寒生津，养阴润燥法图治。

药用　石斛15g，知母15g，麦冬20g，白茅根20g，生地15g，枸杞15g，巴戟天10g，玉竹15g，花粉10g，生黄芪15g，竹茹10g。

水煎2次，温服，5剂。

二诊　药后心烦稍安，口干稍减，但仍渴而多饮，饮而无度，小便频数而量多。舌边红、苔薄黄，脉细数。

燥热伤阴，肺胃津伤，除心烦口干外，主症未见转机。治宜养阴润燥，生津止渴。守前方加减。

药用　天花粉15g，知母15g，麦冬20g，生地20g，白茅根15g，玉竹15g，玄参15g，石斛16g，生黄芪15g，竹茹10g。水煎2次，温服，4剂。

三诊　渴饮和小溲之量渐减，黄苔转化，脉仍细数。既见转机，守法继进，拟前方加味。

药用　天花粉15g，知母15g，麦冬20g，生地20g，枸杞15g，葛根15g，白茅根15g，玉竹15g，玄参15g，石斛15g，生黄芪15g，竹茹10g。

水煎2次，温服，4剂。

四诊　药后渴饮量大减，余症悉平，但仍小便频数。肾阴不足，肾气不固，封藏失职。当以滋肾养阴、生津止渴施治。

药用　玉竹15g，枸杞15g，巴戟天15g，石斛15g，生地15g，麦冬15g，桑螵蛸10g，知母15g，东洋参（日本产人参）15g，芦根10g。

水煎2次，温服，4剂。

五诊　服药4剂后。渴饮已愈，小溲趋向正常。肺津得以输布，肾气封藏职守，舌正脉缓。

守前方继进药3剂，以善其后。

**案3**

肖某，男，54岁。

口渴口苦，溲多，善食，已1年多。食欲佳，乏力，晨起痰多，舌微黄腻，脉弦细带数。测尿糖（++++）。

始因阴虚火旺，津凝成痰，继而气阴两伤而痰火未化。

当以益气养阴，清火化痰为先。

药用　黄芪20g，茅术15g，生地30g，天花粉30g，泽泻15g，生山药30g，桑白皮30g，地骨皮30g，生白芍15g，丹皮10g，知母12g，僵蚕15g。

二诊　口渴尿多减轻，但易出汗，舌微黄腻，脉弦滑数，大便偏稀。

再以益气养阴，清化痰火。

药用　黄芪20g，茅术10g，生地30g，天花粉30g，泽泻15g，生山药30g，桑白皮30g，地骨皮30g，生白芍15g，丹皮10g，川连3g，僵蚕15g。

上方加减，进药2月余，口苦、口干、尿多均渐消失，体力亦增强，化验：血糖正常，血压140/80mmHg。惟晨起痰多。用前方药再进以巩固疗效。

**案4**

高某，男，58岁。

患糖尿病已2月，空腹血糖11mmol/L，尿糖（+++）。近来口干饮水不太多，但小便次数尚多，消瘦乏力，咽喉有痰，舌苔微黄，脉弦细带滑。

证属气阴两虚，夹有痰火。

药用　黄芪30g，白术12g，天花粉30g，生白芍12g，生熟地各20g，丹皮10g，生山药30g，茯苓10g，泽泻10g，桑白皮30g，地骨皮30g。

二诊　口干、尿多均好转，仅感乏力，脉舌如前，原方加太子参10g。

三诊　近来口渴、尿多虽有好转，但舌苔尚带黄腻，血糖未降（血糖13.9mmol/L），脉弦细。气阴尚虚，痰火未净。

药用　生黄芪40g，白术12g，天花粉40g，生白芍12g，生熟地各30g，生山药30g，泽泻12g，桑白皮30g，地骨皮30g，知母12g，川连3g。

近来口渴、尿多均不著，精神好转，面色红润，但咽喉尚有痰，舌苔黄腻未清，脉弦细。暂守原方。

病情虽有好转，但舌苔黄腻仍未清，脉弦细。气阴伤而痰火未尽。

药用　生黄芪40g，白术12g，天花粉40g，生白芍16g，生熟地各20g，川连3g，桑白皮30g，地骨皮30g，知母12g，乌梅10g，生山药30g。

六诊　症状好转，血糖降低（9.4mmol/L），脉舌如前，仍用原方。

后患者长服前方药，告愈。

**案5**

田某，女，67岁。

口干、小便量多已1月余，血糖化验：14.7mmol/L，尿糖（+++）。

诊查　头晕、多梦、烦躁，舌质偏红，苔微黄，脉弦细。

证属肾阴亏虚，肝火内燔。

药用　生地30g，丹皮10g，茯苓10g，泽泻5g，生山药30g，生白芍10g，天花粉30g，知母10g，黄柏10g。

二诊　口渴稍轻，尿量减少，头痛亦轻，下肢时有抽筋。舌苔微黄，脉弦细。再以养阴平肝和络。血糖化验：6.7mmol/L，尿糖（－）。

药用　生地30g，丹皮10g，茯苓10g，泽泻5g，木瓜10g，生山药30g，白芍10g，天花粉30g，地骨皮30g，知母10g，黄柏10g。

三诊　口渴、尿多明显好转，但头晕、眼眶痛、骨节酸痛。血糖化验：4.7mmol/L，尿糖（－）。再以补养肝肾。

药用　生地30g，丹皮10g，茯苓10g，泽泻5g，黄芪20g，木瓜10g，生山药30g，生白芍15g，桑椹子15g，天花粉30g，地骨皮30g。

以后用上方药继续治疗，至症状完全消失，血糖保持正常。

**案6**

金某，女，46岁。

多饮、多尿、多食善饥已10余年。腰酸乏力，脘腹作痛。诊查：脉弦细，苔薄腻。尿糖（+++），空腹血糖13.9mmol/L。

治宜滋肾养胃，益气生津。

药用　熟地12g，葛根30g，天花粉30g，黄芪12g，党参12g，白术9g，生山楂12g。

7剂。

二诊　药后尿糖（++），腰酸乏力、脘腹痛减轻，大便干燥，小溲量多，饮一溲一，脉弦细，苔白腻。

肾虚摄纳不固，约束无权。当滋阴固肾。

药用　熟地15g，玄参9g，天麦冬各9g，鲜石斛12g，黄精9g，玉竹9g，女贞子12g，金樱子9g，桑螵蛸6g，益智仁9g，青宁丸（吞）6g。

14剂。

三诊　尿糖微量，空腹血糖10.3mmol/L，小溲量有减少，头昏乏力，夜睡不佳，偶有心悸，脘腹痛已消失，脉弦细带数，苔薄尖红。

心肾失调，治拟兼顾。

药用　熟地15g，北沙参12g，石斛9g，白芍9g，黄精12g，玉竹9g，川连1g，肉桂0.5g，五味子9g，酸枣仁9g，女贞子9g，旱莲草9g，知母9g，黄柏6g。

14剂。

饮食控制如前，服药后尿糖阴性，空腹血糖正常，余症均有明显改善。

（摘自王真．中国百年百名中医临床家·魏长春．中国中医药出版社）

## 赵锡武

（辨分主次善用经方，滋肾健脾治消渴）

【医家简介】

赵锡武（1902－1980），原名赵钟录，中国中医研究院教授、主任医师。擅长冠心病、糖尿病、肾病、小儿中风等病的辨治。

相关著作：《赵锡武医疗经验》等。

【主要学术思想和主张】

赵锡武崇尚仲景学说，治疗上强调辨病与辨证相结合，强调整体观念，并积极主张中西医结合。他对冠心病、糖尿病、肾病、小儿中风等病的治疗有独特的疗效。如对治疗冠心病主张以补为主，以补为通，补通兼施，并提出六种治法；对心肌梗死提出辛开温通及活血化瘀的治疗。擅用经方化裁，辨析主证，主张选用力宏效专之药。

【医论医话】

糖尿病属中医消渴病范畴。古今医家对其病因病理论述甚详。多认为病因损伤肺胃肾之阴液而形成本病。但张景岳认为中消病，病在脾胃。朱丹溪认为“酒面无节……脏腑生热”。

消渴之主因为酷嗜炙煿，胃热灼脾，迫使脾阴输泄无度。胃为阳明燥金，脾为太阴湿土，胃需脾阴之濡，脾需胃阳之煦。若恣食肥甘，或纵欲损泄肾阴，阴虚火炽以致胃火亢盛，逼迫脾阴，使胃失其润，则火益炽，胃阴伤，胃热盛。胃热则消谷，谷消则善饥。临床多见热盛伤阴之证，且阴虚与燥热二因互为因果。阳虚者甚少。病初虽有上、中、下三消之不同，其始虽异，其终则同。病久多见三焦俱病，三消合一之证，必至晚期阴损及阳，始显阴阳两伤之候。

治则早期当以养阴清热泻火为主，肺胃兼治。中期当统用养阴，益气为主。若见大饥大渴则谨防寒凉太过，顾及脾胃。末期则应针对阴阳俱虚证候相应施治。

据水虚不制火的病机，以养肾阴为主法，但肾阴亏及于肾阳，则也当兼顾肾阳。水要升，火要降，方能水火既济，当用桂附蒸动阴水，以生升津液。金匮肾气丸为益火蒸水之剂。寒之不寒是无水也，壮水之主以制阳光；热之不热是无火也，益火之源以消阴翳。后期阳气虚衰，不能蒸动肾水，当温阳以蒸肾水，此清热降火之剂当慎用，忌用苦寒直折之品。根据“壮火食气，气食少火……少火生气”、“气能化水，火能耗水”的论点，应当重用参芪益气诸品。

（摘自中国中医研究院西苑医院．赵锡武医疗经验．人民卫生出版社）

【验方效方】

**方一 降糖一号方（自拟方）**

［组成］熟地、生地、党参、菟丝子、黄芪各30g，麦冬、天冬、山萸肉、元参、茯苓、泽泻各12g，当归9g。

［功效］滋补肝肾，益气降糖。

“一号方”具有比胰岛素较缓的降糖作用，与临床疗效相一致。“一号方”对中等度高血糖症，经较长时间用药后，才能显示出使血糖下降，其作用机制可能与中药的整体调节，调动机体各方面的抗病措施有关，如对残存$\beta$细胞的功能之逐渐加强，机体对胰岛素的敏感性增强，组织对葡萄糖的利用提高等。

（摘自薄家璐，等．降糖一号方的实验研究．山西医药杂志，1980，9（5））

**方二 中晚期糖尿病用方（自拟方）**

［组成］生地、熟地、菟丝子、草决明各30g，麦冬、泽泻各25g，当归18g，玄参、山萸肉、茯苓各12g，川黄连6g。（每获卓效。）

倘服之不应，或开始即有血瘀征象者尝用：

生地、熟地、黄芪、党参、石膏各30g，当归25g，葛根18g，丹参、益母草各15g，知母12g，炙甘草3～9g。

［加减］口渴甚者，加北沙参、石斛、花粉、乌梅、五味子；合并高血压者，加草决明、桑寄生、杜仲、牛膝；合并冠心病者，合瓜蒌薤白半夏汤；肢体疼痛者，生地加量至60g，以其能“逐血痹”故也，且生地量大滋腻遏抑胃气，能使饥饿感锐减。

（摘自李兴培．赵锡武教授临证遗珠采摭．辽宁中医杂志，1987，5）

**方三 糖尿病方（自拟方）**

［组成］生熟地（地黄宜先煎40分钟，以防药后腹痛，常用量为30～40g），山萸肉，元参，天门冬，女贞子，生石膏，黄连，北沙参，麦冬，天花粉，石斛。

［功效］滋肾养阴、清热益气。

患者多饮多食，其受纳运化的负担日益增加，脾胃功能长期亢进，易趋衰退，此其一；血糖经常因饮食、情绪、疲劳诸因素的影响而波动，患者焦虑、不安、失眠，忧思伤脾气，此其二；长期服药，滋腻碍胃，苦寒伤脾，此其三。脾胃受伤，久而脾胃气虚，内生湿邪。常见进食发噎，腹满饱胀，食欲不振，恶心呕吐，腹泻或便秘，舌暗淡、苔白，脉虚无力。为虚中夹实，赵师尝用补中气、健脾胃，配合理气化湿治疗，药如红参、党参、太子参、黄芪、苍白术、茯苓、山药、扁豆、大枣、陈皮、砂仁、枳壳、藿香等。其中，腹满饱胀可选香砂六君子汤加减；腹泻稀水可用理中汤，或连理汤，或半夏泻心汤；顽固性便秘，苔不黄燥，非肠胃实热，乃虚秘，宜用黄芪、当归、党参、火麻仁、蜂蜜等；若便秘而舌暗淡，脉沉迟，四肢冷，为冷秘，虚秘方再加大黄附子甘草汤，大黄用小量，为反佐法。

若糖尿病并发酮症酸中毒，证属脾胃虚寒者，用加味吴茱萸汤治疗。

若消渴并发视力模糊，脉弦细者，为肝肾阴虚，不能上注于目，宜合杞菊地黄汤加当归、女贞子滋肾养肝明目同治。

如消渴继发胸痹，心痛彻背，心电图不正常者，为胸阳不振，心血不行，宜配合瓜蒌薤白白酒汤加当归等以宣痹通阳活血。

如消渴并发半身不遂，为肾阴虚，肝阳上亢，化风上扰经络所致，宜标本同治，方如补阳还五汤，配合针灸，以益气通阳，活血通络，平肝熄风。

如消渴并发水肿，为肾的气化功能障碍，宜用济生肾气丸，滋阴温肾利水，标本同治。

如消渴并发下肢麻木或小腿疼痛、足冷，此有气虚、阳虚、血瘀之分，宜细加辨证，不可以血瘀概而论，若下肢麻木、倦怠无力、脉虚，为气虚，宜重用红参；若下身寒冷之甚，手足不温，不论下肢是麻是痛，均为阳虚，方中宜加肉桂2～3g，3～5剂后，手足一转温就可酌情减量；若下肢疼痛，舌紫暗，或有瘀斑点，或舌下静脉青紫或曲张，为有瘀血，宜加姜黄、当归、丹参、桃仁、红花以活血化瘀。

（摘自魏庆兴．赵锡武诊治消渴病的经验．中医杂志，1992，1）

**【精选验案】**

**案1**

张某，男，99岁，军人。

1971年发现糖尿病，查尿糖（＋＋＋＋），血糖12.9mmol/L，有多食、多尿、口干口渴等症状，诊其脉数，苔薄白。

辨证属消渴，治法采用滋阴清热，益气生津法。

方用　生石膏18g，熟地46g，当归15g，菟丝子30g，党参30g，元参12g，枸杞子15g，二冬各9g，川连6g，乌梅12g，泽泻12g，花粉12g，红人参9g。

每日1剂，水煎服。

共服30余剂，上述症状消失，血糖下降为8.7mmol/L。

连用药4个月无何自觉症状，再查尿糖（±），血糖下降为7.5mmol/L。为巩固疗效制成片剂继服。

（摘自朱世增．赵锡武论心脑病．上海中医药大学出版社）

**案2**

王某某，男，44岁。1976年9月16日初诊。

多饮、多食、多尿、消瘦已1年。去年秋，疲劳后逐渐出现口渴多饮，易饥多食，却疲乏无力，多尿，体重减轻。查血糖高，尿糖（+++）。某院诊为糖尿病，予盐酸苯乙双胍等西药，未能正规服药，故病情不稳定。近日口渴多饮，一日2.3kg，主食自己控制在每日300g，多尿，大便可，腰痛，睡眠欠佳。其父有糖尿病史。舌红、苔黄，脉沉细，空腹血糖20mmol/L，尿糖定性（++++）。

诊断为糖尿病。

证属消渴，肾阴虚，引起心、胃阴虚内热。

治宜滋肾，清胃生津，清心养阴。

药用　生熟地各30g，山萸肉12g，茯苓12g，泽泻12g，女贞子12g，元参12g，天麦冬各12g，北沙参30g，当归6g，黄连5g，生石膏24g，知母6g，甘草3g，五味子3g，葛根10g。

每日1剂。

停用西药，上方加减约服40剂后，口渴减，饥饿感消失，空腹血糖下降到9mmol/L，尿糖定性（±）。

**案3**

那某某，男，52岁。1980年1月12日初诊。

口渴多饮，多食多尿，伴消瘦1年半。患者自述从1978年6月开始，无明显诱因而出现口渴多饮，多食多尿，日渐消瘦。查血糖偏高，尿糖（+++）。诊为糖尿病，虽服格列本脲等，但常因饮食不慎，心情不愉快而加重。

近日尚口渴甚，饮水多，主食控制在每日350g，大便干，尿多，气短无力，有时心悸，舌暗红、苔薄白，脉虚无力。查空腹血糖11mmol/L，尿糖定性（+++）。

诊断　Ⅱ型糖尿病。

证属消渴，肾阴虚，不足以润肺养心，而生内热，久而气虚。

治宜滋肾，清胃生津，清心养阴，配合补气。

药用　生地24g，麦冬18g，当归6g，天花粉13g，葛根10g，生石膏24g，知母6g，甘草3g，党参30g，五味子3g，黄芪30g，茯苓10g。

水煎服，每日1剂，停服西药。

14 剂后复诊，诸症好转，再加元参 12g，黄连 6g。

60 剂后，诸症消失，血糖，尿糖降为正常。

**案 4**

孙某某，男，47 岁。1980 年 1 月 19 日初诊。

口渴多饮，多食，多尿，消瘦 2 年。患者自述 1977 年底，开始出观口渴多饮，多食多尿，体重日减，查血糖偏高，诊为糖尿病。用过盐酸苯乙双胍治疗，病情一直未控制，1 年后又增咳嗽，咽干。经胸片 X 线诊为肺结核，接受抗痨治疗。

近日来口渴多饮，无饥饿感，尿多尿黏，大便干，不咳，腰及下肢觉凉，舌暗淡，脉寸关弱、尺弦。查空腹血糖 14mmol/L，尿糖定性（＋＋＋＋）。

诊断　糖尿病，肺结核。

证属消渴并发肺痨。由肾阴亏虚不能润肺，肺虚感染痨虫而成。

治以滋肾润肺为主，稍佐温阳，方用六味地黄汤与百合固金汤加减。

药用　生熟地各 12g，丹皮 12g，山药 16g，山萸肉 12g，茯苓 12g，泽泻 6g，百合 12g，元参 10g，麦冬 6g，白芍 6g，当归 6g，川贝 3g，桔梗 3g，甘草 3g，肉桂粉（后下）6g，炮附子 6g。

6 剂后，腰及下肢转温，去桂、附，加菟丝子等出入加减，约服 100 剂，诸症消失，复查血糖、尿糖转为正常。

（摘自魏庆兴．赵锡武诊治糖尿病的经验．中医杂志，1992，1）

## 林沛湘

（从肝论治杂病，消渴治宜益气养阴）

**【医家简介】**

林沛湘（1906～1998），字震瑚，广西中医学院教授、主任医师，广西名老中医。善治内科及眼科杂病，尤擅肝、肾之疾。

相关著作：《内经讲义》、《林沛湘医案医话选》、《绛雪园伤寒方条目评注》、《西溪书屋夜话录评释》等。

**【主要学术思想和主张】**

林沛湘重视用通俗易懂的语言，对古医籍解疑答惑，发微对临床实际的指导作用；治病强调平衡阴阳，调节气机升降出入；主张辨证与辨病相结合，专效方药与个体辨证用药相结合，传统本草经验与现代药理研究成果相结合；在脏腑辨治上，尤重脾肾调治，而尤擅从肝入手论治杂病；喜用古方，并常利用简小方进行重新组合，源于古而不囿于古，效验显著。

**【医论医话】**

阴虚肺燥，津液失于敷布，胃失濡润，肾失滋源，阴虚火旺之证。盖阳之用宜升，升才能化气生津；阳之体宜潜，潜才能源源温煦。阴虚阳不潜，阳不潜则在上的火旺，少火变为壮火，导致在上的火用不宣，反而消烁肺胃之阴，不能水精四布，而水结上焦，形成多饮、心慌、心跳；同时水不化精，则水可直趋而下，形成小便利数。在病机上终致肾虚、胃热、肺燥、心火旺同时存在，互相影响。询知患者经常以煎饼、炸油条为餐，显系燥热内蕴、阴虚内热体质。《素问·奇病论》说："此肥美之所发也，此人必数食甘美而多肥也，肥者令人内热，甘者令人中满，故其气上溢，转为消渴"。"胃之大络曰虚里"，心系入肺中，手太阴脉起中焦，故胃中有热，常影响及心肺。《素问·阴阳别论》说"二阳结谓之消"，正是提示胃热阴虚，可转归为消渴，故消渴病常是"一本三岐。一本是胃热阴虚。三歧是：二阳结谓之消是胃热，此肥美之所发也，是胃热；素食油条煎饼是胃热。

（摘自林沛湘．疑难病症治验二则．广西中医药，1982，1）

**【精选验案】**

杨某，女，52岁，1991年3月25日初诊。

多饮，多食，多尿，消瘦半年。患者于半年前开始发病，出现多饮，多食，多尿，体重进行性减轻，曾服用一些中西药物治疗，疗效不明显。现症除以上所述外，还伴口苦，口干，眼屎多，痰多等。诊见舌质淡红而干，舌体瘦，舌苔白，脉细虚。空腹血糖11.6mmol/L。尿糖（+++）。

中医诊断　消渴，证属气阴两虚，以阴虚为主。

西医诊断　Ⅱ型糖尿病。

治宜养阴益气，方用参芪地黄丸化裁。

处方　红参3g，黄芪15g，山茱萸15g，茯苓15g，沙参15g，枸杞15g，天花粉20g，玉竹20g，川贝母5g，麦冬15g，五味子5g。

3剂，水煎服，每日1剂。

服用上药后，前述症状有所减轻，即守方继续治疗，服药半个月后复查血糖为6.1mmol/L，尿糖为（±）。治疗1个月后症状基本消失，血糖、尿糖均正常。

（摘自林寿宁．中国百年百名中医临床家·林沛湘．中国中医药出版社）

# 陈苏生

## （宣畅气血解郁滞，潜阳和中宁心神）

**【医家简介】**

陈苏生（1909～1999），男，中国中医研究院研究员，上海中医药大学专家委员会委员，上海市名老中医。首创“五段八纲”学说；临床善用附子、柴胡等组成丰富的药对、验方，灵活运用于各种疾病的治疗。

相关著作：《伤寒质难》、《温病管窥》、《医苗集》、《医苗续集》等。

**【主要学术思想和主张】**

陈苏生强调中医理法方药的整体性，即临床的原则性与灵活性的高度结合，疾病的规律性与个体差异性的结合，治人与治病的结合。认为“郁”是多种疾病的共性和基础，治郁得当往往能取得良好疗效。郁初现时，机体是具有康复自愈能力的，陈苏生称此为“自然疗能”，医者当顺应人体气机的活动规律来进行调整。他主张调畅气机首先要保障人体的食、寐、便这三大基本的生理功能，从而改善机体的内环境。具体用药上对附子、柴胡青睐有加。

**【验方效方】**

**方一　苍术丸**

［组成］苍术，黑芝麻，茧壳，玄参。

［功效］清上实下。

［主治］糖尿病，雀目内障等。

苍术苦温燥湿健脾，葛洪名之曰“山精”，久服“令人长生，辟谷”云云；李时珍称其为“仙术”，尝谓“作煎饵久服，轻身延年不饥”。先生以苍术之“辟谷”、“不饥”治消渴善啖正为合拍。如虑苍术性燥，易于伤阴，与玄参同用则温而不燥矣。苍术含有大量维生素甲类物质，治夜盲有特效，知其燥而不伤阴也。玄参原为咸寒之品，质润多液，滑肠而通便，滋阴凉血生津，两者相反相成，寒温润燥相济为用。现代药理证明苍术、玄参均具有抑制血糖及扩张血管降压之作用。北京名医施今墨先生亦尝用此药对。《本草纲目》所录瑞竹堂方“苍术丸”，即用苍术与黑芝麻多脂之质同炒，共碾为末，酒面糊为丸，功能清上实下，治雀目内障，长服有效。黑芝麻含有丰富脂肪油、卵磷脂、蛋白质，为柔肝明目之要药，对糖尿病患者也是一种食疗良品。茧壳一味，民间多用以治遗尿，有缩小便之效。古方“缫丝溏”治消渴，即以此君为主。四者合伍治消渴颇验，丸散、煎剂皆相宜。

（摘自陈熠，等．陈苏生医集纂要．上海科学技术文献出版社）

### 方二 消渴八味丸

［组成］生地30g，山药24g，山萸肉9g，知母9g，花粉9g，地骨皮9g，党参12g，麦冬9g，玉米须30g。

［功效］滋肾益气，润燥消渴。

［主治］消渴证。

［加减］高血压，加夏枯草12g，茺蔚子30g，决明子30g；多食善饥，加黄连3g，黄芩9g；多饮，加生石膏30g，知母12g；皮肤瘙痒，加地肤子9g，白鲜皮9g；阴部瘙痒，加贯众15g，土茯苓30g；周围神经损害，加银花12g，连翘9g，绿豆30g，瓜蒌12g；视力模糊，加青葙子12g，决明子12g，女贞子12g，石决明30g；浮肿心悸，加冬瓜皮12g，西瓜皮12g，生枣仁12g，合欢皮12g，泽泻12g；尿多如脂如膏，加益智仁9g，桑螵蛸9g，五味子12g，覆盆子12g；酮症酸中毒，加忍冬藤24g，冬瓜子10g，橘红9g，竹茹9g；阳气虚弱，神倦乏力，加党参30g，或人参9g，黄芪15g，鹿角霜12g，益智仁9g；阴精不足，消瘦躁热，加沙参12g，黄精9g，玉竹9g，首乌12g，女贞子9g。

（摘自陈熠．中国百年百名中医临床家·陈苏生．中国中医药出版社）

**【精选验案】**

**案1**

张某，男，66岁，退休教师。

罹糖尿病4年有余，业经饮食控制，口服藻酸双酯钠降糖治疗有效。后因药源紧张，无法坚持常规治疗，遂见消谷善饥，多饮多尿，头晕足软蜂起。检得空腹血糖13.3mmol/L，尿糖（++～++++），尿酮弱阳性。患者形肥体硕，舌苔薄腻，舌质偏红，脉来弦缓。

先生认为消渴之症，虽有上、中、下三消之异，但总是糖代谢功能之紊乱，其本则一也。故对此病恒于对症施治中加“苍玄芝茧”以祛湿泄热，敛阴潜阳，颇收桴鼓之效。

方用　苍术30g，玄参15g，黑芝麻（碾末冲服）12g，茧壳6g，柴胡9g，生牡蛎（先煎）30g，生黄芪30g，黄精12g，天花粉30g，地骨皮12g。

4剂药后，餐后2小时尿糖为（+），空腹血糖9.9mmol/L，三多症状显著减轻。

续拟原方加党参15g，共10剂，药竟，尿糖每日空腹及餐后共测4次，均为阴性，空腹血糖7.2mmol/L，诸恙悉平，纳便自调。单纯中药治疗，随访多年，血、尿糖量均在正常范围。

（摘自陈熠，等．陈苏生医集纂要．上海科学技术文献出版社）

**案2**

李某，男，54岁。教师。1995年4月17日初诊。

近3年极不耐饥，食而后安。1年来无明显原因体重减轻3.5kg。乏力，易口干，溲长而频，1日解尿10余次。舌红苔薄黄腻，脉沉弦。

肝肾阴虚，脾胃湿热。拟滋阴清热，健脾利湿。

生地30g，山药24g，山萸肉9g，知母9g，花粉9g，地骨皮9g，党参12g，黄连3g，黄芩9g，麦冬9g，玉米须30g，苍术9g，香附9g，大腹皮9g。

每日1剂，20天后血糖降至6.9mmol/L。后以此方随证加减续服，空腹血糖一直维持在正常范围。

（摘自陈熠．中国百年百名中医临床家·陈苏生．中国中医药出版社）

## 王季儒

（经方时方寒温本一宗，益阴降糖病久固肾）

**【医家简介】**

王季儒（1910~1991），天津长征医院主任医师，天津市名老中医。以善治温病闻名于世，世称“石膏王”。

相关著作：《温病刍言》、《时后积余集》等。

**【主要学术思想和主张】**

王季儒十分重视对外感温热病的临床研究，认为温病伤寒本一宗，但温热病于人的伤害更甚于伤寒，且与西医学所论之传染病颇多相似，病变过程中，易致神昏、伤阴。临证用药不论经方时方，只要方与证合即为良方，方与证乖即为误治，古方可以治今病，但须随证变化，而不仅在寒热温凉。对内伤杂病，主张中西互参，注重对现代常见病的中医辨证用药规律进行总结并实际运用，如脑血管意外之中经络、中脏腑；糖尿病之燥热伤阴；精神分裂症之痰火郁闭；冠心病之血脉凝滞等。

**【医论医话】**

糖尿病系由于胰岛素分泌不足而引起的糖、脂肪及蛋白质等代谢紊乱。临床表现为多饮、多食、多尿、疲乏消瘦等症候群，化验：血糖升高，尿糖阳性。常见并发症为动脉硬化，肺结核，疮疖，神经、胃及眼等病变。根据临床症状，属于中医学之消渴范畴。《金匮要略》中说："男子消渴，小便反多，以饮一斗，小便一斗。"宋元以后，依本病之三多症状，分为上、中、下三消。刘河间有《三消论》之作。张景岳说："三消之病，三焦受病也。上消者，渴证也，大渴引饮，随饮随渴；中消者，中焦病也，多食善饥，不为肌肉，面日加削瘦；下消者，下焦病也，小便黄赤，为淋为浊，如膏如脂，面黑耳焦，日渐消瘦。"至于并发症，巢元方以为"其病多发痈疽"；刘河间说："夫消渴者，多变聋盲疮痈痤痱之类。"是中西医病名虽有不同，而其症状则一也。

按西医学理论，食物入胃肠，必先化为葡萄糖，然后吸收入血，而血中所含葡萄糖之量，一般不超 3.9 ~ 5.6mmol/L，如超过定量，血液即不能容，则化为动物淀粉，贮于肝脏，肝脏不能容，则化为脂肪贮于体内，如食少或绝食时，则动物淀粉及脂肪皆还化为葡萄糖，以补充血液之需要，此生理上糖质新陈代谢之大概情形也。此代谢机能发生障碍，则肾脏不能截留血中过高之糖质，即发生糖尿，所以使代谢机能发生障碍者。陆渊雷氏认为："内分泌紊乱，实居重要原因，内分泌者，古人所谓肾气也。"中医学对此病之病因，历代文献亦多有论述。《素问·奇病论篇》中说："此人必数食甘美而多肥也，肥者令人内热，甘者令人中满，故其气上溢，转为消渴。"巢氏《诸病源候论》及《千金方》则以为由于服食金石，或由于房室、或由于饮酒，当以燥热伤阴所致。惟王焘之《外台秘要》所论与西医学却不谋而合，他说："消渴者，原其发动，此则肾虚所致，每发即小便至甜。"又说："人食之后，滋味皆甜。"古今学说，如出一辙。在一千多年前即发现此病，尿中至甜，其科学性实居世界前列。历代医学家多认为此病由于热中所致，而与肾脏关系尤为密切，肾气实则上蒸精气营养全身，肾气虚则不能蒸化，而营养物质随小便而去，故甘味不变。且热伤肾阴，肾阴虚则火上炎，二者互为因果。热灼肺阴，则津枯而无敷布之权，故烦渴多饮，是为上消；中灼胃阴，则胃火炽盛，故消谷善饥，虽多食而肌肉不得其养，故多食而瘦，是为中消；下灼肾阴，则肾阴伤而封藏不固，故多尿而尿有脂膏发甜，是为下消。三消虽不同，而其燥热伤阴则一。

此病既为燥热伤阴，治法自应补阴以生津，清热以泄火。补阴即能补肾，清热即能生阴。刘河间曾说："治消渴者，补肾水阴寒之虚，而泻心火阳热之实，除肠胃燥热之甚，济一身津液之衰，使道路散而不结，津液生而不枯，气血利而不涩，则病日已矣。"余本其意，拟一基本方，定名为降糖益阴汤。

（摘自王季儒．肘后积余集．天津科学技术出版社）

**【验方效方】**

**方一 降糖益阴汤（自拟方）**

［组成］川石斛15g，麦冬12g，生地15～30g，元参15～30g，天花粉15g，生山药30g，黄芪30g，苍术10g，知母10g，黄柏10g。

［功效］降糖益阴。

［主治］糖尿病。

［加减］本方服10剂后，如尿糖不减，加山茱萸12～20g，用以固摄肾气。古今医家多以六味地黄汤，或八味地黄汤治消渴，此方之所以能治消渴，其功全在山茱萸。余曾多次试验，凡用六味地黄汤、无山茱萸即无效，加入山茱萸，尿糖始降。

如血糖不降，加丹参15g、桃仁12g活血化瘀。

能食善饥，时觉中空，加熟地30g、黄连6g以填补真阴而降胃火。

腰腿疼痛，加桑寄生30g、续断12g、牛膝10g、木瓜10g通经络而强筋骨。

大便溏泄，加土炒芡实30g、党参15g、白术10g，去生地、麦冬、元参，益脾固肾；泄甚者，再加罂粟壳6g、诃子肉10g涩肠止泄。

血压高，加石决明30g、白蒺藜10g平肝降压。

心悸失眠，加生牡蛎20g、生龙骨15g、柏子仁10g、茯神10g、首乌藤30g镇静安神。

尿频有脂膏，加桑螵蛸15g、山茱萸15g、菟丝子12g、沙苑子12g、益智仁12g固肾益精。

疲乏无力，腰酸腿软，尿频有脂膏，脉细弱，舌质淡胖，系阴损及阳，而成阴阳两之象，改用八味地黄汤加黄芪、苍术、元参、菟丝子、沙苑子、补骨脂、益智仁等，补肾阳、益肾阴，气血兼顾，阴阳并补。

消渴一证，本为燥热伤阴、水液不得宣行，故周身不得润泽，则形体消瘦。治疗之法，自应用滋润清热之剂以生津润燥；用流通气机之味以宣行水液。石斛、麦冬、生地、元参、山药填阴润燥，填阴即能补肾；天花粉生津泻火，泻火即能补阴；黄芪补气以敷布津液；惟苍术性燥，用于燥热伤阴之消渴，似非所宜，熟知苍术芳香猛烈，开郁散结，流通气机，使脾气健运，可以宣行水液，水液得以浸润于肠胃之外，小便减而肌肉得养，况苍术入于大队柔润剂中，亦不致燥烈伤阴，去其短而取其长；知母、黄柏滋阴泻火，专治消渴热中。

张锡纯《衷中参西录》有治消渴方二则，一为玉液汤、一为滋膵饮，二方均重用黄芪、山药，近代施今墨先生以黄芪配山药治尿糖，元参配苍术治血糖，余每在辨证施治的基础上加此四味，颇为应手。

## 方二　单方一则

［组成］生山药粉50g，大枣5枚。

［服法］做成粥样，每日服1次，1月为1疗程，停1周再服。

此方曾治数10例，皆有不同程度的疗效，但不能根除，停药后，多有反复。如加入山茱萸10g，能巩固疗效。

（摘自王季儒．肘后积余集．天津科学技术出版社）

**【精选验案】**

**案1**

张某某，男，51岁。1980年3月4日初诊。

近2个月来，感觉口渴，多饮多尿，周身乏力，明显消瘦，1月之间，体重减轻9kg。在本单位化验血、尿，确诊为糖尿病，治疗未见效机，遂来我院门诊。

其脉沉滑，舌质红，苔薄白。化验：尿糖定性（＋＋＋），血糖测定15.5mmol/L。

降糖益阴汤加减。

川石斛15g，元参15g，苍术9g，麦冬15g，生山药30g，黄芪30g，丹参15g，桃仁10g，知母9g，黄柏9g，天花粉15g。

复诊　前方服7剂，口渴见好，身体亦较有力，化验尿糖：微量，服方7剂。

三诊　检查体重增加2kg，精神颇佳，口尚微干。化验：血糖测定11.8mmol/L，尿糖（－），原方加北沙参12g。

四诊　饮食正常，日仍觉微干，脉缓和，化验：尿糖（－）。原方加稻根须30g、葛根9g。

五诊　1个月体重增加4kg，无自觉症状，化验：尿糖（－），无不适，脉弦数。

川石斛15g，元参15g，苍术9g，山药30g，天花粉12g，葛根6g，麦冬12g，丹参12g，桃仁10g，黄芪30g。

六诊　化验：血糖6.2mmol/L，尿糖（－）。无不适，脉弦数。

川石斛15g，知母9g，黄柏9g，山药30g，元参12g，苍术9g，天花粉15g，麦冬12g，生地15g。

糖尿病多顽固难愈，本例发病虽浅，而发展迅速，1月之间，体重减轻9kg，是由上消已渐入中消，以降糖益阴汤加入丹参、桃仁之活血润燥，服药两周，血糖由15.5mmol/L，减为11.8mmol/L，尿糖由（＋＋＋）减为（－），未及2月血糖正常，症状消失。盖以病程浅而治疗及时，故迅速痊愈。虽愈仍须用汤剂巩固疗效。

**案2**

代某某，女，52岁。1980年10月2日初诊。

由8月间发现多饮多尿，周身无力，体重明显消瘦。化验：血糖17.2mmol/L，尿糖（++++）。

脉软滑，气阴两伤。诊为糖尿病。

生山药30g，菟丝子12g，生黄芪20g，川石斛15g，赤芍10g，熟地30g，丹皮9g，山茱萸12g，五味子6g，何首乌12g，枸杞子30g。

1981年2月1日复诊　前方服30余剂，多饮、多尿见好，周身已较有劲，惟饥饿时有心慌感。化验：血糖14.4mmol/L，尿糖（++）。

熟地30g，山茱萸12g，元参15g，枸杞子30g，苍术10g，菟丝子12g，山药30g，五味子6g，丹参12g，何首乌30g。

3月22日三诊　前方又服30剂。诸症均愈，体重亦增，于18日化验：血糖7mmol/L，尿糖（-），再以丸药巩固疗效。

熟地90g，山茱萸30g，元参30g，枸杞子90g，苍术30g，菟丝子30g，党参30g，山药90g，何首乌90g，丹参20g，五味子20g，乌梅20g，黄芪60g，麦冬30g，石斛30g。

共研细，为蜜丸，重9g，每日早晚各1丸。

**案3**

王某某，男，51岁。

素患消渴，已2年之久，现多饮多溲，上下并消，口苦而干，大便秘结，脉象弦数。化验：血糖19.4mmol/L，尿糖（++++）。

此燥热伤津，宜育阴潜滋。

大熟地60g，山萸肉20g，鲜石斛30g，元参10g，玉竹10g，盐橘核10g，盐知柏10g，山药12g，旋覆花10g，赭石10g，郁李仁10g，杭芍15g，菟丝饼6g，天花粉12g，竹茹20g，肉桂0.6g（研细分2次冲入）。

本例患消渴2年，上消及下，脉象弦数，燥热伤阴。故以知柏地黄汤，填补下元，去茯苓、泽泻者，因已多尿，不再利水以伤津也；重用清热生津润燥之鲜石斛、天花粉、玉竹、元参、竹茹以治口苦而干；郁李仁、旋覆花、赭石使气机下行而润便；橘核、菟丝饼、肉桂温化下元而止多尿，且能宣行水液，如雾露之溉，则水精四布，周身润泽矣；加杭芍者，俾酸以敛阴也。本方未事更改，约服五、六十剂，症状缓解，血尿正常而愈。以后又以原方配成丸药常服，以资巩固。

（摘自王季儒．肘后积余集．天津科学技术出版社）

# 刘炳凡

（首重脾胃治人治病，补脾滋肾疗消渴）

**【医家简介】**

刘炳凡（1910～2000），湖南省中医药研究所研究员，湖南科技大学教授，著名中医专家。擅长诊治内、妇、儿科疾病。

相关著作：《医学菁华录》、《医案鳞爪》、《〈脾胃论〉注释》、《金元四大医家学术思想之研究》、《湖南老中医医案选》、《中医儿科学》、《脾胃学真诠》、《黄帝内经临证指要》、《养生颐年古今鉴》、《杏苑影珠集》等。

**【主要学术思想和主张】**

刘炳凡临证重视整体机制的相互协调，以整体观为基点；强调“治病必须治人，治人首重脾胃”，主张“培养后天以养先天”，以脾胃观为核心，制订了病、证、脾胃的辨治用药体系；注重调动人体正气，发挥人体的自然疗能；指出为医者当以恰当的语言予病人良性的刺激，“语言、药石、刀圭”是医生的三件法宝，解除病人的精神压抑是治疗疾病的第一关。

**【验方效方】**

**方一　补脾滋肾法**

［组成］生地，白芍药，地骨皮，玄参，沙参，太子参，怀山药，北黄芪，炙甘草，枸杞，黑豆。

［功效］补脾益气，滋养肾阴。

［主治］糖尿病。

补脾滋肾为主要治法，贯穿于糖尿病论治的整个过程，补脾则脾脏健运，精微、津液得以生化、升腾滋肾则肾阴渐充，固摄有权。同时五脏得以润养口遣方用药，顺应脏腑生理特性。肾性潜藏，不宜泄露，补之常用滋养法。脾宜升则健，以运为补，最忌呆滞。基于此，刘老常用甘寒之品以滋阴益肾，如生地、白芍药、地骨皮、玄参、沙参甘平或甘温之品以健脾升清；如太子参、怀山药、北黄芪、炙甘草，再用枸杞、黑豆以归肾。其中尤以太子参、怀山药、枸杞、黑豆等味常用。枸杞性味甘平，入足少阴肾经，能滋肾养阴。《本草述勾弦》谓本品“气味甘平。主治滋肾润肺，疗肝风血虚，去虚劳、补精气，主心病隘干心痛，渴而引饮，肾脏消渴”。黑豆味甘，能活血解毒、润燥。《本草求真》云：“黑大豆专入肾，味甘性平，色黑体润……服此令人泽肌补骨，止渴生津。”消渴病易并发疖疮，用黑豆兼有预防之意。太子参入脾肺两经，能补脾益血，健脾生津，补而不燥，为一味清补之品，与性味柔弱，能健脾补肺、固肾益精之怀山药相伍，相得益彰。

**方二　糖 A1 方（自拟方）**

［组成］太子参 15g，怀山药 30g，北黄芪 25g，漂白术 10g，甘草 5g，生地 15g，枸杞 12g，地骨皮 15g，玄参 15g，沙参 12g，女贞子 12g，黑豆 15g。

［功效］补脾气，化精微，养肾阴。

［主治］消渴，属气阴两虚者。症见有咽干口燥喜饮，易饥心烦，手足心热，盗汗，四肢倦怠，乏力肌瘦。腰脊酸痛，胫酸膝软，耳鸣，足跟痛，小便频数、量多，舌质淡红、苔薄白，脉弦细。

［加减］便溏者，去生地、玄参，加砂仁 3g、草澄茄 3g（取名为 A2 方），以调中止泻。

**方三　糖 B 方（自拟方）**

［组成］太子参 15g，怀山药 15g，北黄芪 12g，炙甘草 5g，生地 15g，枸杞子 12g，白芍药 20g，沙参 12g，花粉 15g，知母 12g，葛根 12g，黑豆 15g。

［功效］补脾益气，滋肾降火。

［主治］消渴，气阴两虚火旺者。在气阴两虚基础上见口渴多饮，消谷善饥更甚，苔黄干少津，大便干结，口苦，面赤，脉数等火旺证征。

**方四　糖 C1 方（自拟方）**

［组成］枸杞 12g，白芍药 15g，熟地 24g，枣皮 6g，地骨皮 15g，玄参 15g，怀山药 15g，太子参 15g，北黄芪 25g，甘草 5g，附片 6g，菟丝子 12g，黑豆 15g。

［功效］滋肾，补脾，温阳。

［主治］消渴，阴阳两虚者。见小便清长或夜尿多，甚或饮一溲一，咽干口燥，自汗，气短乏力，腰膝酸软，下肢冷感，食后腹胀，阳痿不举，面色萎黄，舌质淡胖，脉细弱。

［加减］口渴明显时，加沙参 15g，葛根 15g（取名为糖 C2 方），以养阴生津；腰脊疼痛较甚，加杜仲 12g，补骨脂 5g，以加强补肾强筋骨作用；大便溏者加苍术 15g。

温阳应少用辛温刚燥之品，而以柔剂养阳。

（摘自刘光宪．刘炳凡临证秘诀．湖南科技出版社）

**【精选验案】**

**案 1**

余某某，男，67 岁，干部。1988 年 9 月 21 日诊。

多饮、多食易饥7个月。病人1个半月前于外院诊断为“糖尿病”，给予饮食控制治疗，虽血糖有所下降，由12.77mmol/L降至11.10mmol/L，但症状及尿糖未见明显好转。病人不愿服用西药而就诊于本院专科门诊。

症见 口渴多饮，易饥但食后腹胀，夜晚小便3次，耳鸣，双膝酸软，疲乏无力，咽干，大便稀，多梦，手心发热，舌质淡红，边见齿印，苔薄白，脉缓。空腹血糖11.93mmol/L，空腹尿糖（+++），甘油三酯1.27mmol/L，血清胆固醇5.4mmol/L。

诊断 非胰岛素依赖型糖尿病。

辨证为气阴两虚。治宜补脾气，滋肾阴，生津止渴。

用A2方7剂，并结合饮食控制治疗（1日主食300g）。

二诊 口干饮水减轻，咽干明显好转，而余症仍在。尿糖（++），继用A2方7剂。

三诊 大便正常，睡眠好转，口干但饮水不多，耳鸣间发，仍疲乏无力，食后腹胀，手心发热，双膝酸软，舌脉同前，前方去调中止泻之品，用糖A1方治疗。

四诊 上方又服用56剂，自诉病情稳定，无明显感觉症状，舌质淡、苔薄白，脉弦。空腹尿糖（+），空腹血糖8.77mmol/L，继用上方治疗。

又1个月后检查，空腹血糖5.66mmol/L，餐后2小时血糖8.77mmol/L。空腹尿糖（-），餐后2小时尿糖微量。

1999年1月24日复查，空腹尿糖及餐后2小时尿糖（-），餐后2小时血糖8.99mmol/L。嘱其继续服药以巩固疗效，并坚持饮食控制。

**案2**

张某某，女，60岁。

因口渴多饮，倦怠乏力近2年，于1988年10月3日住院治疗。病人于1987年元月初于某市人民医院诊断为“糖尿病”。当时血糖10.55mmol/L，尿糖（+++），先后服用了藻酸双酯钠，苯乙双胍（盐酸苯乙双胍），并饮食控制治疗，病情未控制。

入院时症见 口干饮水，夜晚小便频数清长，下肢发冷，腰膝酸软，脱发，大便干结，盗汗，手足心热，四肢倦怠，不耐疲劳，食后腹胀，服盐酸苯乙双胍后有恶心感，舌质淡红，苔薄黄而干，脉弦细，空腹血糖9.99mmol/L，24小时尿糖定量21g，血清胆固醇5.1mmol/L，血清甘油三酯1.36mmol/L。

诊断 非胰岛素依赖型糖尿病。

辨证 阴阳两虚型。

停服西药，先予饮食控制治疗。

1个月后，查空腹血糖9.77mmol/L，治疗在原饮食控制基础上，以滋肾补脾温阳，用糖C1方。

上方服14剂，大便干燥好转，精神振作，体力增强，而其他症状无明显改善。治疗在原方基础上，加养阴生津之品，用糖C2号方。

继服药42剂，除夜晚小便3次、腰酸、手足心热、脱发外，余症消失。空腹血糖6.66mmol/L，24小时尿糖定量8.1g。

出院，继续用上方治疗。续服上药2个月，自诉无明显症状，餐后2小时血糖5.38mmol/L，多次查空腹尿糖（-）。

嘱其继续用上方以巩固疗效，今年1月3日复查，空腹血糖6.38mmol/L，餐后2小时血糖8.71mmol/L，餐后2小时尿糖（-）。

（摘自刘光宪．刘炳凡临证秘诀．湖南科技出版社）

**案3**

石某，男，46岁。

素质肺肾阴虚，患口渴多饮，消谷善饥，肢体疲倦。经某医院检查：空腹血糖15.1mmol/L，尿糖（+++），酮体（-），诊断为“糖尿病”，用甲苯磺丁脲治疗，每次服0.5g，每日服3次，治疗25天，疗效不显，症状未减，化验同前。

就诊时，食已限量，小便频多，体重减轻，头昏，腰酸，双腿无力，察其舌质红，苔少而干，脉弦而细。

辨证　肺肾阴虚，胃津亏损。

治法　宜滋肾润肺，养胃生津。

方药　太子参15g，沙参12g，黄芪15g，生地黄15g，苍术10g，山药15g，女贞子15g，墨旱莲12g，何首乌15g，天花粉12g，丹参12g，杜仲12g，菟丝子15g，赤小豆10g，生麦芽10g，鸡内金10g。

并嘱仍限量饮食。

复诊　服上方20剂后，“三多”症状明显减轻，头晕，体倦好转，血糖降至7.37mmol/L，尿糖转为（+），舌质淡红，脉弦细而缓，舌苔薄白。药已奏效，守方继服20剂。

三诊　患者因公出差，中途停药月余，但尿糖复查仍为阴性，血糖如前，说明药效可靠，仍遵上方，又服20剂。

四诊　自觉症状消失，体重增加，空腹血糖为3.96mmol/L，尿糖（-），能上班工作，守原方30剂。

已经3年，未复发。

案4

陈某，女，48岁。

素因脾胃虚弱，曾患糖尿病3年半。经江西某医院住院诊为Ⅱ型糖尿病，治虽症状改善，但出院后血糖14.2mmol/L，尿糖（+++），并有高血压病史，血压（160~200）/（90~120）mmHg。

三多一少症状明显，日见消瘦，腹胀肠鸣，大便稀，舌质淡红，苔薄白，脉弦细。

辨证　属脾失健运，清不升浊不降。

治法　宜健脾和胃，芳香助化。

予七味白术散加减：党参15g，白术10g，茯苓10g，炙甘草5g，黄芪12g，葛根12g，藿香5g，砂仁3g，山药12g，芡实12g，生山楂10g，麦芽10g，鸡内金5g。

另：木炭烧红淬水煎药。

服药14剂后，血糖8.6mmol/L，尿糖微量，腹胀肠鸣，大便稀有所改善，但全身骨节疼痛，手足发凉，舌质淡红，苔薄白，脉弦细。

治法遵上，少佐附子以温经通络。

予：党参12g，白术10g，茯苓10g，炙甘草5g，黄芪12g，附子3g，五加皮5g，鸡血藤10g，炒桑枝15g，炙远志3g，酸枣仁5g，麦芽10g，鸡内金5g，蚕砂12g。

三诊又继进14剂，化验尿糖（-），血糖已正常，血压有时增高，口已不渴，仍形寒，四肢末梢冷感。眼底出血，呈飞蚊状，视力模糊，皮肤易出现疮疖，舌质淡红，而苔润有白沫，脉弦小。

治以健脾养肝，通络散血之剂。

人参12g，白术10g，土伏苓15g，炙甘草5g，苍术10g，蚕砂12g，朱砂6g，蝉蜕4g，白芍12g，附子3g，夜交藤15g，鸡血藤10g，杜仲12g，五加皮5g，炒桑枝15g。

20剂。

四肢已温，视力恢复，身痛痊愈，予六君子加减以善后。

案5

汪某，男，60岁。

喜进食高热量、高脂肪、高糖食物，常超限劳累。经某医院检查：血糖空腹8.9mmol/L，尿糖阴性。血压偏高，并有早期隐性冠心病。

三多一少不明显，食限量，喜饮水，易疲劳，间有胸闷气短表现，睡眠可，舌质淡红苔薄白，脉弦缓。

诊断　消渴（Ⅱ型糖尿病）。

辨证　由于脾失健运，营养物质不能充分利用，故疲乏无力，血糖蓄积增高。

治法　润肺、健脾、益肾，重在整体调节。

方1　太子参20g，苍术15g，生地黄18g，黄芪25g，炒酸枣仁15g，山药15g，白芍12g，菟丝子15g，女贞子15g，白僵蚕10g，砂仁4g，鸡内金10g。

以上30剂制成无糖颗粒剂，分装每袋5g（含生药20g），每服1袋，日3次，饭后半空腹服之。

方2　鲜猪胰300g（蒸熟），生鸡内金300g（焙），白僵蚕300g，葛根300g，黄连50g，肉桂30g。

以上6味制成细粉（过100目筛），装入大号胶囊，每囊0.4g，每服10个胶囊，每日3次饭前服之。

交替服用以上2方，5个月后复查，精神恢复，眠食均安，血糖空腹控制在6.2mmol/L左右。

**案6**

刘某，女，26岁。

素喜肥甘煎炸，好辛辣刺激品。因突然晕倒，神识昏迷，经某医院检查为Ⅰ型糖尿病，空腹血糖9.9mmol/L，尿糖（＋＋＋＋），急救醒来后，因三多一少明显，体重减轻8kg，乃住院治疗，注射胰岛素每日4U，三餐饭前分注。3个月以来饮食限量，困体重继续减轻，焦虑失眠，月经停止，来我院门诊求治，但未停止注射胰岛素。

形弱体瘦，饮食虽限量，仍口渴尿多，夜不能寐，月经停止5个月而非孕，舌质淡红，苔薄白面干，脉弦细带数。

辨证　口渴多尿属肺肾气阴两虚，焦虑失眠是心肾不交，而根在肾阴亏损。

治法　气阴兼顾，肺肾同滋。

方药　党参15g，黄芪30g，山药30g，生地黄30g，白芍20g，女贞子30g，菟丝子20g，黄精20g，酸枣仁20g，黑豆20g（蒸熟晒干），苍术20g，生鸡内金30g。

制成细粉（过100目筛），每包15g，日夜4次，饭前开水冲服。

服3个月后复诊，食仍限量，体重增加，失眠已愈，月经来潮，嘱减2/3胰岛素注射，仍服原方。

又6个月停注胰岛素，已3个月病情稳定，三多一少症状消失。

三诊　检查血糖6.8mmol/L，尿糖（－），面色红润，月经正常。体重增加8kg。

（摘自刘炳凡．中国百年百名中医临床家·刘炳凡．中国中医药出版社）

# 潘澄濂

（循疾病规律而辨证，糖尿病宜益胃补肾治）

**【医家简介】**

潘澄濂（1910～1993），浙江省中医药研究所研究员，浙江省名老中医。擅长肝炎、肝硬化等病的诊治。

相关著作：《伤寒论新解》、《潘澄濂医论集》等。

**【主要学术思想和主张】**

潘澄濂认为疾病是由各种致病因素引起的一个综合复杂的过程，临床辨病是对疾病作出确诊，并在此基础上对疾病的发生发展规律进行把握，如病毒性黄疸型肝炎分为阳明为主的热重于湿和太阴为主的湿重于热证；病毒性无黄疸型肝炎应抓住肝郁与脾困病症的主次而辨治，肝郁者易致瘀凝热化而伤阴，脾困易促使气阻湿滞而气虚等。提出辨病与辨证相结合就是要双重诊断，辨病用药与辨证施治结合，取长补短，紧密协作，反复实践，摸索规律，提高疗效。

**【医论医话】**

糖尿病的三消症状，多是交错出现，这可能与个体差异和病变过程的阶段不同有关。

笔者对糖尿病临床辨证，主要分胃热伤阴证和肾气虚损证二大类。胃热伤阴证的表现，除渴饮、善饥外，舌质光红而干，或多裂纹，脉象滑数为辨证要点。肾气虚损证的表现，除渴饮善饥外，伴有倦怠乏力，腰背酸疼，舌干质红、苔薄，脉象细数或弱数为辨证要点，但也有形瘦、倦怠、阳痿，躁而不安者。

治疗选方，对胃热伤阴证，常选麦门冬汤加减，药用麦冬、黄连、石膏、知母、天花粉、淮山药、海蛤壳、太子参（或洋参）、地黄为基本方，随证加减。如胃阴耗伤严重者，加石斛；消化不良者，去石膏，加鸡内金。对肾气虚损证，常选八味肾气丸，药用地黄、淮山药、山萸肉、丹皮、茯苓、菟丝子、知母、肉桂、淡附片、海蛤壳、黄芪、陈皮为基本方，随证加减，见肾阴虚者，去附片，加枸杞子、元参或龟板。

如治邵某，糖尿病表现为肾气虚损证，二十多年来，持续以八味丸去附片，加知母、黄柏加减之剂治疗，症征稳定，尿糖控制在（－～±），血糖4.4～7.2mmol/L，从未服用胰岛素，足见本方具有一定的疗效。

总之，以笔者肤浅经验，不管胃热伤阴证或肾气虚损证，认为淮山药、蛤壳、知母、地黄是必用之药，且用量要大，如山药、蛤壳常可用至30～60g。此外，常嘱患者多食猪、羊胰（俗名膈肝），或常服蚕茧和玉米须煎汤，亦有一定作用。

（摘自潘澄濂．糖尿病证治．中医杂志，1986，6）

**【精选验案】**

田某某，男性，63岁，干部，1977年3月初诊。

罹消渴善饮，已有2个多月，遍身乏力，溲色浑浊，苔薄而干，质红多裂纹，脉象弦滑，经检尿，尿糖（++），血糖为10mmol/L，确诊为糖尿病，有高血压病史。

证属胃火炽盛，脾阴耗灼，致成消中。

治宜清泻胃热，滋养脾阴。

方用　淮山药30g，生地黄15g，石斛15g，黄柏9g，花粉16g，天麦冬各12g，海蛤壳30g，知母12g，寒水石18g，萸肉6g，茯苓9g，玉米须15g，丹皮9g。

在服上方期间，停用胰岛素等西药，经服上方20余剂后，再次检验血糖降为6.7mmol/L，尿检空腹（-），食后（+），继以知柏地黄汤加海蛤壳、花粉、玉米须、石斛等随证加减之剂，又续服1个月，病情缓解。

［**按**］糖尿病是由胰岛功能减退而引起糖代谢紊乱。在中医学，属于“消瘅”、“消渴”的一类疾病。《素问·阴阳别论》说：“二阳结谓之消”。刘完素说：“消渴之病者，本湿寒之阴气极衰，燥热之阳气太盛”，他还提出“治消渴者，补肾水阴寒之虚，而泻心火阳热之实，除肠胃燥热之甚，济一身津液之衰，使道路散而不结，津液生而不枯，气血利而不涩，则病日已矣”。本例以知柏六味加减，即具泻心火滋肾阴之意，方中重用山药以健脾，二冬、石斛以润燥，特别是以海蛤壳之止渴，玉米须之降浊，此二味除入药外，还可以代茶煎服，每获较好疗效，可能对调节血糖的代谢，起到某些作用，有待作进一步的研究。

（摘自浙江省中医研究所文献组．潘澄濂医论集．人民卫生出版社）

## 王文彦

（论病重脾胃安五脏，消渴健脾和胃兼补肺肾）

**【医家简介】**

王文彦（1911～2000），辽宁中医学院教授、主任医师，辽宁省名老中医。擅长治疗风湿病、肝病、糖尿病等。

相关著作:《中医内科学》、《金匮要略讲义》、《伤寒论讲义》等。

**【主要学术思想和主张】**

王老认为，消渴病的发生，乃脾虚水谷不化，不能致散精微，使水谷之气流失。由于水谷精微流失，机体不能吸收利用，而出现“三多一少”症状，即多饮、多食、多尿、身体逐渐消瘦。肺居上焦，肺之阴赖脾气输布津液以滋润。当脾虚不能运化水谷精微并散布于肺，肺失脾土之津而干涸、化燥生热、热反伤阴、心火亢盛，则可致烦渴而多饮；脾虚运而不化，不能将水谷化生为精微物质，以充养脏用，则脏两失养而致多食易饥；由于多饮及多食，但脾虚而不能将津液致布于周身，肾亦不能蒸化，使津液随尿排出，以致多尿；脾胃为后天之本、气血生化之源，若脾胃失调，不能将水谷转化为精微物质，以充养五脏六腑、四肢百骸，则机体得不到充养，以致日渐消瘦并乏力。

王老在学术上注重调理脾胃，在临床治疗中处处刻愈于调理脾胃，兼安五脏，使脾胃和健、生化而有源、气血充盈，则诸疾自可渐复。王老治疗消渴病，以健脾和胃为主，兼调补肺肾，通过健脾和胃，使中焦脾胃运化功能正常、水谷津液得以敷布周身，以充养五脏六腑及四肢百骸。肺居上焦，主治节；肾居下焦，肾阳之温煦作用可助脾之运化功能。故治疗以健脾和胃为主，兼调补肺肾。

（摘自陈明．王文彦教授对消渴病的独到认识．中医函授通讯，1994，6）

**【验方效方】**

**扶脾消渴汤（自拟方）**

［组成］人参15g，白术15g，山药20g，沙参200g，麦冬25g，百合15g，玉竹15g，焦山楂20g，鸡内金15g，陈皮15g，甘松15g，葛根15g。

［功效］健脾益气，生津止渴。

［主治］消渴病。

方中人参健脾益气生津、温阳化精止渴；白术、山药健脾燥湿，使湿邪除、气得周流而可散精，此三药为君，功专扶脾兼补肺；沙参、麦冬、百合、玉竹润肺，以收耗散之肺气，使肺气肃降，助脾敷散精微于全身；佐鸡内金、焦山楂健脾消谷，并得人参、白术之力资助，使其助消化作用更强，直接腐熟水谷并化生为精微物质；陈皮、甘松理气醒脾、导滞除壅，葛根轻扬升发、鼓舞升腾脾胃之阳，三药为使，共有调整全身气机升降出入及水谷精微的敷布。

（摘自陈明．王文彦教授对消渴病的独到认识．中医函授通讯，1994，6）

**【精选验案】**

**案1**

吕某，男，46岁，干部，初诊日期：1996年3月14日。

口干渴，多饮，多食，尿量增加3个月，乏力倦怠，体重明显下降，动则汗出，面色无华，舌淡红，苔白稍腻，脉弦细。查空腹血糖16.8mmol/L，尿糖（++++）。西医诊断为糖尿病Ⅱ型。中医证属脾虚不运，水谷不能化生精微所致。治宜健脾益气，生津止渴。

处方　扶脾消揭汤（自拟）。

人参15g，白术15g，山药20g，沙参20g，麦冬15g，百合15g，玉竹15g，焦山楂20g，内金15g，陈皮15g，甘松15g，葛根15g。

10剂，日1剂，水煎，分2次口服。

二诊　1996年3月24日。

口渴喜饮及多食善饥减轻，仍乏力，尿量多，体虚多汗，舌淡红，苔白，脉细。脾虚稍减轻，气血仍未复，并恐有脾虚日久，肾精失于充养之虞，故宜兼顾调补肾精。

上方加枸杞子15g，菟丝子15g。10剂，日1剂，水煎，分3次口服。

三诊　1996年4月5日。

患者之症状基本缓解，体力亦明显增加，复查空腹血糖9.26mmol/L，尿糖（+），舌淡红，苔白，脉细。前法奏效。

上方人参改为太子参15g。15剂，日1剂，水煎，分3次口服。

**案2**

康某，男，56岁，干部，初诊日期：1992年11月8日。

病人于20年前患糖尿病，一直服用消渴丸等治疗，血糖控制在7~9mmol/L之间，无明显“三多一少”症状。2年前体检时发现尿常规：蛋白（+），红细胞2~4/HP，管型1~2/HP，近半年来经常感觉四肢麻木，双脚刺痛，夜间明显，伴灼热感，乏力倦怠，饮食量少，夜尿频，曾在外院查肌电图、双下肢血流图，诊断为“糖尿病，糖尿病肾病并发周围神经血管病变”，给予对症治疗，未见好转。舌质红，少苔，脉细；证属气阴两虚、瘀血阻络所致。治以益气养阴，活血通脉。

处方　太子参20g，白术15g，茯苓15g，麦冬20g，花粉20g，生地20g，川芎20g，红花20g，陈皮20g，当归20g，沙参20g，枸杞子20g，地龙15g，三七粉3g（冲服），赤芍20g，鸡血藤20g。

6剂，日1剂，水煎，分3次口服。

二诊　1992年11月15日。

患者体力稍增，食欲尚可，四肢麻木似有减轻，双脚疼痛不缓解，舌淡红，苔薄，脉细弱。脾胃稍旺，瘀血未通，治疗侧重活血通脉。

上方去白术，加五灵脂20g，没药20g。6剂，日1剂，水煎，分3次口服。

三诊 1992年11月21日。

四肢麻木明显减轻，双脚仍痛，夜间明显，灼热感消失，体力明显增加，食欲正常，夜尿仍频，舌淡红，苔白，脉细。患者脾胃功能渐恢复，阴虚内热亦减轻，目前主要矛盾是瘀血阻络日久，经脉失养。治疗上宜重在活血通脉。

处方 黄芪30g，当归20g，桂枝15g，生地20g，川芎20g，赤芍20g，地龙20g，桃仁15g，红花10g，五灵脂20g，没药15g，三七粉3g（冲服），土鳖虫5g，炮山甲5g，大枣12枚，益母草20g。

6剂，日1剂，水煎，分3次口服。

四诊 1992年11月27日。

病人四肢麻木及双脚疼痛明显减轻，夜尿次数减少，饮食尚可，大便稍溏，日2次，余无明显不适，舌淡红，苔薄白，脉细。此经脉渐通之征，效不更法，然活血之品过多，易伤脾胃，应注意顾护脾胃。

上方去土鳖虫，加炙甘草10g。6剂，日1剂，水煎，分3次口服。

五诊 1992年12月4日。

双脚疼痛基本缓解，四末仍时麻木，饮食、二便正常，舌淡红，苔薄白，脉沉细。瘀血渐去，经脉已通，而失养之肌肤筋脉未尽恢复，故治疗仍以益气养血活血为主。

上方去地龙、没药、炮山甲、益母草，加麦冬20g、枸杞20g、太子参20g、白术15g。10剂，日1剂，水煎，分3次口服。

六诊 1992年12月15日。

双脚疼痛未作，四末麻木减轻，以夜间明显，余无不适，舌淡红，苔薄白，脉沉细。复查空腹血糖6.89mmol/L，尿常规：蛋白（±），红细胞1～2/HP，未见管型。患者病情已稳定，肌肤筋脉恢复仍需缓慢调养，治宗前法，以巩固疗效。

上方去三七粉。10剂，日1剂，水煎，分3次口服。

消褐病久不愈，致四肢肌肉麻木、疼痛、尿频、浮肿，其病机有三。其一，脾虚日久，气血生化乏源，四肢肌肉失于濡养。其二，脾虚气弱，推动无力，血行瘀滞。其三，脾虚日久，累及于肾，肾之气化无力。此时病情虚实夹杂，治宜首先健脾益气养阴、活血通脉，兼以补肾。在活血药中，王老善用五灵脂一药，并说，五灵脂最擅去微血管之瘀血而止痛，同时该药尚有和胃功能，故其用甚广。

**案3**

许某，女，62岁，初诊日期：1998年3月14日。

患者有糖尿病史10余年，近年来经常双手麻木，双下肢时感刺痛，逐渐加重，近1周胃中饱胀，食少纳呆，二便正常，夜不能眠，自带化验单，空腹血糖14mmol/L，尿糖（++++），形体消瘦，面色无华，舌红，苔白腻少津，脉细数。此乃消渴病日久不愈，气血不足，阴液亏虚，胃失所养而致。治宜健脾益气养血，滋阴和胃。

处方 太子参20g，白术15g，白芍20g，陈皮15g，焦山楂20g，鸡内金15g，石斛20g，玉竹15g，麦冬20g，山药20g，川芎15g，当归20g，炒麦芽20g，苍术15g，厚朴10g，甘草10g。

6剂，日1剂，水煎，分3次口服。

二诊 1998年2月22日。

服上药3剂，胃脘胀满缓解，夜已能眠。6剂尽服已能安睡，手麻及双下肢刺痛亦减轻，食欲大增，舌红，苔白，脉细。患者病久，气虚血滞，予以益气活血养血，其痛麻自解。

前方去苍术、厚朴，加黄芪30g，鸡血藤20g，五灵脂20g。6剂，日1剂，水煎，分3次口服。

三诊 1998年4月2日。

患者手麻及双下肢刺痛基本缓解，饮食、睡眠正常，复查空腹血糖8.6mmol/L，尿糖（+），舌淡红，苔白，脉沉细。病情已得到控制，气虚血滞亦缓解，效不更法，仍进上方，去五灵脂，继服6剂以巩固疗效。

此案初诊时颇费心思，若按西医学理论，本病应属糖尿病周围血管病变，可投活血化瘀之品。然而，从中医理论分析，该病之初应为脾虚失运，完谷不化，日久由此导致气血亏虚，筋脉失养，且脾胃互为表里，脾虚日久，胃阴不足，胃络失和亦属常理。先贤云："胃不和则卧不安。"宗此思路，拟健脾益气养血、滋阴和胃之法，3剂即获良效，随选活血通络之品以助之，则脉和痛安而愈。

**案4**

孙某，女，36岁，工人，初诊日期：1994年6月18日。

病人患Ⅱ型糖尿病8年，口服多种降糖药，空腹血糖一直波动在10mmol/L左右，间或停药即出现"三多"症状，伴乏力，倦怠，消瘦。近半年来双手麻木，头晕，眼花，便溏，月经量少，色淡，舌淡红，苔薄白，脉细弱。

综合四诊，证属脾虚运化失司，水谷不化，气血生化乏源，头目、四末失养所致，治以健脾和胃、益气养血。

处方 人参15g，炒白术20g，茯苓20g，山药20g，葛根20g，玉竹20g，麦冬20g，沙参20g，百合20g，生地20g，陈皮15g，甘松15g，川芎20g，当归20g。

10剂，日1剂，水煎，分3次口服。

嘱其降糖药可逐渐减量，10天后停药。

二诊 1994年6月29日。

乏力倦怠等症明显减轻，双手仍麻，便溏，日1次。降糖西药已停，未出现口渴、善饥等症。舌淡红，苔薄白，脉细。患者脾胃功能仍弱，气血不足。酌增健脾益气养血之药力。

上方加焦山楂20g，内金15g，黄芪20g。10剂，日1剂，水煎，分3次口服。

三诊 1994年7月10日。

自觉无明显乏力倦息，双手麻木似减，大便仍溏，无“三多”症状，舌淡红，苔白，脉沉有力。脾胃渐健，气血渐复，双手仍麻，考虑为气血亏虚日久，经脉肌肤失养所致。可酌加活血养血之药。

上方去生地、百合、山药，加鸡血藤2剂。10剂，日1剂，水煎，分3次口服。

四诊 1994年7月21日。

双手麻木基本缓解，大便正常，饮食定量，无口渴及多尿。复查空腹血糖7.32mmol/L，舌淡白，苔白，脉沉细。患者病情得到控制，但血糖未正常，效不更法。

上方去黄芪。30剂，日11剂，水煎，分3次口服。

五诊 1994年8月25日。

患者自觉无明显不适，已停药4天，复查空腹血糖6.5mmol/L，舌淡红，苔白，脉沉有力。该患已告临床治愈，嘱其坚持服用人参归脾丸和六味地黄丸半年，以巩固疗效。

**案5**

任某，女，58岁，工人，初诊日期：1982年4月18日。

患糖尿病3年，口渴，多饮，多尿，消瘦，口服消渴丸症状减轻，但血糖仍持续在12mmol/L以上，乏力倦怠，头晕，胸闷气短，血压波动在160/100mmHg左右，心电图提示心肌受累，舌暗红，苔薄，脉弦细。

证属脾虚不运，水谷不化，气血生化不足，气虚血行不畅所致。又因血虚，肝失所藏，肝阴不足，肝阳独亢，故治宜健脾益气养血，佐以滋阴潜阳。

处方 太子参20g，白术20g，陈皮15g，甘松20g，焦山楂20g，内金20g，葛根20g，沙参20g，麦冬20g，百合20g，玉竹15g，菊花20g，生地20g。

6剂，日1剂，水煎，分3次口服。

二诊 1982年4月25日。

"三多"症状减轻，体力增加，头晕明显好转，仍感胸闷，舌红苔薄，脉弦细。气虚血行无力，胸阳不展，治宜兼顾益气活血。

上方加黄芪30g、当归20g、川芎20g、丹参30g。6剂，日1剂，水煎，分3次口服。

三诊 1982年5月3日。

"三多"症状基本缓解，无明显头晕，夜间仍感胸闷，无乏力倦息，舌淡红，苔白，脉弦。脾虚渐复，胸阳仍不振。治宜酌加振奋胸阳之药。

上方加薤白15g、桂枝15g。6剂，日1剂，水煎，分3次口服。

四诊 1982年5月10日。

患者自觉无明显不适，饮食定量，二便正常，舌淡红，苔白，脉弦。复查空腹血糖7.2mmol/L，心电图大致正常，血压150/90mmHg，效不更法。

上方去桂枝、生地。10剂，日1剂，水煎，分3次口服。

该患为糖尿病合并高血压病、冠心病，其病机变化极为复杂。王老抓住脾虚气血不足、阴精亏虚这一病机主线，以治本为主，兼以活血养血通脉，虽不刻意追求治疗高血压、冠心病，而随着主症好转，其他兼症亦随之缓解。故王老说："治病如同处事，一定要抓住主要矛盾，消渴病变化多端，但其主要矛盾仍然是脾虚。"此言足以明示后人。

（摘自卢秉久，等．中国百年百名中医临床家·王文彦．中国中医药出版社）

## 桑景武

### （喜用经方擅扶阳气，真武汤温阳化气治消渴）

**【医家简介】**

桑景武（1912～1993），长春市名中医。擅长用经方治疗各种内科杂症。

**【主要学术思想和主张】**

桑景武尚仲景学说，崇六经辨证，喜用经方治内科杂证。主张阳生则草以荣，阳衰则木以萎；阴液精血再生较易，而阳损耗却难恢复。故助阳则阳生阴长，精血充沛，戕阳则阴盛阳没，气乃消亡。临证常用姜桂附扶助阳气。

**【验方效方】**

**真武汤** （《伤寒论》）

［组成］附子，桂枝，干姜易生姜，白术，白芍

［服法］水煎服，附子常用至20g以上，最多用至50g；茯苓、白术亦多在

50～100g。

［功效］温肾健脾，温阳化气化饮，利水湿以止渴。

［主治］肾阳虚衰，不能蒸腾津液，气虚不能化气摄水。凡消渴无明显热证，舌不红者。

［加减］阳虚而阴竭者，需配人参，气阴双补。

消渴病的初期，表现为一派燥热阴虚之象，这种现象随个体差异表现的时间有长有短，有的用养阴润燥之品可以解决，有的久用不效，或反复缠绵。桑氏认为，该病燥热是标，阳虚为本。肾阳虚衰，气化失职，气不化津，津不上达，有降无升而口渴、小便清长，肾阳虚，水谷精微不布反随小便排出，故多饮善食。仲景《金匮要略》记载："男子消渴，小便反多，以饮一斗，小便一斗，肾气丸主之。"以药测证，也说明本病属肾阳虚衰，不能蒸腾津液，气虚不能化气摄水，故急救其阳，而去其阴，阳回则津回，津生则热除。故桑氏治消渴尤重温阳，附子、肉桂、桂枝、干姜为不可缺少之佳品，临证屡屡奏效。

阳气者，身之瑰宝也。阳生则草以荣，阳衰则木以萎。对于年过不惑，多病体衰之人，尤须刻意护养。阴液精血再生较易，其阳损耗却难恢复。故助阳则阳生阴长，精血自沛，戕阳则阴盛阳没，气乃消亡。消渴病常见口渴欲饮，善食易饥，尿多而频，心烦易怒等证，初为燥热火盛，宜清宜滋；而后大多为虚阳亢奋，若不详察，则鱼目混珠，贻害病家。倘细细辨之，则一目了然。初病大都采取清热、滋阴之法，这就不同程度地促进了机体以阴抑阳，导致阴阳格拒，上热下寒，寒热错杂。该病大多有气虚之证，如四肢乏力，懈怠，不耐疲劳，少气懒言，面色㿠白，头晕耳鸣，心悸气短，舌质嫩，脉沉细无力等症。故桑氏认为，无论内伤、外感，必是"气虚乃病"，所以治疗上总以随其寒热，护养正气为要。人体阳壮气足，又何病之有。因此，桑氏常用壮阳补肾之法，方取真武汤治疗消渴，多获效。

（摘自刘立昌，等．桑景武运用真武汤治疗糖尿病的经验．吉林中医药，1991，3）

**【精选验案】**

**案1**

于某，女，23岁。1981年4月来诊。

1979年罹患糖尿病，住某医院治疗。曾用藻酸双酯钠、盐酸苯乙双胍及中药治疗1个月，出院时空腹血糖10.55mmol/L，尿糖（++）。因未能控制饮食，过于劳累，病情逐渐加重，消瘦，盗汗。胸片诊断：浸润型肺结核。

面色苍白，两颧发红，精神疲惫，气短乏力，动则尤甚，心悸头晕，口渴多饮，纳差，大便稀薄，下肢微肿，舌淡红苔薄白，脉细数。空腹血糖 8.88mmol/L，尿糖（+++）。

此属肾气虚衰，命门之火不足。

治宜温肾壮阳，化气益肺。方选真武汤加减。

附子20g，茯苓50g，白芍50g，桂枝50g，干姜20g，当归50g，细辛5g，甘草10g，木通10g。

服药15剂。

二诊　仍咳嗽胸闷，心悸气短，其余诸症皆消。空腹血糖 4.44mmol/L，尿糖正常，脉沉细。

此宜益气健脾，温肺养阴以善其后。取逍遥散加味。

柴胡15g，白芍40g，当归15g，白术15g，黄芪50g，五味子15g，山茱萸20g，枸杞子20g，附子20g，龙骨20g，牡蛎20g，玄参30g。

守方20余剂，空腹血糖正常，尿糖正常。胸片：肺部阴影缩小。自觉一切正常，嘱停服上药，服金匮肾气丸1个月巩固疗效。

（摘自单书健．古今名医临证金鉴消渴卷．中国中医药出版社）

**案2**

王某，男，36岁。1983年10月求治。

曾因口渴多饮，空腹血糖 10.08mmol/L，尿糖（+++），诊断为糖尿病。口服各种降糖药，并求中医治疗，病情时好时坏。

面色㿠白，精神不振，头晕目眩，口渴欲饮，饮而不解，夜间尤甚，尿频，腰膝冷痛，阳痿，气短懒言，脉沉细无力，舌苔白腻质淡。查空腹血糖 15.40mmol/L，尿糖（+++）。

此属气虚肾亏之证。

治宜益气温阳。方用真武汤。

附子20g，干姜20g，茯苓50g，白芍50g，白术30g。

守方10剂，诸症渐消，空腹血糖 4.48mmol/L，尿糖正常，舌淡苔白，脉沉缓。

嘱服用金匮肾气丸2个月，以巩固疗效。

**案3**

宗某，女，47岁。1983年3月求诊。

患糖尿病13年，面色萎黄，全身乏力，善饥多食，口渴多饮，尿频口甜，四肢逆冷，舌淡苔白腻，脉沉无力。空腹血糖 17.70mmol/L，尿糖（+++）。

辨为脾肾阳虚。

急救其阳。真武汤合四逆汤加减。

茯苓50g，白芍100g，白术50g，附子20g，干姜20g，桂枝50g，麻黄20g。

2剂后口渴大减，四肢得温，诸症改善。

继服4剂，空腹血糖4.48mmol/L，尿糖正常。

后以金匮肾气丸口服1个月，随访3年来未见病情反复。

（摘自刘立昌，等．桑景武运用真武汤治疗糖尿病的经验．吉林中医药，1991，3）

## 马骥

### （灵活立法精准用药，四法六证治糖尿病）

**【医家简介】**

马骥（1913～1991），字骏伯，黑龙江中医学院教授，主任医师，黑龙江省名老中医，被誉为黑龙江省中医界四大名医之一。擅长内科，尤精于脑血管意外、硬皮病、尿毒症、糖尿病等疑难病症的辨治。

相关著作：《中医内科学》、《万荣轩得效录》、《马骥临证经验集萃》等。

**【主要学术思想和主张】**

马骥十分重视中医的辨证立法，认为证无常形，法当随证，如立四法（清热肃肺法、生津润燥法、益肾固精法、补中健脾法）六证（燥热伤肺、气津两伤、中焦燥热、热伤胃津、肺肾虚衰、肾阳亏耗）辨治糖尿病；执方治病，方随病变，经方时方当尽所应用，用药贵在神速，用方在精不在多；内伤杂病，寒热虚实，错杂交变，多不离本虚标实，尤其年老、体虚、久病、危重之类的复杂病症，常于识病认证之后，以培补正气为主，随证调理；临证强调用药精准，如肝病者，忌滥用苓术芎归辛温渗湿之品，硬皮病者，以桔梗引药入肺等。

**【验方效方】**

**方一　凉膈救肺饮（自拟方）**

［组成］生石膏30g，条黄芩10g，地骨皮、生知母各15g，天门冬、麦门冬、天花粉、粳米各20g，生甘草8g。

［功效］清肃肺热，滋津止渴。

［主治］糖尿病，燥热伤肺证。症见身热心烦，大渴不止，欲饮冷水，小便频数，气息促急，舌质鲜红、苔薄白燥，脉滑大而数。

［加减］烦渴甚，饮不止渴者，倍生石膏、天花粉、天门冬、麦门冬之用量。

### 方二 益气生津饮（自拟方）

［组成］潞党参、北沙参各15g，生黄芪30g，麦门冬、天花粉、南葳蕤、生地黄各20g，五味子5g，炙甘草8g。

［功效］益气生津，滋燥润肺。

［主治］糖尿病，气津两伤证。症见食少溺多，渴欲饮水，但不欲饮冷，气息短促，语音低微，身倦无力，五心烦热，舌红无苔，脉细滑数。

［加减］干咳无痰，或痰滞难出者，加川贝母、苦桔梗、炙杷叶各15g。

### 方三 清胃滋燥饮（自拟方）

［组成］山栀子、黑玄参各16g，酒制大黄、条黄芩各10g，生石膏30g，天门冬、麦门冬、天花粉、粳米各20g，炙甘草5g。

［功效］清泻胃热，滋津润燥。

［主治］糖尿病，中焦燥热证。症见消谷善饥，心烦口渴，欲饮冷水，舌质鲜赤，苔黄燥裂，小便短赤，大便燥结，脉滑数有力。

［加减］大便燥结甚者，则减炙甘草，加净芒硝15g；中焦燥热过甚，血为热灼，肌肤发痈者，可酌加金银花、青连翘、蒲公英、紫花地丁、败酱草、鸭跖草等。

### 方四 和中甘露饮（自拟方）

［组成］潞党参、粉葛根各10g，麦门冬、天花粉、南葳蕤、金石斛、干芦根各20g，乌梅肉15g。

［功效］滋津润燥，和胃调中。

［主治］糖尿病，热伤胃津证。症见口干舌燥，胃纳减少，日见消瘦，大便秘结，舌质干红无津，脉细数无力。

### 方五 滋水承金饮（自拟方）

［组成］生地黄、女贞子、桑椹子、麦门冬各20g，山萸肉、枸杞子、炒山药、潞党参各15g，五味子10g，生黄芪25g。

［功效］滋补肾阴，润肺止渴。

［主治］糖尿病，肺肾虚衰证。症见尿多而浊，口渴欲饮而量不多，腰膝酸软，呼吸气弱，入夜盗汗，五心烦热，舌质淡红、苔薄滑，脉细数而滑。

［加减］兼头晕而胀痛者，减方中潞党参、生黄芪，酌加石决明、双钩藤、白菊花各15g，生龙齿、生牡蛎各20g。

### 方六 益气扶阳饮（自拟方）

［组成］熟地黄、炒山药各20g，覆盆子、巴戟天、菟丝子、山萸肉各15g，五味子10g，制附子8g，生黄芪25g，缩砂仁5g。

[功效] 温补命门，益气扶阳。

[主治] 糖尿病，肾阳亏耗证。症见小溲清利而频数，尿有余沥，上浮泡沫，入夜尿频尤甚，腰膝酸软无力，肢端清冷，足跟作痛，面色浮红，舌淡苔滑，脉沉微弱。

[加减] 腰酸膝软甚者，加桑寄生、盐续断、淫羊藿各15g，贡肉桂10g；兼心悸怔忡者，可酌加炒枣仁、远志肉、柏子仁、朱茯神等。

[摘自王术平．马骥教授治疗糖尿病的经验．陕西中医，1985，6（7）]

**【精选验案】**

**案1**

刘某，女，39岁，干部。1982年8月30日初诊。

身热心烦，口渴思饮半月余，病初以为与天气炎热有关，但至今尚未好转。且逐日增甚，大渴不止，一昼夜约饮水3暖瓶左右，喜进冷餐，舌质鲜红，脉滑大而数。实验室检查：血糖20mmol/L，尿糖（++++）。

辨其脉证，诊属燥热伤肺，予凉膈救肺饮，倍生石膏、天花粉、天冬、麦冬。

服7剂，口渴减轻，一昼夜约饮水2暖瓶。身热已除。

依上方原量续服15剂，诸症消失。复检血糖降6.7mmol/L，尿糖（+），嘱其适当运动，调摄精神，注意饮食。

再将前方适当加减，续服10余剂，再作检查，血糖仍为6.7mmol/L，尿糖（-），病告痊愈。

随访1年，未见复发。

**案2**

战某，男，60岁，干部。1979年3月4日初诊。

去年春起发现口渴，欲多饮冷水，食量逐渐增多，但身体则日渐消瘦，经当地医院诊为糖尿病。曾服藻酸双酯钠、盐酸苯乙双胍、玉泉丸等中西药物治疗，证情未见明显好转。

现体重由原来的80kg降至66kg，口干咽燥，渴欲饮水，但不欲冷饮，食少溺多，身疲乏力，语言无力，五心烦热，舌红少苔，脉沉细微数。实验室检查，血糖15.0mmol/L，尿糖（++）。

辨其脉证，诊属气津两伤，予益气生津饮加粉葛根15g。

服30剂，诸症均减，又续服25剂，除仍有身疲乏力，余证尽消失。实验室检查：血糖6.7mmol/L、尿糖（-）。

嘱其善加调摄，适当运动，节制饮食，并以前方改服丸剂，巩固疗效。其证已3年未复发。

**案3**

刘某，女，37岁，教师。1983年5月初诊。

近日来食欲增强，且虽多食亦不解饥，饮水量逐日增多，且虽多饮亦不解渴，每昼夜进水4暖瓶，小便短赤，大便燥结，舌苔黄燥，脉滑而数。实验室检查：尿糖（+++），血糖12.8mmol/L。

辨其脉证，诊属中焦燥热。

予清胃滋燥饮去大黄、炙甘草，倍生石膏量，加净芒硝（冲服）15g治之。

服药6剂，大便燥结已除，依前方去芒硝，生石膏用量减半，加入炙甘草5g。

又服原方15剂，自觉诸症减轻，复检：血糖降至10mmol/L，尿糖（±）。嘱其注意饮食调节。

再按原方适当加减，续服25剂，再作检查血糖降至6.7mmol/L，尿糖（-），病告痊愈。

随访1年，未复发。

**案4**

郭某，男，35岁，工人。1981年5月10日初诊。

半年来经常患感冒，到某医院治疗，经化验后确诊为糖尿病，当时尿糖（++），但三多一少症状并不明显，故未加重视。近日来口干舌燥，口渴欲热饮，每昼夜饮水2暖瓶左右，大便燥结难下，3日1行，舌红少津，脉细而数。实验室检查：血糖11.7mmol/L，尿糖（+++）。

辨其脉证，诊属热伤胃津，予和中甘露饮倍天花粉、麦门冬量。

服15剂，自觉口干明显减轻，又连服15剂，诸症逐渐好转，复检血糖降至6.7mmol/L，尿糖转（-）。

原方麦门冬、天花粉用量减半，隔日服1剂，经2个月治疗诸症悉除，随访1年，病未再发。

**案5**

黄某，男，51岁，工人。1982年6月7日初诊。

患糖尿病已5年，经中西药物治疗病情好转，然体力终未恢复正常。近2个月来更觉腰膝酸软，睡眠不安，周身无力，入夜盗汗，口渴欲饮而量不多，察其舌质淡红，苔白而滑，诊其脉细而数。实验室检查：血糖13.3mmol/L，尿糖（+++）。

辨其脉证，诊属肺肾虚衰，予滋水承金饮加炒枣仁、夜交藤各20g，柏子仁

15g，远志肉10g。

服15剂后，睡眠明显好转，盗汗消失。继予原方15剂，诸症悉减。

依前方去炒枣仁、夜交藤、柏子仁、远志肉，再服20剂，周身已有气力，并能坚持工作，复检血糖6.7mmol/L，尿糖（-）。

继予原方出入，改配丸剂，以善其后。最近随访，病情仍处稳定中。

**案6**

张某，男，65岁，工人。1978年9月7日初诊。

禀赋素丰，喜食肥甘，患糖尿病已2年，曾用盐酸苯乙双胍、藻酸双酯钠、格列本脲等药物，效果不显。现证小便清利而数，入夜尤甚，尿有余沥，上浮泡沫，腰膝酸软，四末清冷，足跟作痛，精神欠佳，体重较发病前减轻11kg，舌淡苔滑，脉沉微弱。实验室检查：血糖16.1mmol/L，尿糖（+++），酮体（+）。

辨其脉证，诊属肾阳亏耗，命门火衰。

予益气扶阳饮去附子，服22剂，尿频减轻，续予原方30剂，诸症好转，血糖降至11.1mmol/L，尿糖（++），酮体（-）。惟腰膝酸软不减，原方加淫羊藿、川续断、桑寄生各15g，贡肉桂10g。

服药30剂，体力渐增强，精神亦佳，实验室检查：血糖6.7mmol/L，尿糖（-），酮体（-）。嘱其适当运动，改服原方所配之丸剂，以巩固疗效。

随访4年，病未再发。

［摘自王术平．马骥教授治疗糖尿病的经验．陕西中医，1985，6（7）］

## 关幼波

（气血痰瘀论治疑难，辨虚实滋肾调脾疗消渴）

**【医家简介】**

关幼波（1913～2005），原名关霈，北京第二医学院教授，主任医师。北京市名老中医。擅治各科疑难杂重证，对肝胆系统疾病治疗尤为突出。

相关著作：《关幼波临床经验选》、《关幼波肝病百问答》、《关幼波肝病杂病论》等。

**【主要学术思想和主张】**

关幼波强调辨证首先分清因虚而病、因病而虚，从气血入手辨明邪正盛衰；倡导以十纲结合脏腑辨证，涵盖其他具体辨证方法，以痰-气（血）-瘀的病理生理关系，论治疑难杂重证；对肝胆系统疾病的治疗，总结出“治肝十法”和以“化痰活血解毒”贯穿始终治疗黄疸；提出“治黄必治血，血行黄易却；治黄需解毒，毒解黄易除；治黄要治痰，痰化黄易散”辨治黄疸的独特见解。

【医论医话】

首辨虚实轻重：目前临床治疗消渴病，多根据“三多”症状的偏重不同，而分别从肺、脾、肾三脏着手，用药以滋阴清热为主。从传统观点来看，有“上消大渴引饮，中消消谷善饥，下消饮一溲二，消瘦”之说，而在临床实际中，有时很难区分三多症状的孰轻孰重，往往三者并重，而且还有一些病人“三多”症状并不十分明显，身体不但不消瘦，反而比较肥胖。因此按传统的上中下三焦来辨证就显得比较困难了。应按虚实轻重来辨证施治，“三多一少”明显者为虚证，虚者肾阴虚，脾胃虚；“三多一少”不显，身休反而肥胖者为实证，实者为痰盛邪实。

滋肾（阴）调脾（胃）并行：消渴的发生，虽与五脏有关，但主要在于肺、胃、肾，而以肾为关键。肺为水之上源，主治节；脾为水液代谢枢纽，主运化；肾主水，司开阖。肾阴不足可上炎肺、胃，人体水火得平，则无消可有，肾阴亏虚则雷龙之火上炎，五脏干燥，故当滋肾阴为主。脾为后天之本，气血生化之源，脾胃失健则不能游溢精气，升降失职，津液代谢失调，且无以济养先天。故在滋肾阴的基础上，调理脾胃。在治疗消渴时还常用白芍、甘草二药，白芍用量宜大，一般为30g，二药合用，补脾阴，和胃阳，酸甘化阴，又可补肾阴，经临床证实，确有降血糖之效。

（摘自关幼波，等．关幼波肝病杂病论．世界图书出版公司）

【验方效方】

**方一　糖尿病虚证方药**

［组成］北沙参30g，麦冬15g，元参10g，五味子10g，生石青30g，炒知母10g，炒黄柏10g，生地10g，杭白芍30g，生甘草10g，黄精10g，丹皮10g，花粉10g。

［功效］滋阴清热，调理脾胃。

［主治］糖尿病，阴虚内热，脾胃失调者。症见烦渴多饮，消谷善饥，尿频量多，身体消瘦，倦怠乏力，脉沉细或细数，舌苔薄白或无苔，舌质红。

［加减］口渴明显，潮红盗汗、失眠遗精者，加石斛、乌梅、诃子肉等滋阴收涩；尿多混浊如膏脂者，加益智仁、桑螵蛸、五倍子等益肾缩泉；气阴两虚，少气乏力者，加生芪、党参等益气之品；消谷善饥明显者，酌加黄连、栀子、牛膝以清理泻火，引热下行；大便燥结者，酌加瓜蒌、麻仁、大黄润肠通腑泻下；白内障、雀盲者，加菊花、枸杞子、当归、晚蚕砂、山萸肉补肝肾精血以明目；

疮疡、痈疽者，加公英、地丁、双花、连翘等清热解毒；虚阳浮越，烦渴加重，呼吸深快，恶心呕吐，脉细数无力，治宜育阴潜阳，酌加生赭石、生牡蛎、龟板等急服；阴欲竭、阳欲亡者，四肢厥冷，昏迷不清，脉微欲绝，治宜益气敛阴，回阳救逆，以生脉散合参附汤化裁；虚阳浮越、阴阳欲绝者，当中西结合，积极救治。

本方沙参、五味子、麦冬、黄精益气生津，调理脾胃；生石膏、花粉二味甘寒之品，花粉重在生津清热，生石膏重在清阳明之热，二者合用，清内热效力尤著而不伤津；白芍、甘草补脾阴，和胃阳，酸甘化阴又可补肾；生地、丹皮、元参滋养肾阴，清热凉血；知母擅清胃热，黄柏擅清下焦之热，盐炒后且可导热下行。

## 方二　糖尿病实证方药

［组成］郁金10g，白矾3g，泽泻10g，生石膏30g，花粉10g，白芍30g，当归10g，生甘草10g，天冬10g，丹参15g，生地10g。

［功效］化痰利湿，益气活血，调理脾肾。

［主治］糖尿病，痰湿内蕴，气滞血瘀者。症见身体肥胖，“三多”症状均较轻微，倦怠乏力，胸憋气短，胁腹胀满。舌苔白腻，舌质偏暗，脉沉滑。

［加减］腰酸畏冷者，酌加菟丝子、仙茅、淫羊藿、鹿角霜等温补肾阳；气虚明显者，加生芪、党参、白术等健脾益气；肢麻疼痛者，加泽兰、鸡血藤、红花、山楂等活血化瘀通络；饮一溲二者，加金樱子、覆盆子、桑螵蛸补肾固精；湿偏盛，苔白腻者，加藿香、佩兰、生苡米、白蔻等芳化健脾利湿；湿热重，苔黄腻者，加黄连、黄芩、白茅根、黄柏等清热利湿；血脂偏高者，伴有脂肪肝，加青黛、山楂、泽泻、草决明等化痰降脂。

本方郁金、白矾、泽泻理气利湿化痰；生石膏、花粉清胃热除烦，生津止渴；白芍、生甘草补脾胃，酸甘化阴；白芍、当归、生地、天冬补肝肾阴；伍以丹参养血活血，凉血清热。

## 方三　肝原性糖尿病治疗方药

［常用药］健脾益气药为生芪、党参、山药，口渴多饮，胃热较盛者加用人参白虎汤，重用生石膏，以北沙参代人参；养阴生津药为天花粉、石斛、生地、玉竹，肝肾阴虚者，常配合乌梅、白芍、甘草，或可加葛根以生津液。

［功效］健脾祛湿，清热生津。

［主治］因肝脏病变引起碳水化合物代谢障碍，导致葡萄糖耐量减低，血糖升高而发生的糖尿病。主因为脾为湿困，中州失运，湿从热化，湿热阻滞三焦，热重于湿而引起的变证。有的患者口渴多饮，但不善饥，形体不瘦反而肥胖；有

的患者善饥，口渴但不欲饮，反而尿多，特别是夜尿多；有的患者多食善饥，但食后胸胁胀满不舒；有的患者饥饿时易出现低血糖，而见心慌、极度乏力，自汗，甚至肢颤等。湿热偏于中上二焦，以消渴善饥为主症；湿热偏于中下二焦，以善饥多尿为主症。脾为湿困，热盛于湿，阻遏中上二焦者病情尚轻，湿热消灼阴精，脾肾不足，湿热未清，阻遏中下二焦者则病情较重。

［加减］肾虚者，常用五味子、诃子肉、淫羊藿，鹿角霜固肾敛阴，以期阴中求阳，阳中求阴，调补阴阳，促进脾肾功能，且有降尿糖之效；心慌自汗明显者，常用北沙参、麦冬、五味子、浮小麦、芡实等。

（摘自关幼波，等．关幼波肝病杂病论．世界图书出版公司）

**【精选验案】**

**案1**

李某某，男，70岁，1991年5月12日初诊。

主诉　多饮、多食、多尿2年，加重月余。

患者1989年9月开始，自感较平日口渴，饮水增多，体重下降，疲乏无力。于1989年5月到医院检查，空腹血糖7.2mmol/L，尿糖（++++），诊为糖尿病，在某院住院治疗。住院期间按糖尿病饮食控制，给予胰岛素治疗。4个月后病情稳定，停用胰岛素，代之口服降血糖药，血糖波动于8.3~10mmol/L，尿糖（±~+）。

1个月前因感冒发烧后，口渴明显，多食易饥，尿量增多，身体乏力。1991年5月12日来我院请关老治疗。

现症　烦渴多饮，多食易饥，尿量增多，无明显消瘦，倦怠乏力。化验检查：血糖16.1mmol/L，尿糖（++++），酮体（-）。舌少苔、舌质偏红，脉沉细稍数。既往体健。

西医诊断　糖尿病。

中医诊断　消渴。

中医辨证　阴虚内热，脾胃失调。

立法　滋阴清热，调理脾胃。

方药　北沙参30g，麦冬10g，元参10g，五味子10g，生石膏30g，生地10g，炒知母10g，炒黄柏10g，黄精10g，生甘草10g，杭白芍30g，丹皮10g，地骨皮10g。

服上方1个月后，口渴症状减轻，体力增加。上方去炒知柏，加茯苓、白术各10g，继服1个月后，复查血糖7.5mmol/L，尿糖阴性，三多症状明显减轻，体力恢复，病情稳定，血糖维持在6.0~7.2mmol/L之间。

**案2**

何某某，男，69岁，1990年1月7日初诊。

主诉　口渴多尿，右脚破溃半年。

有糖尿病史8年，一直口服降糖药，病情时有反复，血糖波动在7.2～11.1mmol/L间，尿糖（+～++），两年前患脉管炎，近半年右脚破溃不愈，局部红肿，口渴多尿加重。

现症　口干欲饮，纳食一般，尿频尿多，下肢浮肿，腰酸腿软，乏力，大便不成形，右足背部红肿，溃疡。化验检查：血糖15.7mmol/L，尿糖（+++）。舌苔白、质正常，脉沉滑。既往体健。

西医诊断　糖尿病。

中医诊断　消渴。

中医辨证　毒热内蕴，经络阻滞，气阴两伤。

治法　清热解毒，活血通络，益气养阴。

方药　败酱草15g，公英10g，地丁10g，赤芍15g，生石膏30g，丹皮10g，花粉10g，白芍30g，生甘草10g，桂枝10g，红花10g，生黄芪15g，生苡米10g。

服上药20剂后，局部红肿、溃疡明显好转。因患者夜尿频，腰痛，去公英、地丁、赤芍，加牛膝10g，川断10g。

继服1个月后，溃疡基本痊愈，腰痛，腿肿均减轻，口干尿频几除。去清热解毒的败酱草及桂枝、红花，加北沙参30g、麦冬10g、元参10g益气养阴。

服药半年，病情稳定，停服口服降糖药，血糖稳定在7.2mmol/L，尿糖（－～+）。

**案3**

徐某某，女，58岁，1990年10月14日初诊。

主诉　口干、乏力4月余。

4个月前因感乏力、口干思饮，到某医院查血糖10.3mmol/L，尿糖（+++），酮体阴性，控制饮食月余，无明显效果。加服降糖药治疗3个月，血糖降至8.3mmol/L，尿糖（++），胆固醇7.3mmol/L，要求服中药，请关老治疗。

现症　身体肥胖，口干欲饮，肢体沉重，纳食正常，肝区胀痛，胃脘满闷，失眠多梦，二便自调。舌苔白腻、质正常，脉象沉滑。有慢性肝炎病史5年，HBsAg阴性，近半年肝功能正常。

西医诊断　糖尿病。

中医诊断　消渴。

中医辨证　肝郁脾虚，痰湿内蕴。

立法　舒肝健脾，化痰利湿。

方药　北沙参30g，麦冬10g，白芍20g，炒知母10g，炒黄柏10g，佩兰10g，生甘草10g，醋柴胡10g，郁金10g，车前草10g，白矾3g，远志10g，草决明15g。

服上药20剂后，诸症均有减轻，自觉良好，停服西药，继续服用上药，2个月后复查血糖5.0mmol/L，尿糖（-），胆固醇6.0mmol/L，肝功能正常。上方去远志，加生芪15g。

继服1个月后停药，病情稳定，临床痊愈。

**案4**

江某某，男，59岁，1992年11月25日初诊。

主诉　多饮、多尿、乏力已6年余。

患者平素多食体胖，于1986年经检查发现糖尿病，确诊后控制饮食，由每餐250g减至100g，于1992年8月在阴囊处生一疖肿，发冷发热，疖肿破溃后日久不愈合，后住某院治疗1个月，疮口愈合出院。出院后上症未减，经服降糖药未效，于1992年11月25日请关老诊治。

现症　烦渴多饮，小便频数，倦怠乏力，心悸自汗，头晕腰酸，身体肥胖，大便不实。化验检查：空腹血糖7.5mmol/L，尿糖（++）。肝功能：谷丙转氨酶正常，麝浊12U，蛋白电泳：A 41.5%，$\alpha_1$ 6.2%，$\alpha_2$ 10.4%，$\beta$ 14.5%，$\gamma$ 27.8%。舌苔薄白、质正常，脉沉弦滑。素有饮酒嗜好，4年前患有肝炎，至今未愈。

西医诊断　糖尿病，慢性肝炎。

中医诊断　消渴。

中医辨证　肝肾阴虚，心脾不足。

治法　补肝肾，益心脾，气血双补。

方药　生芪15g，北沙参15g，五味子10g，生地10g，熟地10g，女贞子15g，生甘草10g，白芍30g，丹参10g，川断10g，乌梅6g，葛根10g，木瓜10g，焦白术10g，补骨脂10g。

另：中午服乌鸡白凤丸1丸。

以上方为主加减用药，因腰酸尿多，曾加用菟丝子15g，芡实10g，淫羊藿10g，鹿角霜（研末冲服）3g，生黄芪增至30g。

调治半年，至1993年5月，多饮多尿、腰无力、心悸自汗等诸症均见好转，空腹血糖维持在5.6~6.1mmol/L之间，尿糖（-），麝浊6U。

（摘自关幼波，等．关幼波肝病杂病论．世界图书出版公司）

**案5**

苏某，男，60岁，1975年5月14日初诊。

半年来右胁经常隐痛，超声波检查：肝脏出波中度衰减，开大增益仍不饱和。血压波动在180/100mmHg左右，并有冠心病史。

现症　乏力，肝区痛，心前区时有发作性疼痛，多饮，善饥，多食，尿量增多，常常自汗。体胖，巩膜不黄染，肝脾未触及。血压200/100mmHg。化验检查：谷丙转氨酶280U，麝浊6U，空腹血糖12.7mmol/L，胆固醇4.7mmol/L，尿糖（+++）。苔薄白、质正常。脉沉滑。

西医诊断为迁延性肝炎合并糖尿病。

中医认为是阴虚血热，肝肾不足，气阴两伤。

治宜补气养血，清热育阴。

方药　生芪15g，杭白芍30g，甘草10g，北沙参15g，玉竹12g，天花粉15g，乌梅10g，五味子12g，生地12g，川芎10g，瓜蒌15g，郁金10g，生龙牡各30g，浮小麦30g。

另加五味子120g，丹参30g，青黛15g，共为细末，每次冲服3g，日服2次。

上方服14剂后，自觉症状稍有好转，但化验结果变化不大。

6月4日，仍诉烦渴，多饮，夜尿频数。前方去瓜蒌、郁金、川芎、生龙牡、浮小麦，加重养阴清热之剂。

方药　生芪15g，白芍45g，甘草12g，葛根10g，山药15g，生地24g，石斛15g，天花粉15g，玉竹10g，南北沙参各15g，五味子（打）12g，麦冬15g，生石膏30g，诃子肉12g，乌梅10g。

另加鹿角霜90g，研成细末，每日早晚各冲服3g。

6月19日，上方服14剂后，自觉口干、饥饿感减轻，其他症状均有好转。化验：谷丙转氨酶80U，胆固醇5.6mmol/L，血糖5.6mmol/L，尿糖微量，酮体阴性。

继续以前方治疗，于1975年8月6日复查肝功能正常，血糖5.6mmol/L，尿糖微量，胆固醇4.9mmol/L，血压160/80mmHg。

以后坚持常服此方。于1975年11月检查血糖、尿糖均属正常，能坚持全日工作。

**案6**

关某，男性，28岁，1972年4月14日初诊。

患者于1967年8月始患急性病毒性肝炎（黄疸型），肝功能明显损害，因大量输入葡萄糖而后继发糖尿病。住院近2年，病情稳定出院。出院后肝功能时常波动，近1个月以来肝功能明显异常，1972年4月14日来我院门诊治疗。

当时症见：口干口苦，尿黄，两胁胀痛，时有衄血。查体：急性病容，腹平软，肝在肋下未触及，叩痛不明显，脾在肋下1.5cm，质中等硬度。血查：谷丙转氨酶472U，麝浊18U，空腹血糖10.5mmol/L，尿糖（+++）。白细胞$5.7\times10^9/L$，血小板$113\times10^9/L$。舌苔黄、边尖红。脉弦细。

西医诊断为慢性肝炎活动期，继发糖尿病。

中医认为是阴虚血热，气阴两伤，湿热未清。

治宜益气养阴，凉血清热，活血利湿。

方药　北沙参15g，麦冬12g，五味子15g，大生地15g，丹参15g，车前子、草各15g，龙胆草10g，茵陈30g。

按上方加减，共服药80剂。

8月12日，复查肝功能，谷丙转氨酶正常，麝浊6.5U，麝絮（-），血胆固醇4mmol/L，血糖5.6mmol/L，尿糖（-），恢复全日工作。

1972年11月29日门诊复查时称，3个多月以来自觉良好，饮食正常，能坚持工作。肝未触及，脾大小同前，肝功能化验，谷丙转氨酶正常，麝浊正常，麝絮（+），A/G：4.3g/2.7g，血糖8.6mmol/L，尿糖（-）。

**案7**

张某，男，22岁，1974年5月28日初诊。

患者于去年1月份开始腹胀、大便溏泄，当时检查肝脾不肿大，血清谷丙转氨酶314U，麝浊7U，诊为急性病毒性无黄疸型肝炎，后因大量吃糖而出现尿糖阳性，肝炎一直不愈。于1974年5月28日来我院门诊治疗。

当时症见：腹胀，大便稀泄，两胁胀闷，口干喜饮，尿多，周身困乏，睡眠欠佳。检查：谷丙转氨酶226U，麝浊正常，空腹血糖7.8mmol/L，尿糖定性（++），血胆固醇7.4mmol/L。舌苔薄黄、舌边尖红，脉沉弦。

西医诊断为肝炎并发糖尿病。

中医认为是脾失健运，气阴两伤。

治宜健脾益气，养阴和血。

方药　生芪15g，苍白术各10g，沙参15g，五味子12g，麦冬15g，川断18g，补骨脂12g，玉竹12g，天花粉12g，白芍24g，乌梅10g，葛根10g，当归10g，生甘草10g。

以上方为基础，随症加减共治疗1年余，精神体力增进，大便恢复正常。口不干，有时尚感腹胀，两胁稍感不适。检查：空腹血糖6.7mmol/L，尿糖阴性，肝功能正常，胆固醇4.8mmol/L。

（摘自朱世增．关幼波论肝病．上海中医药大学出版社）

# 刘仕昌

## （统十二法辨治温病，糖尿病主以补脾养阴）

**【医家简介】**

刘仕昌（1914～2007），广州中医药大学终身教授，广东省名老中医。擅长内、儿科杂病，尤精于外感温热病的证治。

相关著作：《温病选读讲义》、《中医温病学表解》等。

**【主要学术思想和主张】**

刘仕昌特别推崇叶天士、吴鞠通，以卫气营血、辨证为温病的辨证纲要，以病变过程中反映出来的证候作为临床辨证和治疗用药的依据；将温病的治法，归纳为辛凉解表、清气泄热、通下积热、清营透热、凉血解毒、气营（血）两清、清心开窍、熄风镇痉、养阴增液、护阴救脱、清热化湿、和解三焦等十二种治法，认为前十种适用于温热病证，后二种适用于湿热病证；而不论何种治法，均需体现清热养阴、扶正祛邪的温病治疗特点；根据岭南的地域特点，指出湿热是岭南温病的主因，因此病理机转、证候表现、治疗特点等均具有独特之处。

**【医论医话】**

糖尿病属中医之消渴病证。我体会消渴一病，虽与肺燥、胃热、肾虚有关，但关键在脾。临床上我常以补脾养阴治疗糖尿病。

拟方　生地15g，麦冬12g，花粉15g，葛根15g，五味子6g，甘草6g，党参15g，黄芪15g，淮山药30g，枸杞子12g，糯米一匙。

曾治一患者刘某某，女性，55岁。患糖尿病两年。证见小便频、量多，腰痛，乏力，头晕，饮多，食多，出汗多，夜寐不宁，舌质暗淡、苔微黄，脉细涩。查尿糖（＋＋～＋＋＋）。

给予　党参15g，黄芪15g，花粉20g，葛根20g，枸杞子12g，炙甘草6g，淮山药20g，郁金10g，丹参12g，佛手10g，桑寄生12g，秦艽12g。

水煎服。服用4剂后诸症较前好转，遂在前方基础上去秦艽、桑寄生、丹参、郁金、佛手，加菟丝子12g、麦冬12g、五味子6g、糯稻根30g、金樱子15g。又服用8剂诸症悉减，查尿糖阴性。后因事患者回当地，嘱其照上方在当地配药服用。

若糖尿病合并高血压病者，可在上方基础上加海蛤壳30g，怀牛膝15g；血脂增高者，可加首乌 20g，桑寄生 15g，山楂 15g；肾功能差，出现蛋白尿者，加重党参、黄芪用量；兼皮肤瘙痒者，加金银花 15g，白蒺藜 12g；兼月经不调者加首乌 20g，当归 10g，白芍 15g；兼视力障碍（如视朦眼花）者，加玉竹 12g，菊花 10g，枸杞子加至 15～18g；口渴明显者，适当加清胃热之品，我的经验加石膏 15g，知母 12g。

不可忽视的是，对于糖尿病治疗，除服用药物外，还应配合饮食疗法，以提高治疗效果。我常嘱患者用猪胰两条，淮山药 30g，清水适量煎后饮汤食渣，或用南瓜、洋葱头、慈菇、黄豆、苡仁等适量作菜，多食代饭。对消除糖尿病症状、降低血糖都有一定帮助。病情稳定者，可用红参 15g，清水一杯炖服，隔3～4 天服一次，以巩固疗效。糖尿病是一种容易反复的疾病，在治疗期间或治愈之后，都必须保持心情舒畅，节制房事，注意饮食等，这对提高疗效与巩固疗效也是很重要的。

（摘自刘仕昌，等．糖尿病证治．中医杂志，1986，6）

**【验方效方】**

**平消渴方**（自拟方）

［组成］天花粉、葛根、生地黄、麦冬、太子参各 15g，淮山药 30g，五味子 6g，山萸肉 10g，甘草 5g。

［功效］益气养阴。

［主治］糖尿病。

［加减］口渴甚者，加玉米须、芦根各 30g，知母 15g；头晕头痛较显著者，加苍耳子、白蒺藜各 12g，天麻 10g；血压高者，加生牡蛎（先煎）30g，杜仲、怀牛膝各 15g；气虚者，加黄芪、党参各 30g；阴虚者，加玄参 20g，白芍 15g；身痛瘙痒者，加白蒺藜、白鲜皮、银花各 15g；身有溃疡者，加黄芪 20g，当归 12g，银花 15g；周身疼痛者加黄芪 20g，秦艽、救必应各 5g；纳呆者，加麦芽 15g，鸡内金 10g；胸闷者，加郁金 10g，丹参 12g。

（摘自钟嘉熙．刘仕昌教授治疗糖尿病经验．新中医，1995，1）

**【精选验案】**

**案 1**

颜某，女，76 岁，1991 年 7 月 3 日入院。

病者多饮、多尿、多食易饥、进行性消瘦 3 年余，曾用中、西药物治疗，开始尚能控制症状，但近 1 月来病情反复，上述症状加重，伴有眩晕、眼朦，手足麻木，大便秘结，心烦，梦多，尿赤，舌淡红而干，脉细略数。空腹血糖 12mmol/L。格列本脲用至 7.5mg/d，仍未能控制。

刘老认为本例消渴证属胃津亏虚。

拟养胃生津法。

处方 葛根、天花粉、生地、麦冬、太子参、玄参、知母各15g，淮山药30g，五味子6g，山萸肉、鸡内金、天麻各10g。

水煎，分2次服，日1剂。

连续调服1月余，格列本脲减至5mg/d，诸症逐渐消失，复查空腹血糖7.78mmol/L，痊愈出院。

**案2**

郭某，男，49岁，1990年9月3日初诊。

病者患糖尿病1年半，始见口渴口干，易饥多食，消瘦，尿多。经久未能控制，久则脾气大伤，化源不足，肾气失充。

诊时见疲乏肢倦，纳谷不香，大便时溏，腰酸，夜尿增多，舌淡、苔白，脉弦而细。空腹血糖19.5mmol/L。

诊为消渴（脾肾气虚）。

治以补脾益气为主，以生化源。

处方 黄芪、淮山药各30g，党参25g，玉米须20g，山萸肉12g，花粉、葛根、杜仲、生地各15g，麦冬10g，甘草3g。

坚持治疗3月余，各症消失。空腹血糖降至7.2mmol/L。

（摘自钟嘉熙．刘仕昌教授治疗糖尿病经验．新中医，1995，1）

## 祝谌予

（学贯中西辨证精准，糖尿病首倡活血化瘀）

**【医家简介】**

祝谌予（1914～1999），中国协和医科大学教授，北京协和医院中医科主任医师。北京名老中医。擅长治疗内科及妇科病，尤精于脾胃病。

相关著作：《祝氏施今墨医案》、《施今墨临床经验集》等。

**【主要学术思想和主张】**

祝谌予强调中西医融会贯通，并注重以现代研究成果完善和提高中医对疾病的认识及治疗。在研究中医治疗糖尿病方面颇有建树，提出应用活血化瘀法治疗该病的新途径，糖尿病是中西医棘手的慢性病，他根据中医辨证施治与辨病施治的原则，认为糖尿病属于中医消渴病范畴，其基本病理为阴虚燥热，以上、中、下三消分治，选用增液汤合生脉散为主，加苍术配元参降血糖、黄芪配山药降尿糖为基本方，从肺、脾、肾三脏入手，尤以脾肾为重点，着重先后天两方面滋养培本论治，屡获显效。

**【医论医话】**

中医很早就有糖尿病的记载。如唐代王焘《外台秘要》就已指出，消渴病“每发即小便至甜”。但中医诊断之消渴病或消瘅并不全为西医诊断之糖尿病。其中只有出现“三消”（上消、中消、下消）症状的糖尿病才相当于消渴病。

**一、病因及症状**

关于中医消渴病或消瘅的病因，有认为与体质有关，如《灵枢·五变》篇云“五脏皆柔弱者善病消瘅”；有认为过食膏腴体肥而致病者，如《素问·奇病论篇》云：“此人必数食甘美而多肥也，肥者令人内热，甘者令人中满，故其气上溢，转为消渴”；有认为嗜酒可致消渴，如《千金方》云“凡积久饮酒，未有不成消渴”；也有认为精神因素而致消渴者，如《灵枢·五变》篇云“其心刚，刚则多怒，怒则气上逆，胸中蓄积，血气逆留，宽皮充肌，血脉不行，转而为热，热则消肌肤，故为消瘅”。根据临床观察，其发病因素很多是综合的，尤其是嗜酒、喜食膏腴和精神过度紧张三者综合发病者较多。

本病的症状如：口渴多饮，消谷善饥和尿多；或者皮肤瘙痒，易生疖疮脓肿；或妇女阴痒破溃等，中医认为均系由积热所致。所以中医论上消为肺热，中消为胃热，下消为肾热。肺热则津耗口渴；胃热则消谷善饥；肾热则阴亏火旺，气化不利，尿量增多。这种积热多由肾虚，因肾气虚耗，下焦生热，热则肾燥，燥则渴，肾虚不能制水液，遂致多尿。

**二、治疗方法**

根据中医辨证，糖尿病之有消渴症的，其病在肺、胃、肾，而根在于肾，病理是积热伤阴，所以一般都取滋阴清热法。我治疗此病是根据中医之理论结合我的老师施今墨先生的经验，以增液汤（元参、麦冬、生地）合生脉散（人参、麦冬、五味子）再加生黄芪配山药、苍术配元参，为治糖尿病的主方。如见疖肿频生，皮肤瘙痒，或用上方后，血糖、尿糖不减，而舌红、脉洪滑的，则用温清饮，再加生黄芪配山药，苍术配元参为主方。

随症加味：尿糖不降，重用花粉、生地，或加乌梅、五倍子；血糖不降，加用人参白虎汤（方中人参可用党参代替，知母、生石膏要重用）；兼有高血压或冠心病，或夜间口干、舌如生刺的，加葛根、夏枯草、石斛、山楂等；下身瘙痒加知母、黄柏；皮肤瘙痒加地肤子、苦参；失眠加枣仁、女贞子、首乌、白蒺藜；心悸加菖蒲、远志、生龙骨、生牡蛎；大便溏加芡实米、莲子；自觉燥热殊甚，则用引火归源法，主方加肉桂一钱。

（摘自祝谌予．对糖尿病的治疗体会．新医药学杂志，1976，5）

糖尿病是一组代谢内分泌病，多有遗传倾向，中医称为“消渴”、“消瘅”。在糖尿病的临床治疗中，可以观察到有很多糖尿病患者出现血瘀的症状，如舌质紫暗或淡暗、舌边有瘀点或瘀斑、舌下静脉黑紫怒张、面部瘀斑或色素沉着、下肢麻木或疼痛、指甲色泽紫暗、耳廓色晦暗萎缩等。

我在临床中自拟“降糖活血方”，是以中医理论指导依辨证论治而运用。糖尿病患者呈血瘀为主证的，可用“降糖活血方”为主方进行加减治疗。糖尿病患者并发有血瘀证的如半身不遂，脉管炎等，可运用“降糖活血方”、“补阳还五汤”、“血府逐瘀汤”等配合降糖对药加减运用。总之，必须在辨证的基础上才能取得较好的疗效。

（摘自祝谌予．降糖活血方治疗糖尿病．北京中医杂志，1989，4）

**【验方效方】**

**方一 糖尿病对药基本方（自拟方）**

［组成］苍术，玄参，黄芪，山药，生熟地，党参，麦冬，五味子，茯苓，五倍子，生牡蛎，生龙骨。

［功效］从肺脾肾入手，滋养培本。

［主治］糖尿病之有消渴症者（即有三消症状）。

［加减］尿糖不降，重用花粉、生地，或加乌梅、五味子；血糖不降，加人参白虎汤（方中人参可用党参代替，知母、生石膏要重用）；兼有高血压或冠心病，或夜间口干，舌如生刺的，加葛根、夏枯草、石斛、生山楂、丹参等；下身瘙痒，加知母、黄柏；皮肤瘙痒，加地肤子、苦参；失眠，加枣仁、女贞子、首乌、白蒺藜；心悸，加菖蒲、远志、生牡蛎、生龙骨；大便溏薄，加莲子肉、芡实米；自觉燥热殊甚，而有腰痛者，则用引火归源法，主方加肉桂3g；阴损及阳、阴阳俱虚者（如阳痿、腰冷、形寒肢冷），则在补阴的基础上补阳，主方加巴戟天、补骨脂、淫羊藿、附子、肉桂等。

（摘自祝谌予．对糖尿病的治疗体会．新医药学杂志，1976，5）

**方二 降糖活血方（自拟方）**

［组成］木香10g，当归10g，益母草30g，赤芍15g，川芎10g，葛根15g，丹参30g，苍术15g，元参30g，生地30g，生黄芪30g。

［功效］益气滋阴，活血化瘀。

［主治］糖尿病，证属血瘀气滞，气阴两伤，症见三多症状及舌质紫暗，或淡暗，有瘀点、瘀斑，或舌下静脉曲张，或面有瘀斑，或有刺痛、疼痛不移等血瘀征象。

血瘀与消渴之间互为因果关系。气阴两伤，往往导致气滞血瘀，血瘀气滞影响水津输布面加重消渴，当瘀血症表现突出时，应予以活血化瘀为治，例如对于糖尿病合并冠心病患者，其证属血瘀气滞，用活血化瘀法治疗，首先发现尿糖转阴性或血糖下降，又如对糖尿病气阴两伤并有血瘀之证者，用基本方加活血化瘀之品，可以增强疗效。活血化瘀法还适用于长期用胰岛素治疗及合并有血管病变（如冠心病、脑血管意外后遗症、脉管炎等）的糖尿病患者。

（摘自祝谌予．降糖活血方治疗糖尿病．北京中医杂志，1989，4）

**【精选验案】**

**案 1**

朱某某，男，52 岁，干部。1973 年 10 月 27 日初诊。

近几年善饥能吃，1972 年体检发现糖尿病。1973 年以来，体重下降，疲乏无力，口渴思饮，1 日约喝 4.5kg 水左右，多尿，饱沫甚多，饮食控制在每日 400g 左右，时感饥饿，后背瘙痒，易生疖疮，血糖 13.3mmol/L，尿糖（＋＋＋＋），血压 130/90mmHg，舌质偏红，脉缓。

证属气阴两伤，肺胃火炽，拟益气养阴清热为治。

处方　生黄芪、山药、苍术、元参、石斛各 15g，太子参、花粉各 30g，生地、熟地各 15g，天冬、麦冬各 9g，枸杞子 12g，知母、黄柏、乌梅、芡实米各 9g。

10 剂。

二诊　服药后诸症均减，口不太干，饮水减少，只觉腿软无力。唇色暗。舌胖，苔白，脉缓。前方去石斛、乌梅、枸杞子、知母、黄柏，加五味子 9g，功劳叶 12g。10 剂。

三诊　服药后，疲乏好转，“三消”症状全减，但仍控制饮食。原方再服 10 剂。

四诊　患者连服汤药 30 剂，诸症显有好转，尿糖空腹阴性。患者素喜饮酒，能一次饮白酒 1.5kg，自发现糖尿病后即戒酒不饮，近日诸症天减，尿糖转为阴性，放松注意，饮白酒 0.5kg，次日空腹尿糖（－），口干，思饮，大便溏。苔白，脉滑。

处方　生黄芪、苍术、元参、太子参各 15g，山药 12g，天冬、麦冬各 9g，生地、熟地各 15g，五味子 9g，金樱子 6g，肉桂 3g。

10 剂。

五诊　服药后尿糖转为阴性，血糖为 5.6mmol/L，“三消”症状消失，改服丸药（即上方加 4 倍量，研末，山药打糊为丸，如梧桐子大。每饭后服 6g）。

患者服丸药一料后，血糖、尿糖正常，已不控制饮食，血糖尿糖仍正常。

**案2**

周某某，男，50岁，干部。1972年12月25日初诊。

患糖尿病已2年。口干思饮，汗多，尿多，头晕痛，心区闷痛（患者原有冠心病），脉弦滑，舌红唇暗，舌苔白腻。血压190/110mmHg，尿糖（++++），血糖15mmol/L。

证属燥热伤阴，血脉不和。拟“温清饮”加味治之。

处方 黄芩、黄柏各9g，黄连6g，栀子4.5g，川芎6g，当归9g，生地、白芍、生黄芪、苍术、元参各15g，山药12g。

10剂。

二诊 服药10剂，血压已降为130/90mmHg，心区未痛，但仍胸闷。腰痛，夜尿多。口干思饮，但饮水量已减少。睡眠欠佳，心慌烦躁。大便溏，日2~3次。脉弦，舌红，苔腻。

处方 生黄芪、苍术、元参、太子参各15g，山药12g，天冬、麦冬各9g，五味子9g，生地30g，葛根15g，制首乌、芡实、川断、补骨脂、黄柏各9g。

10剂。

三诊 疲劳感大为好转。口干，但饮水量少。腰痛减。睡眠差。再服前方10剂。

四诊 诸症均减。血糖减为8.3mmol/L，尿糖仍如前（++++），脉沉细，舌暗，苔腻。前方加绿豆12g。10剂。

五诊 出差1个月，坚持服药，回京后检查，血糖为6.0mmol/L，空腹尿糖（+），血压170/100mmHg，心区未痛，有时胸闷，睡眠良好，头晕痛已消失，体力日增，精神健旺。脉弦，舌质偏暗。

处方 太子参、党参、生黄芪、茯苓、芡实米、女贞子、旱莲草、黄精、五味子、补骨脂各30g，生地、元参各60g，天冬、麦冬各30g，苍术、白术各30g。

共研细末。山药500g打糊为丸，如梧桐子大。早晚各服9g。

六诊 服丸药仍日后，试行不控制饮食，尿糖空腹阴性，血糖6.1mmol/L。精神旺健。再配丸药一料，巩固疗效。

**案3**

岑某某，男，46岁，干部。1974年1月13日初诊。

素患夜间盗汗，全身尽湿。2个月前体检发现血糖9.7mmol/L，尿糖（+++）。证见两肋窜痛，手足心热，夜间盗汗，口干思饮，大便偏溏，纳食差，皮肤瘙痒，脉沉细弦，舌红。

证属阴虚生热，气阴两伤。处方丹栀逍遥散加减。

生黄芪15g，山药12g，丹皮、栀子、柴胡、白术、茯苓、当归、麦冬、五味子各9g，生龙骨、生牡蛎各24g，生麦芽30g。

6剂。

二诊 服上方6剂后，盗汗减少，手足心热消失，仍口干思饮。脉沉弦，舌质红。

处方 生黄芪30g，山药、元参、苍术、太子参各15g，天冬、麦冬各9g，生地、葛根、天花粉各15g，五味子9g，乌梅6g，茯苓12g，肉桂3g，绿豆12g。

10剂。

三诊 上方连服13剂，除口稍干，微有盗汗外，其他症状全消。检查血糖已正常，尿糖（－）。脉沉弦，舌质偏红。既见效验，改用丸药巩固。二诊方加4倍量，山药打糊为丸，如梧桐子大，每饭后服6g。

（摘自祝谌予．对糖尿病的治疗体会．新医药学杂志，1976，5）

**案4**

刘某某，男，67岁，干部，1978年9月14日初诊。

患者于1968年患糖尿病，症见多饮、多食、多尿。查空腹血糖在11.1mmol/L以上，尿糖（＋＋＋＋）。服用藻酸双酯钠、格列本脲、盐酸苯乙双胍等，食控300g左右，病情基本控制，有时反复。1976年并发冠心病。4个月以前查空腹血糖16.1mmol/L，而加用胰岛素32U/d。近日三多症明显，食控在250g；面部发麻，浑身乏力，口腔溃疡；大便干燥，舌红暗，脉沉细。

辨证为气阴两伤，血脉瘀阻。以降糖活血方加减治疗。

处方 生黄芪30g，山药15g，苍术15g，元参30g，葛根30g，丹参30g，茜草15g，川芎10g，当归10g，赤芍15g，益母草30g，广木香10g，天花粉30g。

每日1剂，水煎服。同时继续运用胰岛素32U/d，皮下注射。格列本脲7.5mg/d、盐酸苯乙双胍75mg/d口服。

治疗3个多月，服药100余剂，症状基本消失，病情稳定，复查空腹血糖正常，24小时尿糖定量阴性。胰岛素用量逐渐减至8U/d。

1979年1月因病情反复，胰岛素增至20U/d，但在守方服药6个月后，胰岛素逐渐停用，复查空腹血糖6.7mmol/L，24小时尿糖定量阴性，遂将汤剂改制丸剂常服，以巩固疗效。

**案5**

王某，男，20岁。1981年1月22日初诊。

食多、饮多、尿多1年余，未予重视。因头晕来我院急诊，查血糖39.2mmol/L、尿糖（＋＋＋＋）、酮体强阳性，诊为糖尿病，即用胰岛素治疗，每日60U，病情未能控制，患者经常出现酮体，身体极度虚弱。患者于1981年1月22日来中医科门诊求治。

症状　饥饿感强，食控350g，口微渴（日饮水1500ml），乏力，气短，自汗，唇暗，舌紫，舌下静脉青紫，苔白微腻。

辨为阴阳两虚，血瘀型；初服益气养阴药2个月，效不明显。现症畏寒、肢冷、余症同前，遂用降糖活血方加减治疗。

处方　生黄芪30g，生熟地各30g，葛根15g，丹参30g，桂枝20g，制附片10g，云茯苓30g，丹皮20g，泽泻10g，山药10g，五味子10g，桑寄生30g，鸡血藤30g，淫羊藿12g，菟丝子30g，枸杞子10g，菊花10g。

暂未停胰岛素。

2周后，四肢转温，舌瘀之象亦轻，尿酮体（－），24小时尿糖定量25g，原方加水蛭15g、五加皮15g以加强活血化瘀之力。

继服2周后，24小时尿糖微量，以后仍以降糖活血方为主加减治疗1年余，逐渐将胰岛素减量至停用，化验指标正常，余证皆除，现已参加工作。

（摘自祝谌予．降糖活血方治疗糖尿病．北京中医杂志，1989，4）

**案6**

戴某某，女，48岁，1976年12月28日初诊。

患糖尿病2年，多食善饥，多饮多尿，体倦无力，日益消瘦，血糖最高18.2mmol/L、尿糖（＋＋＋＋），尿中偶有酮体出现。曾用藻酸双酯钠、盐酸苯乙双胍及胰岛素治疗好转，控制食量每日250g，近2个月来病情反复，上症又现，乏力眠差，腰背酸痛，咳痰黄稠，今日查：尿糖（＋＋＋＋）、酮体（＋），舌淡暗，脉弦数。

证属燥热伤阴，气阴两伤。因尿中酮体阳性，临床经验可按毒蕴血分施治，先于清热解毒为急，方用温清饮加味。

黄芩、尾连、黄柏、龙胆草（代栀子）、当归、赤芍、川芎各9g，生地15g，苍术15g，玄参24g，黄芪15g，山药12g，补骨脂9g，茯苓12g，生牡蛎30g，鱼腥草30g。

7剂。

二诊（1月4日）　患者自述前方尚未服，于诊病之次日即12月29日，因头晕、恶心而急诊，查尿糖（＋＋＋），酮体（＋），经注射胰岛素48U后，酮体（－），尿糖（＋＋＋＋），此后始服上方7剂，药后三多症状渐减但失眠、腰痛、乏力。今日查尿糖（＋＋＋＋），酮体（－），脉弦细，舌淡暗，乃于上方，去鱼腥草，加肉桂3g，丹参15g。

继用藻酸双酯钠每日1.5g，盐酸苯乙双胍每日75mg。

三诊（1月18日） 上方共服14剂，证情如前，查2次尿糖均为（++++），酮体（-），食量每日350g，已停用藻酸双酯钠，脉弦数，舌苔薄白稍腻，舌下静脉曲张。

证属气阴两伤，兼有血瘀。尿中未见酮体再现，应予益气滋阴清热法正治之，兼于活血。改用基本方加味。

生黄芪15g，山药15g，苍术15g，元参24g，生熟地各15g钱，党参、五味子、麦冬各9g，生牡蛎30g，五倍子6g，茯苓15g，补骨脂9g，玉竹9g，葛根15g，丹参15g。

7剂。

四诊（1月25日） 服上方7剂，体力增强，但口干、眼干、恶心、乏力、腰痛，1月21日查空腹血糖11.9mmol/L，今日查空腹尿糖（±），餐后尿糖（++++），舌淡暗，脉弦细，继服上方，另用黄芪、绿豆煎汤代茶饮。7剂。

五诊（2月1日） 服药后，体力不断增强，查尿糖：空腹（±）、餐后（-），已停用西药，惟嗳气，腰酸痛，脉舌同前，上方加神曲9g。7剂。

六诊（2月8日） 诸症继续好转，但腰痛较重，查尿糖：空腹（±）、餐后（-），脉弦细，舌淡暗，苔薄白，守用上方，去神曲、补骨脂，加川断、狗脊各9g。

七诊、八诊（2月15日及3月1日） 共服上方21剂，三消症状明显好转，体力倍增，腰痛减轻，每日食量250g，2月25日查空腹血塘7.5mmol/L，先后复查2次，尿糖：空腹（-）餐后（±）或微量，脉舌同前，此为证情好转，气阴未复，继服用上方。

九诊至十三诊（3月15日至4月28日） 共进上方55剂左右，诸症大减，三消症状逐渐消失，每日食量300g，不觉得饥饿，腰痛减轻，惟汗多、眠差，近日来因感冒，鼻涕黄稠，口干喜饮，饮水稍多。4月22日查空腹血糖7.5mmol/L，餐后2小时血糖11.1mmol/L。空腹尿糖（-），餐后2小时尿糖微量，舌质淡暗，苔薄白，此乃病将康复，新感风热表证，暂用清热解表法，同时配制丸药方，候感冒愈后即服丸药，巩固疗效。

处方 生黄芪9g，玄参、获冬、葛根、花粉各6g，党参、苍术、麦冬、五味子、生熟地、五倍子、川断、玉竹、补骨脂各30g。

山药500g，打糊为丸，如梧桐子大，每饮后服9g。

（摘自祝肇刚等．祝谌予临床经验辑要．中国医药科技出版社）

# 郭士魁

## （活血温通治胸痹，益气阴清热活血疗消渴）

**【医家简介】**

郭士魁（1915～1981），中医研究院西苑医院心血管病研究室主任，北京名老中医。擅长内科杂症，尤精于心脑血管疾病。

相关著作：《活血化瘀文献选辑》、《杂病证治》。

**【主要学术思想和主张】**

郭士魁主张依靠中医理论研究发展中医，提倡中西医结合。主张以活血化瘀、芳香温通、宣痹通阳法，以通为主、以通为补治疗冠心病，创制冠心Ⅱ号方、宽胸丸和宽胸气雾剂等名方。

**【临证经验】**

消渴治则上有上、中、下消之分。由于病情多变，且许多病人常有合并症，故应根据病情用药。其中最常用的药物如人参（太子参、党参），上、中、下消均可应用，阴虚严重之病例有时可用西洋参（每次0.6～0.9g）；花粉、知母、沙参养阴生津，上、中消多用；丹皮、栀子清血分热，对降血糖有一定作用；生地滋阴清热，三消均可应用；山药健脾胃，善饥者蒸食鲜山药可代饭用。菟丝子，“局方”中治消渴用量达25～30g，大石斛为生津止渴常用药，黄连苦寒降火常以3～6g冲服。肥胖的糖尿病轻型病人亦可用单方石斛合葫芦茶，可使体重、血糖下降。

消渴病常与其他病合并发生，中年以上糖尿病人中许多合并动脉硬化、冠心病等，治疗上需兼顾，酌加丹参、川芎、红花、降香、郁金等活血理气药。消渴病还常易并发痈肿疮疡。《寿世保元》说“凡消渴之人，常防患痈疽”，宜加银花、连翘、公英、地丁等清热解毒之剂；合并心悸失眠，心烦不安者加枣仁、茯神、柏子仁、莲子心、百合清心安神；合并头晕目眩，耳鸣眼花，阴虚阳亢（高血压病）宜加黄芩、决明子、青木香、磁石等平肝潜阳。

消渴病人除治疗外特别要注意调养、护理。归纳为十二个字“节食欲，薄滋味，减思虑，多活动”。就是说要控制饮食，适当多活动，尤其肥胖病人要减轻体重，同时要避免精神紧张及节制房事对提高疗效与巩固疗效都有重要意义。

（摘自翁维良，等．郭士魁临床经验选集杂病证治．人民卫生出版社）

【精选验案】

案1

刘某，男，50岁，干部。

2年来口渴乏力，尿多且有胸闷胸痛，曾在某医院检查血糖11.3mmol/L，尿糖（++++），心电图运动试验阳性。住院治疗半年，用过藻酸双酯钠等，血糖曾降到6.1mmol/L，尿糖（-）。但口渴乏力，胸闷发满症状不减，停用西药后于1977年8月30日来我院初诊，主诉口渴多尿，乏力消瘦，头晕耳鸣，胸满胸闷，脘腹胀痛，大便干结，化验检查血糖9.4mmol/L，尿糖（+），肝功能正常，脉沉细。舌质赤，白厚苔，心肺听诊（-）。

证属消渴（糖尿病合并冠心病）。治以滋阴清热。

方用 生地30g，胡黄连6g，丹皮10g，栀子10g，玄参18g，菟丝子30g，知母12g，花粉25g，生石膏30g，五味子12g，枸杞18g，黄连粉（分冲）3g。

连服6剂。

二诊 口渴有所减轻，大便已不干燥，余症仍有。脉沉细，舌质红，白厚苔。仍宗前法，上方去栀子、五味子。加黄柏12g，郁金18g，北沙参15g，生地减为25g。再服12剂。

三诊 口渴乏力明显减轻，尿量减少，余症也有好转，但大便偏溏。化验检查尿糖（-），脉细，舌质暗红，薄苔。继用前法。

方用 生地30g，胡黄连3g，丹皮10g，黄柏12g，北沙参15g，川芎15g，郁金18g，菟丝子30g，山药25g，苍术15g，女贞子12g，生石膏25g，黄连粉（分冲）3g。

连服6剂。

四诊 口渴已甚轻，余症已解除，自觉情况良好，复查血糖6.93mmol/L，尿糖（-），脉沉细，舌赤，苔白。嘱其间歇滋阴清热方以巩固疗效。

生地30g，知母12g，菟丝子25g，女贞子18g，山药18g，黄柏12g，苍术18g，生石膏25g，生栀子6g，丹皮10g，花粉25g，胡黄连3g。

案2

李某，男，65岁，干部。

糖尿病合并冠心病、高血压、脂肪肝（中重度）。来院时每日用胰岛素40U，格列本脲20mg，有胸闷气短，心悸浮肿，口干多饮，尿多每日2400ml，查血糖15.8mmol/L，四段尿糖均为强阳性（++++），脉弦细，舌红，苔腻。

消渴合并胸痹，治以滋阴清热、理气活血。

方用 党参25g，生地25g，马尾连10g，鸡血藤10g，赤芍18g，玉竹18g，花粉18g，菟丝子25g，红花10g，泽泻12g，降香15g，郁金18g，栀子10g，乌梅

10g，等。

加减治疗1周后，血糖降为9.4mmol/L，四段尿糖降为（+++）。

以后逐步地调整中药处方，减少西药用量，连续治疗2年后，症状明显好转，胰岛素减少到每日4U、格列本脲10mg，血糖10.2mmol/L，四段尿糖弱阳性（±~+）。中药治疗为滋阴清热，补气活血。

生地25g，黄连粉（分冲）3g，败酱草18g，玉竹30g，党参18g，黄芪25g，麦冬15g，降香16g，郁金18g，茺蔚子25g，玫瑰花12g，茵陈15g，五味子12g，鸡血藤25g，红花10g。

（摘自翁维良，等．郭士魁临床经验选集杂病证治．人民卫生出版社）

# 邓铁涛

（诸证善从脾胃治，糖尿病主益气养阴）

**【医家简介】**

邓铁涛（1916~），男，广州中医药大学终身教授，广东省名老中医，中医内科专家，2009年获“国医大师”称号。尤擅于中医脾胃学说的研究与运用，在重症肌无力、高血压、冠心病、萎缩性胃炎等的论治上，积累了丰富的临床经验。

相关著作：《学说探讨与临证》、《耕耘集》、《邓铁涛临床经验辑要》、《无病到天年：国医大师邓铁涛的百岁养生经》，门人辑编的《邓铁涛医集》、《邓铁涛医学文集》、《邓铁涛医案与研究》等。

**【主要学术思想和主张】**

邓铁涛强调抓住脾胃这个轴心，不少奇难杂症多可迎刃而解；对心血管疾病，痰瘀的病理意义不容忽视。其中，痰是瘀的初期阶段，瘀是痰浊的进一步发展，冠心病证属本虚标实，“益气除痰”为其基本治法；认为外感发热性疾病，“寒”与“温”完全可以在辨证的基础上合流，临床辨证的统一不仅可能，而且必要；临床擅用黄芪，药量变化巧妙，如治盗汗用9g，低血压用16g以下，高血压用30g以上，治重症肌无力用100~120g，治截瘫可用至250g。

**【验方效方】**

**方一　拂痛外洗方（自拟方）**

［组成］生川乌12g，吴茱萸、艾叶、海桐皮各15g，川断、独活、羌活、防风各10g，川红花、当归尾、荆芥各6g，细辛5g，生葱（全株洗净切碎）4条，米酒、米醋各30g。

[用法] 将药液煎成2000ml，分两次，每次用1000ml，药液不重复使用。

[功效] 活血，通络，生新。

[主治] 糖尿病足。

（摘自贾晓琳，等．邓铁涛教授论治糖尿病足经验．广州中医药大学学报．2005，3）

**方二 治糖尿病方（自拟方）**

[组成] 淮山药90g，泽泻10g，云苓15g，山萸肉12g，生地12g，熟地12g，丹皮10g，玉米须30g，仙鹤草30g，黄芪30g。

[功效] 益气养阴，降糖止渴。

[主治] 糖尿病。

（摘自邓铁涛．邓铁涛临床经验辑要．中国医药科技出版社）

**【精选验案】**

**案1**

许某，男，52岁，干部。2001年3月1日初诊。

四肢麻木、乏力1个月。患者近1个月来出现四肢麻木、乏力，以夜间为甚，影响睡眠，伴口干、大便干结。有糖尿病史10余年。一直服消渴丸，血糖控制不理想，四肢手套、袜套样痛觉减退，空腹血糖9.6mmol/L。舌偏红，苔少，脉弦细数。

西医诊断 糖尿病性末梢神经炎。

中医诊断 痿证，肝肾阴虚型。治宜滋肝肾，通经络。拟黄芪桂枝五物汤加味。

处方 桂枝10g，黄芪、白芍、麦冬、女贞子、玉竹各15g，生姜3片，大枣5枚，山药、玉米须、五爪龙、肉苁蓉、太子参各30g。

每天1剂，水煎服。

继续服用消渴丸以控制血糖。配合针灸治疗，取穴为足三里、阴陵泉、三阴交、解溪、八风、曲池、手三里、外关、八邪，均针双侧，平补平泻手法，合梅花针叩打腕、踝关节（即十二原穴）。

经治疗1个月后，四肢麻木、乏力症状消失，血糖恢复到正常水平，痊愈出院。

**案2**

曹某，男，50岁，司机。

患Ⅱ型糖尿病，双下肢麻木疼痛1月，每晚痛如火烧，不能入睡。

诊断为糖尿病足0级，皮肤无开放性伤口。

用拂痛外洗方药液浸泡治疗，连续30天，配合内服益气化瘀祛湿的中药，疼痛消失。此后用中西医结合治疗控制血糖、血脂在正常范围之内，随访两年未复发。

（摘自贾晓琳，等．邓铁涛教授论治糖尿病足经验．广州中医药大学学报．2005，3）

**案3**

彭某，男性，65岁。2003年5月6日入院。

患者因“双足红肿溃烂1周余”入院。

患者有糖尿病史10余年，一周多前无明显诱因下出现双足水疱，自行用针挑破后，渐出现双足部红肿溃烂，后又出现纳呆、呕恶，遂由家人送至我院就医，并收住入院。

入院症见　神疲乏力，面色㿠白，消瘦，视朦，口干，胃纳差，四肢麻木，双足皮肤红肿溃烂，夜寐差，二便调。

查体　双足背、足趾间及双足外侧尺白肉际处可见多处红肿溃疡，伴脓液渗出，足趾间尤甚，趾间隙消失，足底部2/3皮肤呈现焦黑色，足背动脉尚可触及搏动，双下肢皮肤见散在多出色素沉着。舌淡暗嫩红，苔白，脉沉细。

入院诊断　中医诊断：消渴，证属气阴两虚，湿浊内停；西医诊断：Ⅱ型糖尿病，糖尿病合并肢端溃疡。

入院时血糖为22.25mmol/L，酮体4.8mmol/L，$TCO_2$：22.3mmol/L，白蛋白28.5g/L，血象增高。治疗上在降血糖、降酮体、抗感染及营养支持等综合疗法的基础上，中药以生脉散合四妙散加减，足部护理以呋喃西林外洗，并予川芎嗪、654－2、庆大霉素及胰岛素混合湿敷。外科会诊建议转科治疗，必要时截肢。患者不愿意转科，故请邓老会诊。

2003年5月9日邓铁涛教授首诊　见患者神疲乏力，面色㿠白，消瘦，视朦，四肢麻木，稍口干，胃纳尚可，双足皮肤红肿溃烂，足趾间脓液积聚，双侧赤白肉际溃烂，少许渗血渗液，足底部焦黑，舌淡嫩红，偏暗，苔少，脉沉细，尺脉弱。

辨证当属“肝肾阴虚，兼脾虚”，中药以六味地黄丸加黄芪，重用淮山药。

方药　黄芪30g，怀山药90g，丹皮10g，生地12g，熟地12g，山萸肉12g，云苓10g，泽泻10g，苍术10g，仙鹤草30g，桃仁5g。

另外，双足溃疡是由于正气不足，不能托毒外出所致，故停用局部抗生素，加强局部营养，每天予冷开水（或呋喃西林、生理盐水）清洗双足后，用黑木耳（炒粉）和葡萄糖粉混合后，外撒于创面上，再用绷带稍加包扎。黑木耳可活血化瘀，葡萄糖粉外用不容易吸收入血影响血糖，在局部主要通过高渗作用杀菌，而且在血糖控制良好的基础上，可起到营养局部组织及神经，加速伤口愈合的作用。

如上法治疗 20 天，患者精神日渐转佳，口不干，四肢麻木减轻，血糖控制不稳定，双足部潮红消退，足趾间已无脓液及渗液，趾间隙显露，创面愈合良好，双足外侧赤白肉际处仍余少许渗液，但见部分新生嫩红组织生长，足底部焦黑死皮逐渐脱落。

2003 年 5 月 30 日，邓老再次前来会诊。时见：足部伤口日渐好转，舌淡嫩红，脉细，左脉重按无力，近日时常出现腹泻，每日 2 ~ 3 次，质烂，味不臭，双下肢轻度浮肿。

考虑脾虚湿阻，中药治以健脾祛湿之剂。

拟方　黄芪 30g，怀山药 60g，山萸肉 12g，云苓 10g，白术 12g，仙鹤草 30g，扁豆衣 12g，太子参 24g，玉米须 30g，甘草 3g。

足部护理仍按原法。

服药后，患者腹泻停止，双下肢浮肿逐渐消退，纳眠佳，二便调。双足底部焦黑死皮日渐脱落，露出新鲜红活之皮肤。每天予以修剪死皮。3 天后死皮全部脱落，伤口愈合良好，无渗血渗液。

患者于 2003 年 6 月 4 日康复出院，总疗程不足 1 个月。

**案 4**

陈某，男，44 岁。2000 年 10 月入院。

多饮，多食易饥，多尿半年，空腹血糖高达 17. 0mmol/L，常服格列齐特、盐酸二甲双胍等药物，多饮、多尿症状稍好转，但多食易饥如故，空腹血糖降至 11. 0mmol/L，后未能进一步改善，遂要求服中药治疗。入院时精神倦怠，形体消瘦，腰膝酸软，大便溏薄，舌边有齿印，苔薄白，脉细缓。

西医诊断　Ⅱ型糖尿病。

中医诊断　消渴，证属脾肾气阴两伤。

邓老查房后，嘱病人坚持糖尿病饮食外，予以滋阴益肾，健脾益气为治。

处方　熟地 12g，生地 12g，怀山药 90g，黄芪 60g，山萸肉 15g，泽泻 10g，云苓 15g，丹皮 10g，玉米须 30g，仙鹤草 30g。

每日 2 剂，饭前 1 小时服用。

1 周后，病人自觉胃脘饱胀，纳食减少，无易饥感，且体力渐增，大便成形，2 周后，症状基本消失，空腹血糖降至 7. 05mmol/L。每日服上方 1 剂。

再服药 2 周后血糖稳定在 5. 6mmol/L 左右故出院，后在门诊以原方出入继服巩固治疗，追踪3个月，血糖在正常范围。

（摘自邱仕君，等. 邓铁涛医案与研究. 人民卫生出版社）

## 李玉奇

（临证重观舌切脉，益气阴清燥热治消渴）

**【医家简介】**

李玉奇（1917～2011），辽宁中医药大学教授，主任医师。辽宁省名老中医，2009年获“国医大师”称号。擅长内、妇、儿疑难杂症的治疗，尤精胃疾。

相关著作：《中医验方》、《萎缩性胃炎以痈论治与研究》、《脾胃病与胃癌癌前期病变研究》、《医门心镜》、《冠心病临床刍议》、《荨麻疹治则探究》、《小品话温病》、《望诊的宏观作用》、《脑中风论治》、《胃脘痛的临床研究》、《黄疸病从证锁谈》、《肾炎临床辨证施治一求》等。

**【主要学术思想和主张】**

李玉奇根据传统论述，结合西医学检测手段，提出以痈论治胃炎、冠心病从虚论治、肾炎从实论治、习惯性流产从气论治不从血治等学术观点，形成有自己特色的辨证施治体系，组方用药不同于常法。

**【医论医话】**

糖尿病远在内经素问和灵枢已有记载，谓之消渴、消瘅。不但在证候方面有所阐述，而且对病因病机更有深刻的剖析。如《素问·奇病论》指出肥胖易患消渴。《金匮要略》：“男子消渴，小便反多，饮一斗，小便亦一斗。”《外台秘要》认为：消渴者原其发动，此则肾虚所致，每发即小便到甜。《古今录验》云：“消渴病有三，渴而饮水多，小便数，无脂，似麸片甜者，皆是消渴病也；二是吃食多，不甚渴，小便少，似有油而散者，此是消中病也；三是饮水不能多，但腿肿，脚先瘦，小阴痿弱，数小便者此是肾消病也。”《千金方》谓：“消渴之人愈与未愈，常虑大痈。”可见文献将消渴、消痹辨为三消为病。即上消属肺，多由心火燥伤肺金；中消为脾所伤，由于阳明燥热而伤脾；下消属肾，多因劳损而伤肾气，或因伏火于下焦，燥热伤阴。不难看出，本病基于内伤，气阴两虚所致，实乃虚证，并非实证。而本病成因，每每多见贪婪膏粱厚味，发为体胖，起居不节，疲劳过度，性欲失俭，七情抑郁，惟鲜见外感传里而来。耗血耗气，蕴为燥热损及阴津，其病多在血分，少在气分。其治疗，应济肾水以救真阴之虚，泄心火燔热熬煎，润胃肠燥热之实，清燥热于胃，滋阴于肾，需润五脏六腑之虚衰，其因燥伤阴津，因而不宜大下，大下徒伤阴津，反而燥甚；不宜活血化瘀，化瘀损及气血反致内燥；不宜妄投辛温燥烈之品，亦能导致燥盛伤阴。应视为临床三禁！见渴止渴，见饥饱饿；见浮肿而利水，其为治标，徒不能治验本病。本病的治疗，应施以苦寒泄热，润燥生津。治本先治燥，治标先止渴，清燥以生津，止渴以解燥。标本兼治，重在治本。

**[按]** 虚则补之，应补之阴津之匮乏，非补之肾阳之虚。投重剂石膏亦不为过，少用桂附为嫌。余经按治一例院外患者自称就医治疗月余，经血糖、尿糖化验反不如前，病情加重并出现喘息，经查其所带资料表明，医者乃用大剂量活血化瘀和桂附之品。虽然有正治、反治、从治之说，而审因辨病尤为重要，不能沿用活血化瘀通治百病。闻方有白虎加人参汤而治是病，鲜见一逐法而为之，用三承气汤下之，目的是下之泄热以救阴，因为它是实证使然，余系统治疗并经现代临床医学确认糖尿病患者26例，徐图治之，并嘱以和医生合作，其中9例基本上稳定，并能重上工作岗位，健康状态良好，特征症状已消除。

（摘自李玉奇．医门心镜．辽宁科学技术出版社）

**【验方效方】**

**方一　清燥饮子（自拟方）**

[组成] 山药50g（另用纱布包好，置药壶内），胡黄连10g，黄连10g，槐花25g，天花粉15g，茯苓20g，葛根15g，乌梅15g，冬瓜仁25g，葫芦籽10g，文蛤25g，桃仁5g，牡丹皮20g。

[用法] 水煎服，1日3次，每次100ml。

**方二　救脾汤**

[组成] 山药50g，胡黄连15g，乌梅15g，白术20g，鹿角霜20g，槐花20g，苦参20g，知母20g，桃仁15g，竹叶10g。

[用法] 水煎服，连服3周为1疗程。

[功效] 益脾阴而补气。

[主治] 症见饥饿少渴，病属脾阴不足。

**方三　救阴益气引子**

[组成] 石斛20g，龟板20g，枇杷叶10g，天花粉15g，生石膏40g，西洋参10g，黄柏15g，茯苓20g，滑石10g，知母20g，牡丹皮20g，地骨皮15g，玄参15g。

[用法] 水煎服，连服4周为1疗程。

[功效] 益阴泄热，生津止渴。

[主治] 症见饥饿无度大渴引饮，病在于胃，阳明燥热伤及阴津者。

**方四　复水益阴煎**

[组成] 茯苓20g，阿胶20g，黄柏15g，鳖甲20g，山药15g，槐花20g，山茱萸

20g，泽泻20g，火麻仁20g，红花10g，黄连10g，炒杏仁10g，葛根15g，羚羊角5g，焦栀子10g，鸡内金20g，藕节25g，牡蛎40g，石莲子20g。

［用法］水煎服，连服1～3个月为1疗程。

［功效］滋阴泄火，以填肾阴之虚。

［主治］症见多食少渴，或全无饥饿症状，小便如泔，身体消瘦，病在于肾，久病伤阴，燥热肾水者。

［随症补救］并发心绞痛，加王不留行15g、丹参20g、丝瓜络10g、防己20g、细辛5g、薤白20g；并发知觉障碍、痛麻感，加蝉蜕20g、僵虫15g、独活10g；并发白内障，加密蒙花20g、木贼15g、磁石15g；并发下肢麻木，加木瓜15g、鸡血藤20g；并发间歇性跛行，加地龙10g、全蝎5g；并发皮肤瘙痒，加白鲜皮15g、浮萍15g、蝉蜕20g；并发下肢坏死，加大黄10g、桑白皮20g、黑豆10g、当归40g、木通10g；并发疖痈，加白蔹20g、连翘40g；并发咳嗽吐血，鉴别结核，加百合20g、白及25g、藕节40g、青黛10g。

**方五　验便小方**

（1）黄连猪肚丸　猪肚全具，黄连40g，麦冬40g，天花粉25g，知母40g。

共为细末，盛猪肚内，缝合水煮烂，共捣如泥状，面糊为丸。每次10g，1日3次。

（2）冬瓜仁50g，黑豆50g。

煮汁，做饮料服之。

（3）陈葫芦50g。

煎水列为常饮。

（4）桑葚子50g。

煎水列为常饮。

（5）田螺50g。

熬水饮之。

（6）羊肺一具。

煮熟，饮汤和食之。

（7）兔骨50g，大麦芽40g。

煮汁饮之。

（8）莲藕50g。

煮食。

**食谱**

（1）早餐　大米绿豆粥一碗或豆浆300ml，鸡蛋一个，油适量。

（2）午餐　米饭150g，白菜200g，苦瓜100g，鸡肉100g，油适量。

（3）晚餐　面类或米250g，青菜200g，猪肝100g，木耳5g，冬瓜汤，油适量。

（摘自李玉奇. 医门心镜. 辽宁科学技术出版社）

**【精选验案】**

孟某某，男，51岁。

患糖尿病确诊已4年，曾用过胰岛素，后来发生抗药性而停药，改服盐酸苯乙双胍等。病情虽有缓解，但饮水多，尿多，饥饿感并不明显减轻。于1998年10月4日来我院检查：尿糖弱阳性，血糖（++），血尿素氮、非蛋白氮升高。

诊见　病患身痛消瘦，有明显脱水症状，皮肤干燥，口唇干裂，舌质绛，苔黄赤，呼吸迫促。据自诉饮水多，尿多依然如故，惟饥饿感尚不明显。脉来弦实有力。

辨为消渴日久燥伤阴津，治以清燥凉血，滋水止渴。

方药　清燥饮子（自拟方）。

山药50g（另用纱布包好，置药壶内），胡黄连10g，黄连10g，槐花25g，天花粉15g，茯苓20g，葛根15g，乌梅15g，冬瓜仁25g，葫芦籽10g，文蛤25g，桃仁5g，牡丹皮20g。

水煎服，一日3次，每次100ml。以此为主方，随证加减，经化验室检查：尿糖（+），血糖（+）。嘱其停药，按糖尿病饮食进行。间歇服药至今。

（摘自李玉奇. 医门心镜. 辽宁科学技术出版社）

## 查玉明

（综诸家辨病分证，糖尿病本肝肾阴虚）

**【医家简介】**

查玉明（1918～），辽宁省中医研究院主任医师，辽宁省名老中医。擅长治疗糖尿病及并发症、心脑血管病、肾病等。

**【主要学术思想和主张】**

查玉明强调中医经典作为中医理论体系的核心、临床各科的理论基础和临床证治的循章规范；临床思辨主张博采众家之长，临证用药强调顾护后天之本、温阳健运，重视先天之源、滋养固涩，参透化瘀之玄机，活血通络等；辨病总结主法灵活变通，如皮肌炎之温阳扶正、温通逐寒、补益化源、润燥化瘀、清湿热消肿毒；高脂高黏之化湿祛痰、活血化瘀；糖尿病则以肝肾阴虚为本、肺胃燥热为标、湿浊内蕴为其勿忘之化、气阴两虚为其变化规律、瘀浊阻络为其发展转归、火湿浊瘀为变化之因、阴阳衰竭为其终果等。

【医论医话】

本病属中医学消渴病范畴。其发病机制，始于阴虚引起燥热。阴虚重点在肾，是其本，燥热表现在胃，是其标。阴虚则火旺，火旺则阴益虚。热之极由于阴之虚，而阴之虚在于热之甚，二者互为因果。

少阴为水火之脏，阴阳之宅，易从寒从热。邪从热化，烁阴损液，阴虚火旺，使肾关开阖不利则多溲；阳明为燥土之府，易从燥化，伤津耗营，胃火炽盛，则消谷善饥；肺津不布则口渴。本病初期三多症状明显，故名消渴。

本病三消辨证方法延用已久，辨证不甚明确。本病开始三多症状往往同时并见，但三消症候又不能截然分开。《临证指南》指出："三消一症，虽有上中下之分，其实不越阴虚阳亢，津涸热淫而已。"所以三消辨证尚感笼统，是其一；若病缠经久，精气被夺，正气已衰，阴损及阳，不但三多症状不显，反见形寒、浮肿、疲劳、汗出，多伴有一派虚衰证候，因此临床不见三多症状，何谈三消辨证？是其二；亦有病例，三多症状不明显，但见阴痒甚，伴有关节酸痛，口干不欲饮，形体多胖的湿证表现，始去妇科就诊，经检查血糖增高，此种病例亦不少见，本无三多依据可察，所以三消辨证不尽其全，是其三。因而三消辨证不能适应于本病的全过程。

本病发展演变过程，始于燥热内燔，或湿热内伏之实证。迁延日久，因病致虚，正不胜邪，阳气衰微，最终转化为阴阳虚衰之重症。说明本病变化规律，是由实而转虚。在治疗上，本着实者泄之、热者清之、虚者补之、损者益之的理论分型论治。分型不失于辨证，"证"是型分的依据，"型"是来源于辨证。在具体病例中的不同发展阶段，反映出不同的临床证候。本病分型论治方法，是值得进一步研究的。

（摘自查玉明，等．糖尿病辨证分型论治初步总结－附67例疗效分析．辽宁中医杂志，1983，9）

一日三餐，粗细搭配；清茶常饮，烟酒忌讳；饭后散步，强化脾胃；早睡早起，精力充沛；强壮筋骨，晃腰捶背；清心寡欲，养精蓄锐；遇事不怒，有益心肺；闭目少憩，消除疲惫；手脑常动，不致颓废；持之以恒，可度百岁。本宗《内经》"精神内守，病安从来"之理，注重精神修养，是我健身之道。

（摘自尹远平，等．中国百年百名中医临床家·查玉明．中国中医药出版社）

【验方效方】

### ○抗饥消渴汤（自拟方）

［组成］西洋参5～7.5g，麦冬15～25g，黄柏10g，龟板10～15g，生、熟地各

30～50g，五味子 10g，玉竹 15～25g，枸杞 15～25g，黄连 10g，天花粉 25g，知母 10～15g。

[用法] 水煎服，日 2 次，早、晚饭后服用。

[功效] 养阴益气，润燥止渴。

[主治] 非胰岛素依赖型糖尿病。适用于气阴两虚及燥热内燔而伤阴损液者。

[加减] 肢端麻痛，加红花、当归、细辛温经止痛；尿道灼热阴痒，加公英、黄连清热解毒、利湿热；大便稀溏，加山药、莲肉、苍术助脾益气；疖肿疮疡，加黄连、公英、菊花清热解毒；口渴甚，加葛根、生石膏生津止渴；皮肤燥痒，加夜交藤、蝉蜕润燥止痒；目昏不明，加决明子、沙苑子养阴明目；消瘦，加菟丝子补不足、肥健肌肉；胃浊呕逆，加芦根降逆止呕、佩兰宣化湿浊；浊脂内积（高脂血症），加山楂化积散瘀；槐花清泄营分之热；若湿郁气虚、脾胃虚寒证，方内可去大补阴丸，更四君子汤加黄芪，增强五脏机能，益气血生化之源，扶正起衰，改善消渴。

（摘自尹远平，等. 中国百年百名中医临床家·查玉明. 中国中医药出版社）

**【精选验案】**

**案 1**

栾某某，男，61 岁。

1979 年 3 月患糖尿病。经服盐酸苯乙双胍、格列本脲等药，症状不减，血糖不降。现觉口渴不解，饥饿能食，尿次频多，7～8 次/日。半年来症状逐渐加重，消瘦明显，疲劳无力，动则虚汗出，大便干燥，面色萎黄，形体枯瘦，舌质红干，无苔少津，脉弦细。空腹血糖 22.2mmol/L，尿糖（＋＋＋＋），血压正常。

阴虚火炽，燥热内燔，伤津损液，则消谷善饥，口渴多饮，肺失治节，水液直趋而下，相火妄动，开阖不利则多溲；日久气阴耗损，乏力汗出而消瘦。

证属燥热实证。治宜清热滋阴润燥。

方用白虎汤、大补阴丸化裁，取苦寒胜热、甘苦化阴之意。

生石膏 50g，知母 15g，甘草 10g，黄柏 25g，二地 70g，玉竹 25g，麦冬 25g，元参 15g，枸杞 20g，石斛 15g，黄芩 10g。

治后三多症状明显好转，体力逐渐恢复，大便通畅，血糖明显下降 14.0mmol/L，尿糖（＋＋）。但仍觉汗出乏力，头昏目花，腰膝酸软。按前方减黄芩，加五味、菟丝子继服。

经过一个疗程中药治疗，结合临床兼见证候，按前法随证略有增损，体重增加，乏力虚衰改善，二便正常，舌干转润，脉和缓。血糖降为 6.7mmol/L，尿糖阴性。症状基本控制。

追访 2 年未再复发。

**案2**

刘某某，男，52岁。

1979年患糖尿病，当时血糖17.5mmol/L，尿糖（＋＋＋＋）。经用胰岛素治疗，每天32U，症状略有缓解，但时而反复，尿酮体时现。经服中药治疗（胰岛素停用），三多症状好转，血糖下降11.1mmol/L，尿糖（＋＋＋）。

因月前外出饮酒，病又复发。全身疲劳，两臂酸痛，畏寒怕冷，症状逐渐加重，出虚汗，易感冒，不思食，口干不甚渴，便稀腹胀，腰膝酸软，夜尿频多。查面色晦黄，面部略有虚浮，气弱神疲，舌质绛暗，苔薄，脉沉缓而细，空腹血糖11.7mmol/L，尿糖（＋＋＋＋），尿酮体（＋）。

病久迁延，脾肾两损，生化乏源，气血亏虚，则腰膝酸软，疲劳乏力；脾失升降，便稀腹胀，肾虚精亏，腰膝酸乏，臂痛肢冷；正虚卫外不固，则汗出易感，中气虚则食少纳呆，肾气虚摄纳无权，则尿频多，乃正气虚衰，精气被夺，阴阳两虚证。

治宜养阴益阳，填精固本，益气扶正，以复化源。方用八味地黄汤、二仙汤化裁。

熟地75g，萸肉15g，山药25g，茯苓25g，泽泻15g，炙附子7.5g，桂枝7.5g，仙茅10g，淫羊藿15g，生芪25g，五味子15g。

经服上方，胰岛素逐渐递减，症状稳定，形寒肢凉好转。仍按前方略为增减，续服8周时，胰岛素全停。诸症减轻，血糖下降，7.2mmol/L，尿糖（＋～＋＋）。

症见 疲劳乏力，汗出易感，口干不渴，大便稀溏。系属气阴两虚，正气不支。改用四君子合生脉散化裁，以扶其正。

党参35g，茯苓25g，白术15g，甘草10g，麦冬25g，五味子15g，菟丝子15g，内金15g，苍术15g，黄精25g，生芪25g。

与前方交替服用，经治12周复查血糖6.9mmol/L。诸症明显好转，体力逐渐恢复，肢痛消失，形寒肢凉改善，二便正常。

经随访一直上班工作。按期复查血糖，基本控制，尚属稳定。

（摘自查玉明．糖尿病辨证分型论治初步总结－附67例疗效分析，辽宁中医杂志，1983，9）

## 汪履秋

（喜用古方化裁，滋肺肾清胃健脾治消渴）

**【医家简介】**

汪履秋（1919～1999），男，南京中医药大学教授，江苏省中医医院主任医师，江苏省名老中医。擅长外感时病及内伤杂病的治疗。

**【主要学术思想和主张】**

汪履秋在临证实践中注重总结提炼理论，对多种现代常见疑难病症的辨治进行了颇具规律性的总结，如类风湿性关节炎，治以祛风除湿化痰消瘀；系统性红斑狼疮，治以养肝肾、祛风湿、清营热；干燥综合征，治以化瘀生津、祛风通络等。临床喜用经方化裁治疗各种疑难病症；提出“劳苦伤阳，优裕伤阴”的观点，临床注重养阴增液；认为诸多疾病皆由病邪所致，治病必先祛邪，邪去则正安。

**【医论医话】**

消渴以口渴多饮、多食易饥、小便量多及身体逐渐消瘦为主症，与西医学糖尿病相似。笔者业医60余载，临床医治本病略有一得。

养肺肾、清胃热、标本兼顾。

消渴的形成主要是由于恣啖肥甘、五志过极、劳欲过度所致，尤以恣啖肥甘为其主要病因。嗜食肥甘酒醴，积热于内，燥热内蕴；情志失调，五志过极，气郁化火；劳欲体虚，肾精亏损，水亏火旺，亦可致燥热内生。燥热内盛则阴津更亏，阴津不足则燥热益甚，二者互为因果。故阴虚燥热是本病的主要病机，且以阴虚为本，燥热为标，治疗必须以养阴增液、润燥清热为其大法。

养阴增液当以滋养肺肾为主。肺居上焦，喜润降，主宣发而布散津液，司肃降而通调水道。若肺阴不足，燥热在肺，肺不能布散津液，则口渴欲饮；肺不布津，水液直趋膀胱，则小溲量多；且肺燥津伤，津失敷布，则胃失濡润，肾失滋源，致阴虚津伤更甚，故肺燥津伤是本病的主要病机之一，特别是病变初期以口渴引饮之上消为主者。肾在下焦，内藏真阴，为脏腑阴液的根本，肾阴不足，封藏失司，则尿多而浑；肾虚精亏，津不上承，则口干舌燥；且肾阴不足，水亏火旺，亦可上炎肺胃，致肺燥胃热更甚。反之，肺燥胃热，津液亏耗，久必及肾，故肾阴亏虚实为本病的根本所在。

养肺生津常用：沙参、麦冬、玉竹、黄精、天花粉等。沙参味甘淡而性寒，既养阴又清肺；麦冬性寒味甘微苦，除养阴润肺外，尚可泻肺中之伏火，清胃中之邪热，对消渴肺燥兼胃热者尤宜；玉竹、黄精质润，补养肺脾之阴，且补而不腻，对消渴阴伤兼脾虚者尤佳。药理研究表明，麦冬、玉竹、黄精还有一定的降血糖作用。

滋补肾阴每用：生地黄、山萸肉、何首乌、枸杞子、玄参等。生地黄性味甘寒，滋阴增液；山萸肉、何首乌补肝肾而涩精气，对下消小便频数而混稠者尤宜；枸杞子滋肾润肺而明目，常用于本病并发视物模糊者。据报道，枸杞子的提取物有明显而持久的降糖作用。玄参苦咸而凉，清金补水，最宜于本病肾虚兼肺燥较盛者。

润燥清热以润肺清胃为主，尤其是清胃泻火实为本病治标之大法。因为胃火偏盛，不但能消杀水谷，形成消谷善饥的中消，且可上刑肺金，使肺津更伤。上消愈盛，又可下传于肾，使肾精愈亏，下消更著。

清胃泻火以白虎加人参汤为宜，该方寒凉不伤胃，清热又生津。方中生石膏清泄肺胃，生津止渴，虽性大寒但味辛甘而无苦燥伤阴之虞；知母虽苦寒，但质滋润，并能清热生津。二药相配实为中消火盛之佳品。药理研究也表明石膏与知母均有降血糖作用，若二药同用，则降糖作用更加明显。肺燥者加入天花粉、芦根等；火旺者还可酌加黄连、黄芩等苦寒之品，但应中病即止，防止苦寒太过，伤阴败胃。

滋养肺肾与清胃泻火是本病的主要治疗大法，临证必须根据阴虚与燥热的轻重主次，或以清胃泻火为先，或以滋养肺肾为主。

补脾土、助化源、气复津还。

一般认为，消渴病的病位主要在肺、胃、肾，主要病理变化是阴虚燥热。然而，中焦脾虚在消渴病的发生中也占有重要的地位。脾主运化，为气血津液化生之源。脾胃虚弱，气血津液生化乏源，脾气不能散精上输于肺，肺津无以输布，则口渴多饮；脾虚不能为胃行其津液，燥热内盛，消杀水谷，则消谷善饥；脾虚不能转输水谷精微，水谷精微下流膀胱，则小便频多而味甘；水谷精微不能濡养肌肉，故形体日渐消瘦。本病病程中每见神疲气短、汗多、大便不实等脾虚之象。因此，健脾益气是本病必不可少的治法之一。

健脾益气以参苓白术散为宜，该方药物性味平和，温而不燥，补而不腻，既能益气健脾，又能升阳生津。常用药如黄芪、白术、太子参、山药、薏苡仁、扁豆等，尤以白术、山药最为常用。白术补气健脾，生津止渴，元代张洁古治消渴病的白术散就以白术为主药；山药味甘，性凉而润，轻补而不骤，微香而不燥，既能补气，又能养阴，对消渴病气阴两伤者尤宜。据药理研究报道，白术、山药还有一定的降糖作用。健脾务在摄气生津，只宜甘淡清养，升阳益气，不可过用苦燥之品。

温肾元、壮少火、蒸腾水气。

消渴病以阴虚为多见，阳虚者也不乏其例，尤其是肾阳不足，命门火衰，不能蒸腾水气，从而引起上燥渴、下多溲诸症。因此，温补脾肾也是本病常用的治法之一。尤其是后期下消为主，小便量多，混浊如膏，伴有腰膝酸软、形寒怕冷、舌淡白、脉沉细等阳虚之象者更为常用。

温补肾阳以金匮肾气丸为代表方。临床常用药物如熟附子、肉桂、仙茅、淫羊藿、巴戟天、补骨脂等，并加用菟丝子、覆盆子、桑螵蛸、益智仁等温肾固摄，生地、熟地、山萸肉、山药滋补肾阴，阴中求阳。当然，消渴热证十居八九，阳虚者十居一二，并且大多是阴损及阳，单纯阳虚者十分鲜见。但是，病变至此，多属晚期之重症，常见于年老阳虚之辈，必须审慎施治，切不可以常法而投以寒凉之味，否则阳尽阴竭，死期至矣。另外，即使是以阴虚为主、肾阳虚损不著者，亦可稍佐温肾之品，以壮助少火，蒸腾水气。

化瘀滞、通脉道、血活津生。

消渴病在其病程中还每有瘀血的病理改变，因津血同源，互为资生转化。阴虚者血必不足，而燥热又可消烁津液，耗伤阴血，使阴血更加亏虚。而阴血亏虚则脉道不充，而致血行不畅，瘀血内停。另外，阴虚津亏可伤及阳气，形成气阴两虚或阴阳两虚。阳气虚弱，鼓动无力，亦可致瘀血内停。瘀阻气滞，则津液难以输布而使消渴更甚。在临床上本病也常见到舌下静脉怒张、舌有瘀斑瘀点、肢体麻木疼痛、妇女月经不调等血瘀征象，结合西医学检查也常有甲皱微循环障碍、血液流变学异常等血瘀指征。治疗时必须采用活血化瘀的方法，常用药物如桃仁、红花、丹参、当归、鬼箭羽、赤芍等。血行津布则燥热可解，瘀化气畅则阴液自生。据报道，鬼箭羽的提取物草酰乙酸钠能刺激胰腺$\beta$细胞增生，促进胰岛素的分泌，从而起到降低血糖的作用。需要指出的是，瘀血只是本病的兼证，是病变过程中的病理产物，因而不能单纯使用活血化瘀之法，而应该与其他诸法，如养阴、清热、健脾、温肾等法结合同用，以求治本。

创验方、降血糖、结合辨病。

糖尿病的辨证治疗固然很重要，然而单纯采用辨证治疗收效并不十分理想，特别是降低血糖、尿糖的疗效不够满意，如能结合辨病治疗，选用一些有降糖作用的药物，往往能明显提高疗效。笔者根据古今文献记载，结合多年的临床经验，自拟降糖验方“二地苦青汤”以辨病治疗，常用药物如地锦草、地骨皮、苦参、青黛、僵蚕、泽泻等。方中地锦草清热解毒，活血通脉；地骨皮味甘寒，能清热生津，善治消渴饮水不止，《本经》谓其能“主五内邪气，热中消渴”；苦参性味苦寒，《本草衍义补遗》言其能“峻补阴气”，《别录》记载能“止渴”。据研究报道，青黛、僵蚕、泽泻等药物均有一定的降糖作用，曾用该方为主结合辨证治疗 20 例糖尿病，结果表明，既能改善临床症状，又能降低血糖、尿糖。

在临床上选用降糖药物时也不能离开辨证，而应该在辨证的基础上选用，如地骨皮对上消口渴饮水较多者较宜，地锦草每用于糖尿病并发痈疽疮疖者。另外，许多用于辨证治疗的药物也有一定的降糖作用，如补气健脾的白术、山药，润燥生津的天花粉，滋补肺肾的枸杞子、生地黄、麦冬、黄精、玉竹等。故注意辨证与辨病结合治疗，则疗效更佳。

变证多、随机治、灵活变通。

糖尿病的并发症很多，诸如冠状动脉粥样硬化、脑血栓形成、肾小球硬化、视网膜病变、白内障、周围神经炎、皮肤化脓感染、尿路感染、肺结核等。

冠心病属中医学“胸痹”范畴，其形成是由于消渴病久，肺脾肾虚，痰浊内生，瘀血阻滞，胸阳痹阻所致。治疗宜化痰祛瘀，通阳散结。药如瓜蒌皮、薤白、半夏、丹参、红花、郁金等，同时佐以益气养阴之品，如玉竹、太子参等，不可过用香燥理气通瘀之品。

脑血栓形成、半身不遂者，多由于气虚血瘀，络脉痹阻。治疗以补气行瘀为主，常用补阳还五汤化裁。

合并肾小球硬化者，每见浮肿、蛋白尿等，多属脾肾亏虚，气不化水，精微下泄所致。治疗以健脾温肾为主，常用药物如黄芪、白术、茯苓、山药、淫羊藿、仙茅、芡实、金樱子等。

并发视网膜病变、白内障者，主要是肾水不足，水不涵木，精不上承。治疗以杞菊地黄丸、石斛夜光丸等滋养肝肾。

并发周围神经炎，主要是由于阴血亏虚、肢体失养、络脉失和所致。治疗可选用黄芪桂枝五物汤化裁，药如黄芪、当归、白芍、桂枝、豨莶草、鸡血藤、威灵仙等养血活血、祛风通络。

并发痈疽疮疖等皮肤化脓感染，应以补气托毒为主，药如黄芪、银花、连翘、蒲公英、赤芍、地锦草等。

并发尿路感染者，在清利湿热的同时，要重视健脾益肾，以培本治疗，常选用知柏地黄丸化裁。

合并肺结核者可用麦门冬汤、地骨皮饮，既能补肺抗痨，又能降糖除消。

［摘自汪履秋．消渴病琐谈．江苏中医，1998，19（6）］

**【验方效方】**

### 二地苦青汤（自拟方）

［组成］地骨皮12g，地锦草、苦参各15g，青黛（另冲）6g，僵蚕10g，天花粉、泽泻各20g。

［服法］水煎服，每日1剂。

［功效］养阴清热，活血解毒。

［主治］糖尿病。

[加减] 阴虚明显，加沙参12g，麦冬10g，生地12g；燥热明显，加黄连3g，石膏（先煎）30g，知母10g；气虚，加白术10g，黄芪15g，山药12g；血瘀，加鬼箭羽、丹参各15g，当归10g；阳虚，加熟附子6g，肉桂3g，菟丝子12g。

［摘自汪悦，等．二地苦青汤治疗Ⅱ型糖尿病50例临床观察．辽宁中医学院学报，2000，2（4）］

**【精选验案】**

**案1**

吴某，女，44岁。

患者病起年余，口渴欲饮，饮不解渴，日饮量达3000ml以上，消谷善饥，日主食量近1kg，小溲频多，形体日渐消瘦，舌苔黄燥，脉象弦数。查空腹血糖为15.5mmol/L，尿糖（+++～+++++）。

证属肺肾阴伤，胃火内炽。

治拟清胃润肺为主，佐以养阴增液之品。

处方　石膏（先煎）30g，黄连3g，天花粉、芦根各20g，生地黄、地骨皮、泽泻各15g，知母、麦冬、玄参、僵蚕各10g。

药进30剂，诸症有减，日饮量降为1000ml，进主食量控制在300～350g，小便量亦明显减少，疲乏无力，舌苔花剥，血糖降为10.8mmol/L，尿糖（+～++）。

转从养肺益肾为主，原方去石膏、黄连，加玉竹、枸杞子各15g，淮山药15g。

再进50余剂，三消症状基本消退，尿糖转阴，空腹血糖控制在7.2mmol/L左右，原方再进，以资巩固。

1年后随访，患者停药已半年余，病情稳定，未见反复。

**案2**

刘某，男，58岁。

患消渴病三载，三消症状虽不显著，但血糖高达17.2mmol/L，尿糖（++++），西医已用胰岛素治疗，每日20U。

刻诊　口渴欲饮，小溲频多，消谷不著，体形疲倦，大便溏薄，舌淡胖边有齿印，脉细缓。

中焦脾伤，脾精不摄。

治拟健脾益气，摄气生津，方选参苓白术散化裁。

处方　太子参、白术、淮山药、天花粉、炒苡仁各15g，炒扁豆、地骨皮各

12g，石斛、麦冬各10g，乌梅、僵蚕各6g。

药进30余剂，体倦乏力显著好转，大便转实，血糖降为6.4mmol/L，尿糖转阴，停用胰岛素。

上方续进，加用消渴丸15粒，每日3次，再进2月，诸症渐消，血糖正常，尿糖阴性，停用消渴丸，原方略增损，继续巩固治疗。

**案3**

张某，男，69岁。

年近古稀，肾元亏虚，阳不化气，水不蒸腾，小便频数，饮一溲一，浑浊如膏，面色黧黑，腰膝酸软，形寒肢冷，舌苔白滑，脉沉细。查空腹血糖10.5mmol/L，尿糖（++）。

治拟温补肾阳，引火归源。八味肾气丸化裁。

处方　熟附子、五味子各3g，上肉桂（焗）1g，淮山药、泽泻、茯苓各12g，淫羊藿、枸杞子、菟丝子、补骨脂、山萸肉各10g。

药进50剂，诸症减轻，小溲减少，血糖降为7.1mmol/L，尿糖转阴，后改以丸剂续服年余，病情一直稳定。

**案4**

陈某，男，57岁。

患糖尿病3年余，口干欲饮，消谷不甚，小溲频多，头目昏晕，视物模糊，舌偏红，脉弦细。查空腹血糖12.8mmol/L，尿糖（+++），血压180/105mmHg。

治拟养肺胃，益肝肾，再参验方降糖之品。

处方　北沙参、僵蚕、麦冬、白芍、枸杞子各10g，石决明（先煎）、天花粉、地骨皮、地锦草、苦参、泽泻、鬼箭羽各15g，青黛（冲）6g。

守上方服用3月余，三消症状基本消失，头目昏晕亦明显好转，血糖降为8.3mmol/L，尿糖转阴，血压143/83mmHg，原方去石决明、白芍，加何首乌12g。

再进半年余，临床症状基本消失，血糖维持在6.7mmol/L左右。

（摘自汪悦．汪履秋治疗糖尿病的经验．新中医，1991，6）

**案5**

黄某，女，57岁。

罹糖尿病年余，初诊见口干欲饮，饮而不解渴，形体消瘦，腰酸乏力，大便干，舌质偏红，苔薄少，脉细数。

证属肺燥热遏，肝肾阴亏。

治以清肺热，益肝肾。

处方　南沙参、麦冬、僵蚕、白蒺藜、火麻仁各10g，天花粉、淮山药、生地、熟地、泽泻、地锦草、地骨皮、苦参各15g，青黛（包）5g。

药进7帖，口干欲饮减轻，续给原方14剂，以巩固疗效。

［摘自陆生勤．随老中医汪履秋临床学习心得．实用中医内科杂志，2000，14（1）］

## 梁剑波

### （精研医理重湿邪为病，消渴主清火益阴）

**【医家简介】**

梁剑波（1920～2003），广州中医药大学教授，广东省肇庆市中医院主任医师，广东省名老中医。擅长诊治内、妇、儿诸症，尤精于各种急、慢性肾脏疾病。

相关著作：《医学津梁》、《医述》、《公众诊所》、《儿科百例》、《妇科箐萃》、《内科临床实用治则荟萃》等。

**【主要学术思想和主张】**

梁剑波尊仲景理法方药，善用经方，重视伤寒兼证治疗的探讨。对温病三焦辨证，认为三焦划分是为立法处方定标准，为治疗立准绳。对内伤杂症，主张辨病分证，如内伤发热，要懂补养，而分阴阳；消渴证当辨虚实；中风以脉辨吉凶，浮迟者生，急大鼓疾多凶，先涩多危等。重视湿邪为病，认为任何疾病发展到某一阶段或转化到某一时期皆会出现湿邪病机。指出任何年龄都可出现情志之郁，治疗宜舒肝理气，补益心脾。

**【医论医话】**

赤小豆味甘性平，含有三种皂苷、多种营养和花生酸。有解毒、消炎、止渴、清热的作用。《名医别录》以之治疗糖尿病，效果优良。

糖尿病的典型临床表现为“三多”和体重减轻。三多是：多尿、多喝水、多吃。体重减轻是由于组织失水以及组织的脂肪和蛋白质分解。这种属于新陈代谢的疾病，是由于胰岛素缺少而引起的糖代谢紊乱所致。由于糖不能被本身利用而滞留血中，血糖升高之后，糖由肾排出，而发生糖尿。

中医对于糖尿，称之为“消渴”。早在一千多年前，已有文献记载。汉代的大文豪司马相如患的就是消渴病。唐人诗有“茂陵秋雨病相如”，就是指司马长卿患的糖尿病。中医的治疗经验是丰富的，常用“赤小豆山药猪胰汤”：赤小豆

30g，淮山 40g，猪胰（猪胰脏）一条作汤剂，顿服。以血糖降低为度。

（摘自梁剑波．岭南中医药丛书·临证指南．羊城晚报出版社）

【验方效方】

○ 赤小豆山药猪胰汤（自拟方）

［组成］赤小豆 30g，淮山 40g，猪胰（猪胰脏）一条。

［用法］作汤剂，顿服。

［功效］降低血糖。

［主治］糖尿病。

山药系治糖尿的主要药物，佐以可餐可药的赤小豆，确有降低血糖的效果；以猪胰脏作药引同煎，这种疗法也是中医脏器疗法之一种，《药性草本》也有条文推誉。

（摘自梁剑波．岭南中医药丛书·临证指南．羊城晚报出版社）

【精选验案】

案 1

陈某，女，43 岁，1991 年 5 月 24 日初诊。

发现糖尿病半年，2 月前查空腹血糖 29.5mmol/L，尿糖（+++）。

症见　大渴多饮，多食善饥，尿频量多，舌上赤裂，脉滑数。

辨证属肺胃阴亏，燥热内生，治以润肺兼清胃热。

方用　天冬 15g，天花粉 15g，黄芩 15g，麦冬 15g，人参 15g，知母 12g，荷叶 12g，甘草 5g。

服药 21 剂。

诸症明显减轻，空腹血糖 15.6mmol/L，尿糖（-），疗效满意。

案 2

容某，女，38 岁，1992 年 9 月 4 日初诊。

患者于 2 年前曾患感冒，自觉发热，头痛，咽干喉痒，全身骨痛，曾住院治疗，经抗菌消炎及打退热针后，症状好转出院。回家后一个月逐渐出现烦渴，引饮，饮一溲二，小便浑浊如膏，检查空腹血糖 33.2mmol/L，用胰岛素治疗稍有好转。但停药后即复发，近日症状加重，遂转中医治疗。

症见　患者形体消瘦，面颊潮红，肢体乏力，腰酸腿软，两目干涩，口干引饮，舌红，苔薄少津，脉细数。

辨证属肝肾阴虚，宜滋阴固肾，益气生津。

处方　山茱萸、生地、山药、云苓、人参、麦冬各 15g，丹皮、泽泻各 12g，寒水石 15g，五味子 10g。

清水煎服。

花旗参、麦冬各15g，五味子3g。

每晚炖服。

服药7剂后，精神转佳，饮水量略减，空腹血糖31.2mmol/L，仍咽干喉燥，饥而欲食，舌淡红，苔少，脉细数。

阴液尚未恢复，守上方再服21剂，生脉散继续炖服，药后烦躁、尿频、多食、善饥等现象明显好转，空腹血糖17.8mmol/L，继以原方7剂巩固疗效。

**案3**

邓某，男，53岁，1992年3月17日初诊。

患者近1年多来常见口渴引饮，五心烦热，食欲亢进，食后即觉饥饿。曾在当地卫生院治疗，由于疗效不显而转中医诊治。

症见　患者精神紧张，五心烦热，口渴欲饮，舌质红绛，脉大滑实。血糖、尿糖、基础代谢检查均正常。

辨证属心火上炎，胃热消谷。治以降其心火为法。

方用　生地、熟地、茵陈、黄芩、枇杷叶、天冬、麦冬各15g，石斛、枳壳、丹皮各12g，水牛角10g，甘草5g。

服药7剂，口渴引饮明显减轻，食量减少。舌红苔薄，脉滑。脉症所示，心胃火炽程度已减，继服前方。

经治疗半个月，口渴引饮、五心烦热消失。为巩固疗效，拟花旗参、麦冬各15g，五味子3g，每周炖服两次。

1992年底因风湿来诊，询之消渴病未有复发。

**案4**

郑某，男，58岁。1992午3月15日初诊。

患者患消渴之症10年余。现每晚小便5~6次，清白而长，味甜，顷刻凝结如脂，期间曾多处治疗，仍未见好转。

症见　腰膝以下软弱，载身不起，胃纳差，面色皖白，六脉沉弱无力，检查空腹血糖8.6mmol/L，尿糖（++）。

辨为肾气亏虚，拟温阳补肾。

处方　山茱萸、山药、云苓、熟地、杜仲、炒牛膝、巴戟天、枸杞子、大枣、桑螵蛸、益智仁、肉苁蓉各15g，楮实子、石菖蒲、五味子各10g，小茴香5g，远志6g。

服药7剂后腰膝软弱明显好转，夜尿减少，胃纳增加。按原方继服12剂，症状消失，病情稳定。复查血糖11.6mmol/L，尿糖（-）。

嘱服原方28剂。3个月随访，病未再发。

**案5**

李某，女，36岁，工人，1989年10月5日初诊。

患糖尿病10年，血、尿糖终年异常，自觉症状严重，今血糖26mmol/L，尿糖（++++），症见眩晕心悸，神疲乏力，消瘦，口臭，大渴引饮不止，烦热，食后即觉饥饿。舌质红绛，苔薄黄，脉大滑实。

因考虑其系心胃火炽所致，梁师认为“心火上行，胃热消谷，阳明脉盛”，治以清燥热复胃阴，拟甘露饮加味治之。

处方　茵陈12g，黄芩15g，生熟地各15g，枳壳10g，石斛10g，甘草5g，天冬15g，麦冬15g，水牛角10g，栀子15g，石膏20g。

连服20剂。

二诊　1989年10月26日来门诊复诊，患者自诉烦渴已止，口臭、烦热症状也消失，食后饥饿不知饱的情况有所改善，但仍觉眩晕心悸，神疲乏力。上方去黄芩、石膏、栀子，加百合15g，玉竹15g，黄芪30g，枸杞子15g，嘱其连服15剂。

三诊　1989年11月11日再来复诊。患者自觉头晕心悸症状好转，视其体质消瘦，唇口干焦，梁师主张用六味地黄汤合生脉散。

山茱萸15g，生地15g，山药15g，丹皮15g，茯苓15g，泽泻15g，人参15g，五味子10g，麦冬10g。

连服3个月。停药1年，病情稳定。

（摘自梁宏正．中国百年百名中医临床·梁剑波．中国中医药出版社）

## 颜德馨

（首创衡法调气血，糖尿病重运脾化瘀）

**【医家简介】**

颜德馨（1920～），男，上海铁道大学医学院教授、主任医师，上海市名老中医，2009年获“国医大师”称号。发展中医气血理论，首创“衡法”疗疾养生；善用膏方循序渐进。

相关著作：《餐芝轩医集》、《医方囊秘》、《活血化瘀疗法临床实践》、《气血与长寿》、《中国中医抗衰老秘诀》、《颜德馨医艺荟萃》、《颜德馨诊治疑难病秘笈》等，以及其门人编著的《颜德馨临床医学丛书》等。

**【主要学术思想和主张】**

颜德馨对脾胃学说颇为推崇，临床善从脾论治；提出“气为百病之长，血为百病之胎”，“久病必有瘀，怪病必有瘀”，论治以“疏其血气，令其条达而致和平”为大法，首倡以调气活血为主的“衡法”；认为人体衰老的主要机制就在于气血的失调，内环境的失衡，瘀血实邪乃人体衰老之主因，抗衰老的主要目的在于促进机体的气化作用，降低血液黏度，加快血液的流速，使机体主要内脏器官得到正常的供血，发挥正常的生理作用。

**【医论医话】**

糖尿病属中医“消渴”范畴。虽有上、中、下三消之分，但其致病因素多与火邪相关，临床辨证有虚实之分：因积食化热或五志化火所致者多为实火；因先天不足或房劳太过所致者多为虚火。不论虚火、实火，均可炼熬血液而致瘀血。临床所见，糖尿病患者所表现的面色灰暗、皮肤甲错、肌肤麻木、胸闷胸痛、舌紫等皆为瘀血指征。糖尿病的众多合并症也是瘀血作祟的结果，如瘀血阻于心脉则胸痹，阻于脑络则中风，阻于眼目则失明，阻于肢体则疼痛麻木，阻于脚趾则肉烂骨坏等。余从瘀论治糖尿病，辨证分型有三：

（1）瘀热蕴结型。症见：咽干舌燥，口渴引饮，心烦易怒，多食易饥，大便秘结，肌肤痈疽频发，舌紫红苔黄腻，脉弦数等。其病在上、中焦，治宜清肺胃热，活血化瘀，方用人参白虎汤、桃红四物汤出入，药如石膏、知母、西洋参、生地、桃仁、红花、赤芍、葛根、天花粉等。

（2）气虚血瘀型。症见：易于饥饿，稍饥则馁，饥不能食，渴饮不多，小溲清长，神萎乏力，面色黛黑憔悴，舌淡紫苔薄白，脉细弱等，其病在中焦，治宜益气健脾，清热活血，方用李东垣清暑益气汤、温清饮加减，药如黄芪、生地、麦冬、当归、葛根、赤芍、黄连、黄柏等。若气虚湿阻，舌苔厚腻者，则宗“二阳结，谓之消”之说，加苍、白术运脾化湿，其效益彰。

（3）阴虚血瘀型。症见：烦渴引饮，尿频量多，色浑浊如脂膏，或有甜味，面色日见晦黑，腰膝酸痛，骨蒸盗汗，咳嗽咯血，失眠梦遗，舌紫绛苔少，脉细弦而数等。其病在下焦，治宜滋阴生津，凉营活血。方用六味地黄丸、清营汤化裁，药如生熟地、山药、山萸肉、丹皮、连翘、赤芍、丹参等。

（摘自颜德馨．颜德馨临床经验辑要．中国医药科技出版社）

《内经》云：“二阳结谓之消。”治消渴，当以去其“结”为上策。中医对胰之认识，概以“脾胰同源”论之，故治“胰”当治脾，运脾即能解其“结”。我的临床体会，苍术为运脾妙品，能激发胰岛功能，故治消渴为必用，即使阴虚内热之病例，注意配伍亦能投之即应。可以知母配苍术，以缓燥烈之性；知母配石膏清阳明之热，地锦草与鸟不宿清热解毒，具降糖之效。且消渴病人多有瘀血为患，生地、丹皮、赤芍亦为必用之品。

治脾之要，重在运脾。我主张，补脾不如健脾，健脾莫若运脾，脾运得健，则饮食水谷化生精微，气机得以畅调，脾气始能升，胃气始能降，气化若常，其“结”则消。白术与苍术虽同入脾胃二经，但其性、功效有所差异，正如《玉楸药解》所云：“消食纳谷，止呕停泄宜白术，而泄水开郁，苍术独长。”故而多以苍术运脾开郁，以消阳明之结。根据现代药理学研究，苍术具有较好的降糖作用，常用苍术亦有降血压效果。因此糖尿病的治疗，苍术是较常用药物。由于苍术其性燥烈，用之恐影响阴液，临床除可与知母相配外，尚可与生地、天花粉配合应用。

地锦草、鸟不宿两药的性味功能。地锦草又名草血竭、血风草、奶汁草等，是大戟科植物地锦草的全草，其味辛、苦，其性平，无毒。具有清热解毒、活血、止血、通乳、消结等功效，《嘉佑本草》谓其“主通流血脉，亦可用治气”，《品汇精要》谓其“主调和气血”。民间常用于治胃痞满结痛，亦用治“小儿疳积”、“痢疾”等。药理证实其有广谱的抗菌、抑菌作用及降血糖作用。鸟不宿又名鸟不踏，鸟不停等，是五加科植物刺楸的茎枝，其味辛，其性平，有小毒。具有追风、活血、祛风湿等功效，《纲目拾遗》谓其“追风定痛，有透骨之妙”，汪连仕《采药书》谓其“行血追风，治紫云风”。临床曾报导用治麻风性神经痛，风湿痹痛等。临床药理提示本品具有一定的降低血糖作用。两药合用，取其清热解毒，活血行血，调和气血，消阳明之结之意。

其次，为何常用此两味药物治疗消渴？一是取其清热解毒之效，以助其他清热泻火药物清泄热邪，热邪祛除，则阳明之结可解，这是治疗消渴的根本性措施之一；二是化散祛除血脉、脏腑之瘀血。通常所说糖尿病人之血糖过高，是由于脾失健运，气化失常，饮食水谷不能化生精微，蕴而为甘厚湿浊之物，甘厚湿浊随脾胃之络而入于血脉，使血混杂厚腻；加之阳明所结之热邪煎熬血液，使血液更为稠厚，流动滞缓。久之络生瘀血，由于瘀血阻滞血络血脉，最终可导致血脉闭塞下肢的“糖尿病足”，肾络瘀滞而成“糖尿病性肾病”，肢端体表之孙络瘀滞而成“糖尿病性末梢神经炎”等等诸多病证，用地锦草、鸟不宿两味与其他活血调气药配伍，能驱除瘀结，活血通脉，也是预防糖尿病并发症的重要举措。

最后说其用法。由于地锦草、鸟不宿药性较平和，可与其他治消渴病药物相配伍，亦可单独用此二味药物，对Ⅱ型糖尿病患者，可用地锦草30～60g，鸟不宿15～20g，煎剂服用，具有较满意效果。此外亦可单用地锦草煎汤服用降尿糖，如用新鲜地锦草60g捣汁煎汤服用，其效果更为理想，临床屡试不爽。曾有一医者，闻吾用地锦草降血糖，擅以地锦用之，不效，遂来函询问，吾告知，地锦非地锦草也，地锦又名爬山虎，乃葡萄科植物爬山虎的根茎，其性味甘温，为活血、祛风、止痛药物，无降血糖之功效。

对消渴“从脾论治”，主要从“脾气散精”和“脾不散精”的生理功能及病理机制认识。从脾的生理功能而言，《素问·经脉别论》已明述，其曰：“饮入于胃，游溢精气，上输于脾，脾气散精，上归于肺，通调水道，下输膀胱，水精四布，五经并行。”清·李用粹进而指出“五脏之精悉运于脾，脾旺则心肾相交，脾健则津液自化”，若先天不足，后天各种因素损及脾胃，使“脾气散精”功能受到影响，出现“脾不散精”的病理状况，使水谷精微不能散布转输至肺、肾等脏腑，脏腑失于滋养而现阴虚、津伤，肾因而失其封藏之职，使水谷精微随浊气而下泄，而致口渴、多尿，尿有甜味等；同时由于“脾不散精”，导致气血化生乏源，痰湿内生，瘀血阻滞等一系列病理征象出现。

此外，在临床研究观察中也发现，“脾不散精”与西医的“胰岛素抵抗”相似相关。从“脾胰同源”角度而言，脾气充，脾运健，则胰腺分泌胰岛素的功能正常。因此，在治疗消渴病时，我主张要重视顾护中焦，健运脾胃，恢复脾的运化散精功能，这才能减轻胰岛素抵抗，有效地控制血糖。

（摘自屠执中，等. 颜德馨临证实录. 中国中医药出版社）

**【精选验案】**

**案1**

王某，男，54岁。

口渴、易饥伴精神委顿6月，查空腹血糖9.8mmol/L，尿糖（+++），患者面色苍白少华，神疲乏力，口渴欲饮，时有饥饿感，入夜尿频，胸痞心悸，舌淡紫，苔薄白腻，脉缓。

证属气阴不足，血脉不和。

药用　生黄芪15g，生熟地各12g，苍术10g，葛根10g，麦冬10g，丹参15g，枳壳10g，桔梗5g，知母10g，黄连3g，黄柏5g，地锦草30g。

上方出入2月，诸症渐渐见退，精神转振，复查血糖6.2mmol/L，尿糖（-），随访半年，疗效巩固。

**案2**

吴某，女，73岁。

病史　高血压、糖尿病多年，右侧肢体麻木，常服藻酸双酯钠等降糖药，血糖12.9mmol/L，口渴多饮，尿频，身体逐渐消瘦，虽经饮食控制，空腹血糖仍未下降。

初诊　口渴多饮，尿频消瘦，舌红，脉细数。

肾阴不足，肝阳上亢，阳明激越。经曰，二阳结谓之消。消瘅上损及肺，下殃及肾，治法另辟蹊径。

方药 珠儿参10g，北沙参10g，知母30g，生石膏（先煎）60g，甘草4.5g，花粉30g，地锦草30g，鸟不宿15g，芦根30g，莲子心6g，黄柏6g，赤芍9g，丹皮9g，生地30g，水牛角（先煎）15g，苍术9g。

二诊 服药后，症情得减，空腹血糖已降至6.1mmol/L，上方去水牛角续服30余帖，病情稳定。

（摘自颜德馨．颜德馨临床经验辑要．中国医药科技出版社）

# 周信有

（崇经典重创新，治消渴补脾益肾化瘀血）

**【医家简介】**

周信有（1921～），甘肃中医学院教授，主任中医师，甘肃省名中医。擅长肝病、冠心病、血液病、风湿病等的辨治。

相关著作：《决生死秘要》、《中医内科急症证治》、《老年保健》、《周信有临床经验辑要》、《内经讲义》、《内经类要》、《内经精义》等。

**【主要学术思想和主张】**

周信有注重以《内经》整体观、系统观和辨证观指导临证治疗，强调中医的发展既要沿袭自身的发展特点，注意四诊观察以判断预后生死，又要善于吸取现代的科学技术，尤其在疑难病证的诊疗上，主张宏观微观的有机结合；重视临床常见疑难病的专病方研，如针对病毒性乙型肝炎和肝硬化的“舒肝消积丸”和治疗冠心病的“心痹舒胶囊”等。

**【医论医话】**

糖尿病中医称为消渴，临床主要表现多饮、多食、多尿为主。分为上、中、下消论治。上消以烦渴多饮为主，为肺热津伤，宜清热润肺，生津止渴。方用消渴方、麦门冬饮、白虎加人参汤，或用玉女煎、玉泉散；中消以多食善饥为主，为胃热炽盛，宜清胃泄火，养阴增液，方用白虎汤；下消以多饮多尿为主，宜滋阴益肾，用六味地黄汤之类。

但据临床观察，多数患者均表现气阴两虚的症状特点，如疲乏无力，日渐消瘦，口渴多饮，多食善饥，尿多等。因此，益气养阴就成了治疗糖尿病的基本原则。临床及实验观察表明，益气养阴法对改变糖耐量和胰岛分泌功能，有双相调节作用。而从其病位来讲，多主张从脾肾论治入手。戴元礼有“三消久久不治气极虚”的观点，多数医家宗张锡纯重用黄芪治消渴。有的认为糖尿病系内分泌疾患，多尿而味甘，阴精外泄，肾为精血之源，治当注意调补阴血精气，当以补肾为主。多数主张从肾阴论治。亦有的认为系由肾阳虚损，命火式微，阳不化气，水津不能四布，肾不固摄，多尿而狂渴，主张从肾阳论治，以桂附、益智仁等品，温肾助阳固摄。近年来，在中医治疗糖尿病的研究中，发现常伴有瘀血证的表现。如并发冠心病、脑血栓、视网膜病变、坏疽、肾病等。糖尿病的高凝状态亦逐渐被重视，因此在对糖尿病的治疗中，活血化瘀药的兼用亦已被许多医家所采用。据临床用活血化瘀法治疗结果表明，临床症状得到改善，全血比黏度、血浆比黏度、纤维蛋白质、血糖、血脂显著下降。表明活血化瘀治疗本病，可直接或间接地起到纠正糖、脂肪和蛋白质代谢紊乱的作用，因而对防治糖尿病性血管病具有一定的作用。糖尿病夹血瘀的病机，中医认为系"因虚致瘀"，主要为阴虚及气虚致瘀。据此我对糖尿病的治疗，采用补脾益肾，滋阴清热，益气生津，活血化瘀的诸种方法综合运用，整体调节的治疗原则。撷取增液汤、生脉散、白虎加人参汤、玉女煎、六味地黄丸、玉泉散、补阳还五汤诸方之长，制定了定型方剂，临床治疗取得了一定疗效。

糖尿病是全身性疾病，由于机体抵抗力低，组织修补能力差，易于并发疖肿，疖肿又使糖尿病病情加重，严重者会发生糖尿病酮症酸中毒以及败血症。故有人主张，以酸胜甘法治疗糖尿病。酸胜甘降糖方（山萸肉、五味子、丹参、黄芪、五倍子、乌梅、白芍、金樱子等）。

（摘自周信有．周信有临床经验辑要．中国医药科技出版社）

**【验方效方】**

**方一　糖尿病基本处方（自拟方）**

［组成］生黄芪30g，党参20g，生山药30g，黄精20g，生地20g，元参20g，五味子15g，山萸肉20g，何首乌20g，肉苁蓉20g，丹参20g，赤芍20g，生山楂20g。

［服法］水煎服。

［功效］补脾益肾，滋阴清热，益气生津，活血化瘀。

［主治］糖尿病。

［加减］烦渴突出者，加生石膏40～80g，黄连9g，或选用白虎加人参汤（日本报道此方对改善症状、降低血糖和尿糖有显著作用）；全身痧痒者，加白蒺藜、地肤子；上消用玉米须，量要大，入药或煎水代茶；消化不良者，加鸡内金。

根据临床和实验观察表明，本方除具有明显降糖作用外，还具有降血脂、提高免疫功能、控制尿糖、改善临床症状等综合作用。

**方二　单方**

［组成］猪胰1只。

［制服法］猪胰，常法洗净，山药 20g，洗净，去外皮，切片。一起入锅内，加水，隔水泡熟，再以食盐调味，一分 4 份，分 4 天吃完。平日坚持服或常服。

又：猪胰两条，淮山药 30g，清水适量煎后，饮汤食渣。

（摘自周信有．周信有临床经验辑要．中国医药科技出版社）

**【精选验案】**

苏某，男，44 岁，1996 年 12 月 26 日初诊。

自述年轻时养尊处优，贪食肥甘，体型偏胖，中年事业未成，心境欠佳，形体渐瘦，烦渴多饮，易饥多食，小便频多，疲乏无力，遂去医院就诊。经检查：尿糖（＋＋＋＋），空腹血糖 12.2mmol/L，GLU（＋＋＋），总胆固醇 7.8mmol/L。西医诊断为非胰岛素依赖型糖尿病。口服降血糖药物对症治疗，血糖似有降低，自行停药，其后血糖又有增高，病情反复。欲求中医诊治，遂慕名前来。

自述尿混浊如膏，口渴多饮，小便频多，口干唇燥，腰酸腿困，诊其脉沉细数，舌红，苔薄黄。

证属肺胃热蕴，化燥耗津，肾阴亏损，气阴两虚。

治宜滋阴清热，补脾益肾，益气生津，活血化瘀。

处方　生山药 20g，生黄芪 20g，党参 20g，生地 20g，元参 20g，沙参 20g，麦冬 20g，知母 20g，石斛 20g，五味子 20g，山萸肉 20g，生石膏 40g，丹参 20g，当归 9g，生山楂 20g。

水煎服，每日 1 剂。

连续服药 10 剂，烦渴减轻，饮水大减，尿量减少。上方加黄精 20g，何首乌 20g。

继服 10 剂，患者精神好转，不烦渴，纳食规律，量尚可，诸症皆除。嘱其调节饮食，不食肥甘，心态要乐观。

后以上方为丸续服，以巩固疗效。于 1997 年 3 月查尿糖（－），血糖 4.20mmol/L，GLU（－），血脂接近正常。1 年后随访，未再复发。

（摘自周信有．周信有临床经验辑要．中国医药科技出版社）

## 李寿山

（重理脏腑循律辨证，消渴滋肾健脾和阴阳）

**【医家简介】**

李寿山（1922～），字岳东，大连市中医医院主任医师，辽宁省名老中医。擅长治疗内科、妇科常见病及疑难杂症，尤以脾胃病见长。

相关著作：《李寿山医学集要》、《中医临证指南》、《中医药治疗癌症临证精方》、《中医消化病证治准绳》等。

【主要学术思想和主张】

李寿山主张当代中医发展应循继承发扬与开拓创新结合、宏观辨证与微观辨病结合、辨证论治与效验秘方结合的三结合思路。临证用药急症重疾喜用经方，重症沉疴擅理脾胃。认为疾病的发生、发展、转归及辨证用药均有规律可循，如心脑血管疾病，应重视“阳虚为本，痰瘀为标，燮理脏腑，补通兼施”；中风病应重视“观神态、定病位、辨缓急”，寓活血化瘀于各法之中；肺系病自拟四纲十二证的辨治原则，用豁痰化瘀截哮法救治疗顽固性哮喘急性发作；认为慢性肾炎有非湿即瘀的病理特点，以清化益肾汤治慢性肾炎，清宣解毒法治急性发作，清开降浊法治肾衰等；提出萎缩性胃炎从“痞”论治，消化性溃疡从“痈”论治，溃疡性结肠炎从“痢”论治等。

【验方效方】

### 方一　三消饮加减

［组成］生地25g，沙参25g，麦冬15g，玄参25g，五味子10g，花粉15g，生山药25g。

［服法］水煎服。

［功效］滋补肾阴，清火润燥。

［主治］消渴，阴虚燥热。

［加减］上消为重，烦渴多饮者，加生石膏25g，知母15g；中消为重，多食善饥者，加黄连5g，石斛25g；大便秘结者，加大黄15g；下消为主者，小便频多如脂膏，舌红无苔，脉沉细，加益智仁15g，覆盆子25g；若病久气虚者，面色㿠白，体弱倦怠，短气自汗，去元参、花粉，加党参25g，黄芪25g；阴损及阳，阴阳俱虚者，腰酸阳痿，脉细弱，去玄参、花粉，加肉桂5g，炮附子5g。

（摘自李寿山．中医临证指南．中国中医药出版社）

### 方二　消渴汤（经验方）

［组成］黄芪30～50g，太子参15～30g，生地15～30g，山药15～30g，麦冬15～30g，玄参15～30g，枸杞子10～20g，五味子6～10g。

［服法］水煎服。

［功效］益气养阴，清热润燥。

［主治］消渴，症见烦渴多饮，消谷善饥，小便数，倦怠无力，头晕耳鸣，视力减弱，日渐消瘦，舌红少津，苔薄黄，脉弦滑或数，空腹血糖或尿糖高者。

［加减］烦渴多饮，舌红苔黄，脉洪大者，加生石膏；多食易饥，舌苔黄燥

者，加黄连；多尿混浊如脂膏者。加益智仁、桑螵蛸，覆盆子；四肢麻木刺痛者，加丹参、鸡血藤；多发疖肿者加忍冬藤、生甘草；目花视弱，有白内障者，加蝉蜕、密蒙花；血糖高难降者，加当归、川芎；偏燥热者，加生石膏、知母；偏虚热者，加地骨皮、黄精。

**方三 肾气丸化裁**

［组成］熟地黄15～25g，山萸肉10～15g，山药10～25g，茯苓10～15g，肉桂3～6g，炮附子6～10g，淫羊藿10～15g，鹿角霜10～15g，桑螵蛸10～15g，益智仁10～15g，覆盆子10～15g。

［服法］水煎服。

［功效］滋肾调补阴阳。

［主治］消渴病久，未能控制，阴损及阳，阴阳俱虚者。症见面色㿠白，倦怠怕冷，腰膝酸软，口渴多饮，小便频多而混浊如有脂膏，男子阳痿，女子闭经，甚则浮肿，大便溏泻，舌淡苔白，脉沉细无力。

［加减］浮肿明显者，加车前子、怀牛膝；五更泄泻者，加补骨脂、肉豆蔻；视物模糊、耳鸣耳聋者，加枸杞子、灵磁石；伴有眼底出血者，加茜草、三七粉；久病、胰岛素依赖者，加丹参，合服鹿茸丸或猪胰粉等。

（摘自单书健．古今名医临证金鉴消渴卷．中国中医药出版社）

**【精选验案】**

**案1**

王某，男，45岁，工人。

素患糖尿病，靠消渴丸或格列本脲缓解症状。近因过劳而加剧，咽干舌燥，烦渴多饮，消谷善饥，大便干燥，小便频多，尿有甜味，倦怠无力，头眩目干，手足心热，手指麻木刺痛，舌红少津，脉弦细小滑。空腹尿糖（＋＋＋＋），空腹血糖12.09mmol/L，虽加大格列本脲用量也不能缓解症状。

脉证合参，证属肺肾阴虚，阳明燥热。

治以益气养阴，清热润燥，佐以活血通络。

药用　黄芪50g，沙参20g，麦冬20g，生地25g，玄参20g，山药30g，黄连3g，丹参30g，鸡血藤25g，枸杞子15g。

服上方6剂后，渴饮、善饥、尿多诸症明显减轻。

原方继服10剂，渴止，饮食二便正常，头眩目干，手足心热，倦息诸症逐渐好转，唯手指麻痛如故，舌淡红无苔、脉细涩。燥热之势已减，拟补养肝肾，养血活血。

药用　黄芪30g，太子参20g，枸杞子15g，麦冬15g，山药15g，生地15g，熟地15g，当归10g，川芎10g，丹参20g，鸡血藤20g，桂枝7.5g。

原方增损30余剂。诸症消失，舌红无苔，脉弱滑，复查空腹血糖、尿糖已转正常范围。原方增减配成丸剂，续服3个月，并注意饮食调摄。

随访1年一切正常。

**案2**

王某，男，50岁，干部。

患糖尿病10余年，身体日渐消瘦，纳呆食少，倦怠乏力，口渴喜热饮，夜尿频多混浊有脂膏，大便溏薄，晨起面肿，午后腿肿，四肢不温，畏寒喜暖。叠经中西医药治疗，皆无明显疗效，靠肌注胰岛素维持。

观其面色苍白不华，萎靡不振，语声无力，舌质淡苔白滑，脉沉细无力。

此乃脾肾亏损，阴阳气血俱虚，已成虚劳证。

治以补肾健脾调补阴阳。

药用　熟地黄20g，山萸肉10g，山药15g，莲子肉15g，茯苓15g，淫羊藿15g，补骨脂10g，炮附子6g，肉桂3g，人参10g，丹参15g，益智仁20g，砂仁3g。

并服猪胰粉3g，每日3次；蚕茧10只，煎汤代茶。

上方治疗半月，口渴渐缓，胃纳略增，夜尿减少而清淡，大便成形日1次。

原方去莲子肉、补骨脂，加车前子15g，怀牛膝10g，又服半月，浮肿渐消，口已不渴，体力略增，遂停注胰岛素，口服格列本脲常规量。

原方增减治疗约2个月，诸症若失，体重增加4kg，面色红润，神志如常，舌淡红无苔，脉弱滑。查空腹尿糖（±～+），空腹血糖5.55mmol/L。

病情稳定，停服格列本脲，原方加鹿茸粉、龟鹿二仙胶、猪胰粉等配成丸剂，早晚各服10g。

治疗约半年，多次复查血糖、尿糖均在正常范围。体重增加，诸症消失，已恢复工作。继服丸药巩固，注意饮食调摄，随访1年一切良好。

（摘自单书健．古今名医临证金鉴消渴卷．中国中医药出版社）

# 张　琪

（善大方见奇效，糖尿病宜益肺肾化痰瘀）

**【医家简介】**

张琪（1922～），男，黑龙江省中医研究院主任医师，黑龙江省名老中医。精通中医内、妇、儿科，尤擅内科疑难杂症。

相关著作：《脉学刍议》、《临床经验集》、《张琪临证经验荟要》、《张琪临床经验辑要》等。

**【主要学术思想和主张】**

张琪认为攻克当代疑难病的路径就是发挥中医辨证论治之长，汲取现代科学的诊断手段及有效药物；重视从调补脾胃、益气养阴入手，以诊治各种病症；临证常古方新用、化裁古方，并创制新方；敢用、善用大方复方，药味多达20余味，且尤善把散敛、寒温、消补等法辩证地组合运用。

**【医论医话】**

糖尿病属中医消渴病范畴，以多饮、多食、多尿为典型症状，有上、中、下三消之分。从脏腑辨证以肺、脾、肾为病位，从阴阳属性观察以阴虚燥热、气阴耗伤为多见，亦有属于阳虚、湿热、血瘀者。笔者根据多年来治疗本病的实践积累了一些经验，不揣浅陋，介绍如下。

（1）气阴同治，首当顾肺。消渴病虽有上、中、下之分，但求治于中医者，大多数经过一段病程，用过中西药物治疗，典型之三多症状多不具备。根据临床观察有口渴引饮者，也有无口渴者，但多见短气乏力、倦怠、口干、舌干红剥少苔、五心烦热、头昏、小便短黄、脉虚数等候。辨证属于气阴两虚，燥热伤肺。因肺主气，为水之上源，燥热耗伤肺金必然气阴亏耗，当以清热润肺，益气养阴治疗，余拟有益气滋阴汤方治疗颇效。

如燥热症状不甚明显，只见短气乏力，疲倦懒言，口干渴不甚，舌尖红，苔薄，脉弦，血糖、尿糖高，以气虚症为主者，用益气养阴法。以益气为主，滋养阴液为辅，加味清心莲子饮效果颇佳。

以阴虚燥热为主，气虚为辅者，症见咽干、鼻干、口渴引饮、五心烦热、舌红剥或绛、少苔或无苔、脉见细数、全身疲倦乏力。治疗以清热滋阴润肺为主，益气为辅，拟有滋阴益气汤。

（2）以肾为主，当顾气阴。糖尿病从中医辨证以气阴两虚贯穿始终。临床观察病程较短，初起多伤肺，病程日久者肾阴亏耗。“肾为气之根”，“肾藏真精，为脏腑阴液之根”，为元气之所系。糖尿病这一慢性消耗性疾病病程日久则“穷必及肾”，致使肾阴亏耗，气阴两伤。症见病者头眩、心悸、腰酸腿软、性欲减退、气短乏力、口渴、舌干、脉象虚数、血糖高或兼血脂高。笔者治疗此类消渴病喜用参芪地黄汤加味。

肾为水火之脏，肾阴亏耗日久多损及阳，正如张景岳所谓“善补阴者必于阳中求阴”，故于滋补肾阴之品中辅以助阳之品而获效。糖尿病人亦有属于阳气虚馁者，如畏寒肢冷，便溏尿清等，可用肾气丸、右归丸之类，不过此类病例甚少见。

（3）痰瘀同治，兼顾气阴。糖尿病由于肺脾肾功能失调，日久则形成瘀血、痰浊、湿热等病理产物，为本病之病理转变。气虚无力推动血液运行则导致血瘀，阴分耗伤，津液不能布化则烁津为痰，痰瘀交阻为本病之变证。临床观察多合并心脑肾及肢端血管病变、视网膜病变及肾病等。此类型病人体质多见肥胖，舌质紫有瘀斑，舌下静脉青紫，头昏眩或兼高血压，气短乏力亦颇明显，脉象多见弦滑有力。特征检查：高血糖、高血脂，血液黏度增加，高血凝黏浓聚。治疗宜活血祛瘀，消化痰浊为主，辅以小量益气阴之品。笔者拟一方活血涤痰汤。

（4）消化湿热，注重脾运。气阴两伤，阴虚燥热为糖尿病常见之证，但据临床观察亦有部分糖尿病病人脾虚失运，湿热蕴蓄，困阻脾阳，津不上承而致口渴引饮者。此类病人口虽渴而饮水不多，常见大便黏滞不爽、小便短黄、头晕、倦怠乏力、口苦口臭甚至口腔溃疡、牙龈肿、脘闷纳呆、呕恶、舌苔腻、脉濡缓等候。治疗此类型糖尿病既不能囿于益气生津、活血化瘀、补肾等法，又不宜因脾虚而用甘温助热法，当清化湿热，醒脾和胃。余拟有清化湿热饮一方治疗颇效。

以上治疗虽分四法，但在辨证治疗中脏腑之间往往相互关联。如气阴两虚型，有时病位在肺，有时在肾，有时又肺肾同时存在。肺与肾金水母子相关，治疗就必须有针对性，益气、滋阴、补肾并举方能切合病情。痰浊、瘀血为病理产物，与肾虚同时存在，又必须补肾与活血开瘀共用于一方方能取效，类似情况在临床上比比皆是。如笔者治疗糖尿病肾病常采用补肾益气与活血化痰浊法治疗，常能收到较好的疗效，尤其是治疗老年性糖尿病，补肾益气与活血合用治疗，有不少病例远期疗效甚佳，不仅血糖稳定而且精神体力均佳。从脾与肾的关系来看，脾的运化功能必得肾阳的温煦蒸化才能化生精微，肾中阳气为脾之母，有相互滋生，相互促进的关系。糖尿病肾病肾功能不全病机在于脾肾两虚，化源匮乏，因而痰浊瘀血等病理产物丛生。笔者治疗此病用补脾肾，活血化痰浊标本兼顾，治疗奏效甚佳。此法通过实验观察有明显降低大、中、小分子毒物作用。余治疗糖尿病及其他疑难证喜用大复方组合治疗收效，其原因即在于此。

（摘自张琪．糖尿病证治经验．吉林中医药，1999，6）

**【验方效方】**

**方一　益气滋阴汤方（自拟方）**

［组成］生地黄 20g，天花粉 20g，知母 15g，麦门冬 15g，玄参 20g，西洋参 15g 或太子参 30g，黄芪 20g，黄连 10g。

［服法］水煎，日 2 次服。

［功效］清热润肺，益气养阴。

［主治］糖尿病。气阴两虚，燥热伤肺。有口渴引饮者，也有无口渴者，但多见短气乏力，倦怠，口干，舌干红剥少苔，五心烦热，头昏，小便短黄，脉虚数等。

**方二　加味清心莲子饮（自拟方）**

［组成］黄芪30g，人参15g或党参30g，石莲子15g，地骨皮20g，柴胡15g，茯苓15g，麦冬15g，玉竹20g，天花粉15g。

［服法］水煎，日2次服。

［功效］益气养阴法，以益气为主，滋养阴液为辅。

［主治］糖尿病、糖尿病肾病。气阴两虚以气虚为主者。如燥热症状不甚明显，只见短气乏力，疲倦懒言，口干渴不甚，舌尖红，苔薄，脉弦，血糖、尿糖高，以气虚症为主者。

此方用于糖尿病气阴两虚，以气虚为主者疗效甚佳，尤其是止渴，改善体力，消除疲劳等症状尤为明显。有不少病例服降糖药后血糖、尿糖下降，但体力仍不见恢复，用本方后精神和体力明显好转。方中主药为人参、黄芪益气为主；地骨皮滋养阴液而不腻亦为要药；石莲子、麦冬、天花粉清热、润燥、生津；玉竹补中益气止渴；柴胡疏肝解郁；茯苓淡渗，与补益药相配伍以防补而有壅，为治疗糖尿病以气虚为主之有效方剂。

本方亦可用于糖尿病肾病，在消减蛋白尿，保护肾功能损伤和抑制，延缓肾功损伤之发展有一定作用。笔者治本病常见用降糖药血糖下降，但尿蛋白不消，短气乏力，体力不支，经治疗一个疗程后，尿蛋白减少或消除，全身随之有力。对肾功能未受损者，长期服药对防止其受损有较好的保护效应。

**方三　滋阴益气汤（自拟方）**

［组成］西洋参15g或太子参30g，黄芪15～20g，麦冬20g，生地20g，玄参20g，沙参15g，知母15g，天花粉15g。

［服法］水煎，日2次服。

［功效］清热滋阴润肺为主，益气为辅。

［主治］糖尿病。以阴虚燥热为主，气虚为辅者，症见咽干、鼻干、口渴引饮、五心烦热、舌红剥或绛、少苔或无苔、脉见细数、全身疲倦乏力。

［加减］口渴甚，可加生石膏50～100g；便秘，加大黄以泻热存阴。

本方用于气阴两虚偏重于燥热耗伤肺阴者，以清热润肺为主，辅以参、芪益气，以舌红或红剥、脉细数为特征。只要辨证准确，用后多能取效。

临床观察凡属燥热伤阴者，脉象多呈细数，舌质红绛无苔，五心烦热，口渴引饮，可为辨证依据。然凡来中医就诊者多经用过西药，纯燥热者则不多见，多见气虚兼燥热。中医辨证病位在肺，因肺主气，喜清肃，恶燥热，燥热则伤津耗气。参芪性温，与燥热不相适宜，故用西洋参或太子参，味甘而不燥。黄芪虽性温，但与大队养阴润肺之剂共用则可消减温性，既用其益气之功，又不致使其温燥伤阴，此中药复方配伍之妙。

### 方四 参芪地黄汤加味

［组成］人参15g，黄芪30g，熟地30g，山茱萸15g，山药20g，茯苓15g，丹皮15g，泽泻15g，肥玉竹20g，何首乌20g，枸杞子20g，五味子15g，菟丝子15g。

［服法］水煎，日2次服。

［功效］益气滋肾。

［主治］糖尿病。日久及肾，肾阴亏耗，气阴两伤。症见头眩、心悸、腰酸腿软，性欲减退、气短乏力、口渴、舌干、脉象虚数、血糖高或兼血脂高。

### 方五 活血涤痰汤（自拟方）

［组成］生地20g，桃仁15g，红花15g，赤芍15g，枳壳15g，柴胡15g，川芎15g，半夏15g，胆南星10g，苍术15g，石菖蒲15g，黄连10g，丹参20g，葛根20g，玄参15g，黄芪20g，太子参15g。

［服法］水煎，日2次服。

［功效］活血祛瘀，消化痰浊，辅以少量益气养阴。

［主治］糖尿病。脾肺功能失调，日久则形成瘀血、痰浊、湿热等病理产物。临床上常合并心脑肾及肢端血管病变、视网膜病变及肾病等。病人体质多肥胖，舌质紫有瘀斑，舌下静脉青紫，头昏眩或兼高血压，气短乏力亦颇明显，脉象多见弦滑有力者；特征检查高血糖、高血脂，血液黏度增加，高血凝黏浓聚者。

［加减］便秘，加大黄10g、何首乌20g、生山楂15g；兼视网膜病变，加草决明20g、木贼15g、白蒺藜15g等。

### 方六 清化湿热饮（自拟方）

［组成］石菖蒲15g，白蔻仁10g，黄连10g，黄芩10g，滑石15g，茵陈15g，苍术15g，白术15g，葛根15g，薏苡仁20g，升麻10g，天花粉10g，连翘15g。

［服法］水煎，日2次服。

［功效］清化湿热，醒脾和胃。

［主治］糖尿病。脾虚失运，湿热蕴蓄，困阻脾阳，津不上承而致口渴引饮者。口虽渴而饮水不多，常见大便黏滞不爽、小便短黄、头晕、倦怠乏力、口苦口臭甚至口腔溃疡、牙眼肿、脘闷纳呆、呕恶、舌苔腻、脉濡缓等候。

方从甘露消毒饮衍化而出，妙在清化湿热，醒脾和胃，湿热除，脾胃和则清阳升，浊阴降则消渴症自除。方中用黄连、黄芩取其苦寒除湿热。王肯堂之白茯苓丸治肾消，皆用黄连取其苦寒除湿热，而今治消渴一味排斥苦寒药不免有所偏颇。本方用黄连、黄芩与二术、石菖蒲、白蔻仁、藿香芳香化湿，共用亦取清化湿热之功。滑石、茵陈、薏苡仁、连翘淡渗利湿清热。湿热除，脾运健则诸症自除。

（摘自张琪．糖尿病证治经验．吉林中医药，1999，6）

**【精选验案】**

**案1**

刘某，52岁，1998年3月就诊。

患糖尿病2年，空腹血糖108mmol/L，尿糖（+++）。证见：口渴引饮，全身倦怠，短气，心悸，动则气短不能续，舌红苔薄，脉象细弱。经长期服西药降糖，时降时升，效不显，故来中医就诊。

辨证为气阴两亏以气虚为主，用益气养阴法治之。

方药　人参15g，黄芪30g，石莲子15g，地骨皮15g，柴胡10g，茯苓15g，麦冬15g，玉竹20g，天花粉15g。

服上方2周后，血糖下降至8.9mmol/L，自感全身有力，口渴大减。

经用上方服20余剂，血糖降至7.0mmol/L，口已不渴，全身有力，舌转淡红，脉象亦有力。

继续调治，远期疗效较好。嘱其按糖尿病要求控制饮食，避免过劳，以巩固疗效。

**案2**

常某，男，54岁，来门诊求治。

口渴甚，全身疲倦，五心烦热，自汗。经检查血糖16.5mmol/L，尿糖（+++），诊为Ⅰ型糖尿病。用西药降糖药多种，血糖一度下降至10mmol/L左右，但不久又上升，症状无缓解。

审其病因，素嗜肥甘烟酒，据舌红光无苔、脉细数，辨证为燥热伤肺，伤阴耗气。

用上方加生石膏50g，连服10剂，症状明显改善，口渴大减。

继续调治血糖下降至7.5mmol/L。嘱其戒烟戒酒，控制饮食，继服上方40余剂，诸症明显改善，血糖数次检查在7.5～8.0mmol/L之间，尿糖（－～+），病情稳定。

**案3**

吴某，男，49岁，1997年5月就诊。

糖尿病病史5年，血糖高达17.8mmol/L，经中西药治疗，屡降屡升，但经常居高不下。患者形体肥胖，经常口苦，口干渴，饮水甚多，腰酸腿软，性欲减退，气短乏力，动则作喘，舌正红，脉沉弱。

来诊时空腹血糖13.2mmol/L，尿糖（+++）。

辨证属肾阴亏耗，气分不足，无以充斥三焦。

拟益元气、补肾阴之剂，投以参芪地黄汤加味。

人参15g，黄芪30g，熟地30g，山茱萸15g，山药20g，茯苓15g，丹皮15g，泽泻15g，肥玉竹20g，何首乌20g，枸杞子20g，五味子15g，菟丝子15g。

水煎，日2次服。

初服15剂全身稍有力，口干嗜饮稍缓解，血糖12.5mmol/L，似有小效。

嘱其继服上方30剂，症状有明显改善，血糖10.0mmol/L，病人服药治疗有了信心。现症仍腰酸，性欲淡漠，前方稍佐助肾阳之品，加淫羊藿15g、仙茅15g、巴戟天15g。

继服60余剂。检查血糖7.5mmol/L，腰酸腿软、性欲皆明显改善，口干渴诸症亦随之消失，从而缓解。

**案4**

田某，女，58岁，退休干部，1997年8月初诊。

患糖尿病高脂血症3年余，经中西药治疗，疗效不明显。近数月小便频，口渴，头眩，两目视物模糊不清，曾用消渴丸、藻酸双酯钠等药疗效欠佳，来中医就诊。除上述症状外尚有口干饮水多，舌质紫暗红，边有瘀点，苔厚腻，血糖11.0mmol/L，尿糖（+++），胆固醇7.60mmol/L，甘油三酯3.5mmol/L，血流变提示高凝状态。

辨证为气阴两虚、血瘀痰蓄之证。

宜活血化痰辅以养阴益气。

生地20g，赤芍15g，葛根20g，桃仁15g，红花15g，柴胡15g，枳壳15g，川芎15g，生山楂15g，丹参20g，半夏15g，苍术15g，麦冬20g，太子参15g，五味子15g，石菖蒲15g。

水煎服。

连续数次复诊，以上方化裁服药50余剂，诸症状大减，血糖维持7.0～8.0mmol/L之间，远期追踪观察疗效巩固。

**案5**

于某，女，48岁，某中学教师。

糖尿病兼精神症状者亦颇多见，尿糖（+++），血糖11.5mmol/L，口渴饮水多，小便频多，心烦不宁，嗜睡多梦，头眩目糊，舌暗有瘀斑，体重80kg，血脂高，血液流变高凝状态，血压158/90mmHg，脉弦有力。

拟活血化瘀，蠲痰浊。

生地20g，赤芍15g，葛根20g，桃仁15g，红花15g，柴胡15g，枳壳15g，川芎15g，生山楂15g，丹参20g，半夏15g，苍术15g，麦冬20g，太子参15g，五味子15g，石菖蒲15g，大黄7g，龙骨、牡蛎各20g。

水煎服。

诸症明显减轻。共服50余剂，血糖在8.0mmol/L上下，获得缓解。

**案6**

张某，男，62岁，退休干部，1998年3月11日初诊。

患糖尿病2年余，血糖13.0mmol/L居高不下，一般降糖药皆无显效，用胰岛素血糖降至8.0~9.0mmol/L之间，但症状无好转，来中医就诊。

证见身体消瘦，口干渴，饮水不多，小便短，色黄，大便黏腻不爽，脘胀纳呆恶心，头眩晕。疲乏无力，口臭，牙龈肿，舌苔白腻。

辨证为湿热蕴阻，脾阳不振。

治以清化湿热饮原方。

石菖蒲15g，白蔻仁10g，黄连10g，黄芩10g，滑石15g，茵陈15g，苍术15g，白术15g，葛根15g，薏苡仁20g，升麻10g，天花粉10g，连翘15g。

服14剂诸症大减，舌苔化。又于原方加太子参15g、黄芪20g。

继服21剂，血糖降至6.7mmol/L，自述未曾见此现象。

继续调治后，停用胰岛素，检血糖在7.0~8.0mmol/L之间，后用此方皆加用参、芪以益气健脾颇效。

（摘自张琪．糖尿病证治经验．吉林中医药，1999，6）

## 高辉远

（辨证倡防胜于治，糖尿病主滋肾清热）

**【医家简介】**

高辉远（1922~2002），名达，号后可楼主人。解放军305医院主任医师，中医科主任，著名中医家。擅治外感热病、内儿科杂症。

相关著作：《中医对几种传染病的辨证论治》、《蒲辅周医案》、《蒲辅周医疗经验》、《医门新录》等。

**【主要学术思想和主张】**

高老对糖尿病的认识宗刘河间“滋阴”学说，认为肺燥、胃热、肾阴虚是糖尿病演变的主要病机，在治疗上他主张坚持运动、控制饮食、合理用药等综合治疗原则，并对河间学说中提出的“不渗水阴寒之虚，泻心火阳热之实，除胃肠燥热之甚，济身中津液之衰”的治则发挥为清热滋阴、肾为主等更为符合临床实际的治疗法则。

**【验方效方】**

**方一　滋膵降糖饮**

［组成］生黄芪15g，生地20g，山药10g，石斛10g，葛根10g，黄连10g，黄柏8g。

［功效］益气生津，滋阴清热。

［主治］糖尿病。

［加减］伴有视网膜病变者，加白蒺藜、谷精草、菊花；伴有末梢神经炎者，加鸡血藤、木瓜、赤芍；伴有腹泻者，加太子参、白术、炮姜；伴有阳痿者，加淫羊藿、阳起石；伴有泌尿系感染者，加连翘、猪苓、萆薢。

（摘自于有山，等．中国百年百名中医临床医家·高辉远．中国中医药出版社）

**方二　补肾消渴饮（自拟方）**

［组成］天花粉10g，生地黄10g，山药10g，山茱萸10g，黄连8g，牡丹皮10g，茯苓10g，知母10g，薏苡仁15g，菟丝子15g，五味子6g，生姜5g。

［功效］滋阴补肾。

［主治］糖尿病，属肾阴亏虚者。

［加减］乏力气短者，加太子参；头晕，加白蒺藜、菊花；四肢麻木，加木瓜；有瘀血倾向者，加丹参、乳香、没药。

［摘自郭瑞林．高辉远治疗糖尿病经验．中医杂志，2001，42（4）］

**【精选验案】**

**案1**

闫某，男，16岁。1992年7月入院。

西医诊断　Ⅰ型糖尿病。

多饮、多食3年，加重半月，口干口渴，多饮多尿，疲乏无力，心慌自汗消瘦，体重下降5kg，舌质暗淡，苔白，脉沉数。查尿糖（++++），24小时尿糖定量36.27g，空腹血糖18.89mmol/L，餐后2小时血糖33.8mmol/L，糖化血红蛋白14.9%。

口服滋膵降糖饮。配合应用小量胰岛素，治疗1月，复查尿糖阴性，空腹血糖6.32mmol/L，糖化血红蛋白11.56%，诸症基本消失，体重增加5kg。

停用胰岛素，口服小量降糖西药，又治2月，复查尿糖阴性，空腹及餐后2

小时血糖正常，糖化血红蛋白5.76%，糖尿病基本控制，病情稳定，患者带药出院继续治疗。

（摘自于有山，等．中国百年百名中医临床医家·高辉远．中国中医药出版社）

**案2**

马某，男，75岁，北京市某厂工人。1989年11月24日初诊。

患者自1987年4月始出现烦渴多饮，多食易饥，尿频量多伴进行性消瘦。每日饮水5～6暖瓶之多，进食850g有余。入院时查空腹血糖19.3mmol/L，尿糖（+++），酮体（+），诊为糖尿病（非胰岛素依赖型）。经用格列本脲、胰岛素治疗1个月后“三多”症状缓解，但血、尿糖不稳定，尿糖波动在（+～++）之间，血糖在5.3～15.6mmol/L，邀请高老会诊。

观其形体消瘦，面色不华，主诉心中烦热，口干多饮，夜尿频多，全身乏力，性欲低下，阳痿年余。查舌质红苔心白，脉沉数稍弦。

脉症合参，证属气阴两伤，阴虚及阳。治宜益气养阴佐以壮阳。

处方　生黄芪15g，生地20g，黄连8g，黄柏8g，砂仁6g，炙草5g，花粉10g，石斛10g，五倍子10g，山药10g，仙茅10g，淫羊藿10g。

6剂，水煎服，日2服。

1989年12月8日二诊　药进10剂，烦热、口干、多饮稍减，夜尿亦少，体力略增。查尿糖（±～+），三餐后血糖无异常，C－肽分泌曲线亦正常。唯夜寐不宁。舌质红，苔心稍黄，脉弦稍数。守原方加夜交藤15g以养心安神，再进6剂。

1989年12月15日三诊　尿糖稳定在（±），血糖正常，诸症均减，咋日受凉后，头痛咳嗽、吐痰、口干、舌质红，苔薄白，脉浮数。原方加苏叶10g、杏仁10g、浙贝10g以散寒解表，宣肺化痰治其“感冒”之证。

1989年12月23日四诊　“感冒”已愈，诸症悉除，查尿糖（－），血糖5.3mmol/L，明日出院。带药6剂，以资巩固。

**案3**

胡某，男，45岁，1988年7月13日初诊。

患者尿糖阳性5年余，双目痛胀2年。

西医诊断　糖尿病（非胰岛素依赖型），青光眼。

现主症　口干多饮，双目痛胀，视物模糊，二便尚调，纳食睡眠均可。舌质红，苔白，脉细数而沉。

病机　肾阴亏损，肝失涵养，肝肾精血不能上承于目。

治则　益气养阴，清肝明目。

处方　生地15g，黄连8g，花粉10g，石斛10g，玉竹10g，白薇10g，木贼草10g，元参10g，决明子10g，青葙子10g，蒺藜10g。

6剂，水煎服，日2服。

1989年7月27日二诊　药后目痛减轻，视物较前清晰，目胀好转，大便偏稀，2～3次/日。尿糖（+），舌质红苔白腻，脉沉细。依原方加山药以补脾养阴。16剂，服法同前。

1989年9月27日三诊　双目胀痛已瘥，尿糖（+），唯感口渴，口干黏腻不爽，舌脉如前。加五倍子10g，以生津止渴。

自1989年9月至今，守原方加减，间断服药20个月，尿糖持续在（-～±），血糖在正常范围，目胀痛未再发作。1990年春节期间停药1周，复因贪饮啤酒，饮食控制不佳，又感口渴，小便次数增多，尿糖（+++），即服原方6剂后，复查尿糖（±），诸症悉平。

**案4**

李某，女，51岁。

患者于10个月前，右睑下缘发一疖肿，红肿痒痛，反复发作。查尿糖（++），空腹血糖13.0mmol/L，诊断为：糖尿病（非胰岛素依赖型）。在门诊口服格列本脲、格列齐特，药量递增，迄今4个月均未获效。初诊时24小时分段尿糖测定在（++～+++），空腹血糖11.0mmol/L，餐后血糖15.8mmol/L，无“三多一少”症状，二便自调，纳、眠均佳。舌质红苔薄白，脉沉细。

处方　生黄芪15g，生地20g，黄连10g，花粉10g，石斛10g，葛根10g，茯苓10g，五倍子10g，炙草5g。

6剂，水煎服，日2服。

二诊（1990年4月27日）　服药后2周，复查空腹血糖7.6mmol/L，餐后2小时血糖13.9mmol/L，24小时分段尿糖测定（-～±），较初诊时有所好转。主诉右睑疖肿潮红隐痛，头晕时作，下肢微肿，舌质红，苔白腻，脉沉细。

原方加木贼草10g以疏散风热，荷叶10g升清利湿。

三诊（1990年5月11日）　睑疖肿消，下肢肿除。空腹血糖3.4mmol/L，餐后2小时血糖10.8mmol/L，24小时分段尿糖测定（±～++）。

继依原方，以收其功。

病人守方服药50余剂。自6～7月连续3次复查血糖均无异常，24小时分段尿糖测定在（-～±），偶见（+），于7月10日出院。

（摘自高辉远．医门新录．人民军医出版社）

**案5**

某某某，女，57岁，1998年9月18日初诊。

患者自诉于2月前发现右胫骨中段外侧出现5cm×6cm大小紫色红斑，中央部微凹陷，触之质较硬，无明显痛感，破溃后可有黄色液体渗出，经某院诊断为“糖尿病性类脂质渐进性坏死皮肤损害”。经口服降糖药治疗后乏力、口渴、饥饿感好转，但皮损未见减轻且有增大倾向。当日空腹血糖7.1mmol/L，餐后2小时血糖12.6mmol/L，精神尚可，舌红无苔，脉沉细而数。

证属肾亏夹瘀血。

治则　急补肾阴，佐以活血化瘀。

处方　天花粉30g，生地黄10g，山药30g，山茱萸10g，黄连10g，茯苓10g，知母10g，菟丝子15g，丹参30g，木瓜20g，乳香8g，没药8g。

10剂。

9月29日二诊　自诉服药后诸症减轻，舌质红，舌上已有少量白苔附着，脉细。右腿胫骨中段外侧皮损颜色变浅，再未见破溃发生，复查空腹血糖5.9mmol/L，餐后2小时血糖7.1mmol/L，尿糖阴性。

处方　天花粉30g，生地黄10g，山药30g，山茱萸10g，黄连10g，茯苓10g，丹参30g，菟丝子15g，五味子10g，蛇床子15g，木瓜20g，乳香8g，没药8g，牛膝10g。

20剂。

10月22日三诊　患者右腿胫骨中段外侧皮损紫色红斑消失，复查空腹血糖5.4mmol/L，餐后2小时血糖7.1mmol/L，嘱其以六味地黄丸长期治疗。

［摘自郭瑞林．高辉远治疗糖尿病经验．中医杂志，2001，42（4）］

**案6**

某某某，男性，66岁，1990年3月19日初诊。

患者因右下肺炎收住某院治疗。入院后查空腹血糖14.6mmol/L，餐后2小时血糖20.8mmol/L，尿糖（＋＋＋＋），尿酮体（＋），诊断为Ⅱ型糖尿病酮症。症见：精神差，全身乏力，口干欲饮，微咳，痰微黄色，尿频，舌质红，苔薄黄，脉沉细。

证属气阴两虚、燥热肺胃。

治则　清热滋阴，益气健脾。

处方　黄芪20g，山药20g，天花粉20g，生地15g，黄连8g，黄柏8g，石斛10g，黄芩10g，杏仁10g，五味子10g，益智仁10g，知母10g。

12剂，每日1剂，煎服。

药后乏力、口干、口渴、尿频诸证明显减轻，右肺感染灶已大部分吸收，复查空腹血糖9.8mmol/L，餐后2小时血糖12.6mmol/L，尿糖（+），酮体（-），舌质红，苔薄白，脉细。

于原方中加元参15g以加强请热生津之力。

三诊时，乏力、口渴、尿频消失，肺部感染吸收，复查空腹血糖5.4mmol/L，餐后2小时血糖7.2mmol/L，尿糖阴性，酮体阴性，嘱其改服成药六味地黄丸3月后复诊。

［摘自郭瑞林．高辉远主任医师治疗糖尿病经验介绍．贵阳中医学院学报，2000，22（4）］

**案7**

杨某某，男，55岁。1987年9月14日初诊。

主诉　两年前发现有“糖尿病”，口渴思饮，容易饥饿，尿频而浊，疲乏。

诊查　空腹血糖11.5mmol/L，尿糖（++++），舌质红，舌苔白腻，中有裂纹，边有齿印，脉沉滑。

辨证　此为津液不足，气阴亏损，脾不健运，湿热内生而致疲乏、口干、易饥、尿多、舌苔白腻、中有裂纹、边有齿印等症。

立法　益气养阴，清热生津，健脾利湿。

处方　玉液汤、黄连生地汤加减。

粉葛根15g，山药10g，花粉10g，石斛10g，川黄连8g，生地20g，玄参10g，苍术15g，云茯苓10g，猪苓10g，滑石15g，五味子6g，黄芪8g。

上方7剂，水煎服，早、晚各1次

服药后，病人症状均有改善，要求继续服用，病人曾连续服用上方，尿糖控制在（±～-）范围内，血糖在7.8～8.9mmol/L之间。

1989年8月11日，病人服药后自觉症状消失，尿糖、血糖控制较好，饮食就未加强控制，但烟、酒未沾，口干，口渴，饮水多，尿多，易饥，尿糖为（++++），血糖为10.4mmol/L，大便正常，舌有裂纹，脉沉滑。

仍以益气养阴，清热利湿为法。

粉葛根15g，黄芪15g，山药10g，石斛10g，川黄连8g，生地20g，玄参10g，玉竹10g，云茯苓10g，滑石10g，猪苓10g，荷叶10g。

上方7剂，水煎服，早、晚各1次。

病人服药后症状减轻，嘱其服用此方1个月，且严格控制饮食。

1个月后，病人尿糖（±）或（-），血糖为8.2mmol/L，病人深为满意。

方中黄芪升阳益气，助脾气散精；山药补脾固肾以止尿数频，润肺生津而治口渴；生地凉血滋阴；花粉清热生津；黄连清热降火；黄柏清热燥湿；石斛滋阴生津；苍术健脾燥湿；茯苓、泽泻健脾利水；滑石清热利尿；元参滋阴清热，生津止渴；五味子敛阴固涩。共奏益气养阴、清热生津之功，则药到病除。

（摘自吴登山．高辉远医话医案集．中国中医药出版社）

## 印会河

（贯中西抓主症，糖尿病养阴清热为主）

**【医家简介】**

印会河（1923～2012），北京中医药大学教授，中日友好医院主任医师，北京名老中医。擅长臌胀等脾胃病及外感热病、疑难杂症的治疗。

相关著作：《中医内科新论》、《印会河中医学基础讲稿》等。

**【主要学术思想和主张】**

印会河不拘泥于传统中医，主张在传统中医理论指导下，引入现代科技的新内容，使中医学成为有明确指标、充实数据、经得起重复考验的先进医学。中医可以将X线、B超、CT、MRI等作为望诊的延伸；听诊器作为闻诊的延伸；心电图、脑血流图等作为切诊的延伸，以延长或扩大自己的视野。临证注重抓主症，力求在错综复杂的矛盾中快速精准地“抓主症”，以直捕疾病要害，创立疗效甚佳的38首“抓主症”方、变态反应疾病六大治法及调肝治病十二法等。

**【医论医话】**

消渴病，古今的沿革较大，大概远古所称之消渴，一般局限在“渴而消水”这一方面，即所有的大渴多饮，都称消渴。至唐宋以后，渐渐发展，从而成为以“二消”论病，并已认识到消渴病人的尿是甜的（见《外台秘要》）等。足证我国古代劳动人民对医学的进步是费尽心力的。

消渴病中的“三消”，是根据常见症状中的“三多”现象来确定的，它把消渴分为上、中、下三消。这三消就是：上消消水为多饮，属肺；中消消谷为多食，属脾胃；下消尿频量多为多尿，属肾。对以上三消的成因，则概认为由于阴虚火亢所造成。因火亢或阴虚，都会造成阳气的亢盛（包括相对的火亢），阳气亢盛，就会引起气化太过，饮食入胃以后，消化极速，故而出现“消”的见证。

消渴虽有上、中、下三消之分，在临床却不一定分的太明显，有时仅有所偏重，不是截然分开。例如：多饮者常多尿，而多尿者必多饮，这是已成惯例的了。亦有上、中、下三消，即多饮、多食、多尿的症状，在一个病人身上同时并见的，这就甚难以上、中，下三消来截然划分。不过，既称消渴，就基本上应认定其病属于火亢或阴虚，对它的治疗，一般应守泄热（泻火）与养阴为主。养阴常取二冬、二地、沙参（近人研究，石斛有升高血糖的作用，不宜用于治疗本病），人参、何首乌、地骨皮、黄芪、石膏、知母，黄柏、天花粉、蛤壳、丹皮，葛根、玉竹、黄精、玄参、牡蛎、贝母、旱莲草、女贞子、穞豆衣等。泄热药多于大便干结时用之，最多用者为大黄，有时可合增液汤（玄参、生地、麦冬）同用，其他如芦荟、炒决明子、火麻仁、郁李仁等，也都有润下的作用。其余的苦寒药物，一般不宜过多使用，因其苦能燥湿，使病愈燥而热愈甚，消愈深，这是用药治消渴的一大原则，临床时必须注意及之。

当消渴历时既久，亦有出现阳虚见证者，此盖病久损及肾阳所致。治疗时即有用补肾助阳之法，这作为常中之变来看待，非治消渴之常法。

（摘自印会河．中医内科新论．山西人民出版社）

【验方效方】

**方一　二冬汤加味**

［组成］天冬9g，麦冬12g，花粉30g，黄芩12g，生石膏（先下）30g，知母9g，太子参30g，黛蛤散（包）15g，生地15g，丹皮9g，山药30g。

［功效］养阴清热。

［主治］肺胃阴伤者，常见症状内热咽干，五心烦热，口干欲饮，舌红脉数，时汗出，尿多，身痒。

［方解］二冬、花粉、太子参补气生津；知母、黄芩、生石膏、黛蛤散清肺胃之热；生地、丹皮凉血补阴；山药补脾阴而又能控制血糖。

**方二　增液承气汤加味**

［组成］玄参15g，麦冬9g，生地15g，芒硝（分冲）9g，大黄9g，天花粉15g，丹皮9g。

［功效］泄热养阴。

［主治］胃实劫津者。常见症状：大便燥艰，善饥消食，汗多饮凉，心烦不寐，脉数实，苔燥而黄。

［方解］玄参、生地、麦冬、天花粉养阴清热润肠；芒硝、大黄泻热通便；丹皮凉血以清血热。

［加减］如大便不实，脉数而虚，则病属脾阴虚为主，即宜改用黄芪汤加味，以增液补气。

黄芪15g，生地15g，玄参15g，麦冬12g，山药30g，生苍术12g，绿豆（煎汤代水）120g。

方中黄芪、苍术、山药和中焦脾胃之气，以调整上、下焦和肺肾的关系；生地、麦冬、玄参增液养阴，以消除火亢阴虚之患；绿豆清热以减少气化。

**方三 金匮肾气丸（《金匮要略》）**

［组成］熟地9g，山药15g，山萸肉9g，泽泻9g，茯苓9g，丹皮9g，肉桂3g，熟附片6g。

［功效］温固肾气。

［主治］糖尿病后期，以多尿为主症，属肾阳虚不能摄尿者。常见症状：肢冷脉细，恶寒喜温，头昏自汗，尿多稠黏，病体消瘦，苔白舌淡。

［加减］肢冷脉微细，加鹿角胶9g（化冲）。

（摘自印会河．中医内科新论．山西人民出版社）

**【精选验案】**

贺某某，女，42岁。

素有失眠多梦之证，近数月来，忽然多饮善饥，饮食倍增。求治于余，余令其去西医医院检查尿糖、血糖情况，果然尿糖（＋＋＋＋），血糖在11.1mmol/L以上，乃从消渴治之。

诊脉虚数，舌红少苔，大便不实，乃从虚治。

以黄芪汤加味治之。

黄芪15g，生地15g，玄参15g，麦冬12g，山药30g，生苍术12g，绿豆（煎汤代水）120g。

药后，烦渴随减，消谷情祝亦大有好转。

参加干校劳动3年，不但没有病倒，且体质较病前有进。多年来一直全日上班，可见其体质恢复甚好。

（摘自印会河．中医内科新论．山西人民出版社）

## 章真如

（论证重视阴精养护，糖尿病善益气养阴）

**【医家简介】**

章真如（1924～2010），武汉市中医院主任医师，湖北省名老中医。新安学派代表。擅长内科，尤专肝胆病、糖尿病、肾病、甲状腺疾病等。

相关著作：《滋阴论》、《调气论》等。

**【主要学术思想和主张】**

章真如秉承新安学派代表朱丹溪“阳有余阴不足、相火论”的思想，对于“阴”的认识到了新的高度，制定了养阴二十法、养阴系列方药等，临床效果颇为显著。

治疗糖尿病善用益气养阴法，自拟气阴固本汤为治糖尿病主方，立意益气养阴、生津止渴，寓阳升而阴应之妙。临证体会消渴病在其病理发展演变过程中，多为气阴两伤。

糖尿病目前几乎认为是终身疾患，患者中西杂投，在治疗过程中，由于各种因素的影响，病情时轻时重，反复缠绵，不能认为中药无效而停药。已用西药降糖剂亦不能停，特别是胰岛素依赖型，更不能停用，同时用中药对患者减轻症状有利，增强体质有好处。中西药结合待病情稳定，再慢慢减少或撤去西药，继续用中药巩固。从长远效果看，中药副作用小，对体质恢复效果好。

根据糖尿病发病过程，章真如订立四项法则：既消又渴，法在养阴；不消不渴，重在益气；渴而不消，气阴兼治；消而不渴，补肾求本。

（1）既消又渴，法在养阴其症：三消俱全，多饮多尿，善食而饥且瘦，咽燥唇干，皮肤枯燥，四肢困乏，肌肤有如针刺样疼痛或麻木感，脉细数，舌暗赤，苔干黄。此证多见于暴病或久病失治者。病机：阳明热盛，蕴结化燥，消烁肺胃之津，或肾燥津枯。治法：养阴润燥，自拟养阴润燥汤。

（2）不消不渴，重在益气其症：口不渴，尿不多，食不多，面部虚浮，神倦体乏，嗜睡懒言，脉沉弱无力，舌淡、苔薄白。此证病程长，长期服降糖药，特别是“胰岛素依赖型”者。病机：久病耗伤元气，肺脾肾亏损。治法：益气扶元，自拟益气扶元汤。

（3）渴而不消，气阴兼治其症：渴而欲饮，或不多饮，自控饮食较严格，精力困乏，不耐烦劳，小便偏多，长期使用降糖药，或间断治疗，脉沉细，舌暗红，苔薄白。病机：久病耗气伤阴，气阴两虚。治用益气养阴汤。

（4）消而不渴，补肾求本其症：形容枯搞，形寒畏冷，肢端麻木，肢体困乏，阳痿不举，视力模糊，食少便溏，口渴不欲饮，颜面及下肢浮肿，脉沉细无力，舌淡、苔薄白。病机：病久肾精暗耗，损气伤津，阴阳俱亏。治法：补肾益气，方用加味金匮肾气丸。

上述四项法则，是根据病情发展变化而采取灵活辨证措施，辨证准确，取效甚佳，或用气阴固本汤加减施治，亦能收到疗效。

**【验方效方】**

**方一　气阴固本汤（治糖尿病主方、自拟方）**

［组成］黄芪、山药各20g，葛根、生地、熟地、苍术、地骨皮各15g，麦冬、茯苓、花粉、葛根、山萸肉、五味子、五倍子各10g，牡蛎30g。

［用法］每日1剂，以水煎2次，文火取汁共500ml，每次服250ml，日服

2次。

［功效］益气养阴，生津止渴，敛精固本。

［主治］糖尿病，气阴两虚者。口渴引饮，多食善饥，小便频多，消瘦乏力等有关症状及其并发症。尤其对稳定和降低Ⅱ型糖尿病患者之血糖，并使尿糖转阴，效果较为明显，对糖尿病并发末梢神经炎，糖尿病性肾病，糖尿病肠病等均有一定的治疗与缓解作用。

［加减］口渴特甚者，加生石膏；口渴多饮者，加石斛、乌梅；头昏神疲者，加党参，南北沙参；食纳不佳者，加鸡内金、砂仁；心烦，胃中灼热，失眠者，加黄连；睡不安眠者，加枣仁，夜交藤；尿频量多，大便干结者，加沙参、玉竹、玄参、龟板；夜尿频数，量少者，加龟板、桑螵蛸；形寒畏冷，阳痿不举者，加附片、仙茅、淫羊藿；大便稀溏者，去熟地，加补骨脂、吴茱萸、肉豆蔻；面目浮肿，下肢肿甚者，加白茅根、怀牛膝、车前子；四肤发麻，有如针刺痛者，加忍冬藤、当归、鸡血藤；年老久病体弱者，加服金匮肾气丸，每次10g，每天服2次。

本方重用黄芪配葛根升阳益气，伍以二地、山药、麦冬、地骨皮、花粉大剂养阴之品，既有升散之力，能使津液上承而止渴，又有养阴清热润燥之功；配苍术助山药养脾阴而敛脾精；更用五味子、萸肉酸甘化阴以配阳；茯苓、牡蛎、五倍子古称玉锁丹，敛精固肾，锁住津精而潜阳。诸药合用，使阳升阴应，气旺生津，壮水潜阳，自有云行雨施的功效。同时，本方滋阴药中配黄芪、葛根补气同时伍有二地，皆本“孤阳不生，孤阴不长”阴阳互根、气阴并存之旨义，协调阴阳，分明主次，其效益彰。

以气阴固本汤治疗糖尿病，其要义是从人体的整体动态功能与疾病之病理生理的演变过程出发进行辨证论治，通过中药治疗调节整体机能，逐步改善全身情况，从而使症状逐渐减轻，直至消除。而不是用中药治疗代替胰岛素或某些降糖药，所以对正在使用胰岛素或降糖剂，或胰岛素依赖型者，不主张马上停用西药，而是在使用中药的治疗过程中，逐步减量，直到完全停用西药。

［摘自章真如，等．气阴固本汤．陕西中医，1993，14（10）］

### 方二 养阴润燥汤（自拟方）

［组成］二地，二冬，石斛，花粉，沙参，玉竹，地骨皮，山药，黄精，枸杞。

［功效］养阴润燥。

［主治］糖尿病，既消又渴，三消俱全，多饮多尿，善食而饥且瘦，咽燥唇干，皮肤枯燥，四肢困乏，肌肤有如针刺样疼痛或麻木感，脉细数，舌暗赤，苔

干黄。

[加减] 口渴特甚，加生石膏；心烦，胃中灼热，失眠者，加黄连；舌赤苔反白腻者，加苍术。

**方三 益气扶元汤（自拟方）**

[组成] 黄芪，党参，白术，茯苓，炙甘草，苍术，山药，黄精，枸杞，萸肉，白芍，何首乌。

[功效] 益气扶元。

[主治] 糖尿病，不消不渴，形不消，口不渴，尿不长，食不多，神倦体乏，嗜睡懒言，面部虚浮，脉沉弱无力，舌淡苔薄白。病程长，长期服“降糖药”，特别是用胰岛素治疗后，成为“胰岛素依赖型”病机。

[加减] 食欲不佳，加鸡内金、砂仁；睡不安适，加枣仁、夜交藤。

**方四 益气养阴汤（自拟方）**

[组成] 黄芪，党参，山药，黄精，石斛，花粉，生地，麦冬，生龙骨，生牡蛎，山萸肉。

[功效] 益气养阴。

[主治] 糖尿病，渴而不消，渴而欲饮，或不多饮，自控饮食较严格，但精力较差，不能耐劳，小便偏多，病程较长，长期使用降糖药物或间断治疗。脉沉细或弦细，舌暗红，苔薄白。

[加减] 口渴多饮者，加石斛；头昏神疲者，加党参。

**方五 加味金匮肾气丸**

[组成] 肉桂，附片，熟地，山药，山萸肉，泽泻，丹皮，茯苓，黄芪，苍术，枸杞，淡苁蓉。

[功效] 补肾益元。

[主治] 糖尿病，消而不渴，形容枯槁，或形寒畏冷，肢端麻木，肢体困乏，阳痿不举，视力锐减，食少便溏，口干不欲饮，颜面及下肢浮肿。脉沉细无力，舌淡，苔薄白。

[加减] 食滞纳呆，加鸡内金、砂仁；大便稀溏，去熟地、苁蓉，加补骨脂、吴茱萸、肉豆蔻；下肢肿甚，加牛膝、车前子。

[摘自章真如，等. 糖尿病治则琐谈. 辽宁中医杂志，1994，21（2）]

**【精选验案】**

**案1**

陈某某，女，50岁，干部。

平素喜食肥甘炙煿之品，加之工作与家务烦劳过度，近半年来常感口燥咽干，渴饮无度，食已辄饥，及晚更甚，食饮并进，不解饥渴，始则饮一溲一，继则饮一溲二，身体日渐消瘦，精神疲惫，五心烦热，头昏目眩，口唇干裂，爪甲枯槁，发稀脱落，面色不华。某医院检查：空腹血糖 15.5mmol/L，尿糖（＋＋＋＋）。诊断为糖尿病，给服盐酸苯乙双胍效果不显，乃转中医治疗。

诊察　脉沉细无力，舌质暗淡，苔薄黄。

辨证　肺胃燥热伤津，虚阳下灼肾阴，三焦俱病，气阴两虚。

治以益气养阴，方用气阴固本汤加减。

黄芪 20g，山药 20g，生、熟地各 15g，苍术 10g，生牡蛎 20g，五倍子 10g，乌梅 10g，玉竹 15g，石斛 10g，花粉 10g。

每日 1 剂。

共服完中药 25 剂，渴饮多尿现象减去十分之七，精神好转，面色逐渐转润。复查血糖 10mmol/L，尿糖（＋＋），病机已转，原方加麦冬 15g。

继服 10 剂，前后共复诊 10 余次，服药 100 余剂，诸症渐消失，饮食睡眠恢复正常，再查血糖 6.1mmol/L，尿糖（－）。近期疗效甚为满意，远期追访，病情有时反复，但用药后可以恢复。

［摘自章向明．章真如治疗糖尿病的经验．江西中医药，1994，25（5）］

**案 2**

李某，男，54 岁。

患糖尿病 2 年，多次检查血糖在 14.56～19.04mmol/L 之间，曾用盐酸苯乙双胍、藻酸双酯钠治疗，未见明显好转。近 2 月来，口干特甚，多饮多尿，饥饿明显，形体消瘦，皮肤干燥，四肢末端麻木疼痛，下肢乏力，乃转求中医治疗。

刻诊　舌赤苔干黄，脉弦细数。空腹血糖 19.60mmol/L，尿糖（＋＋＋），尿酮（＋）。

辨证　肺胃燥热，燔灼三焦，津液内耗，真阴亏损。

治则　养阴润燥。

处方　生地 30g，熟地、天冬、麦冬、玄参、地骨皮、石斛、花粉、沙参、玉竹、山药各 20g，黄连 6g。

治疗 3 个月余，上述症状基本消失，血糖保持在 7.28～8.4mmol/L，空腹尿糖（－），体重逐渐增加。

**案 3**

樊某，男，59 岁。

患有冠心病，经常胸闷气短，后来检查发现血糖 10.54mmol/L，尿糖（＋～＋＋），诊断为糖尿病。用格列本脲、藻酸双酯钠等西药治疗，血糖、尿糖控制在正常范围。但精神困乏，怯寒，不愿多活动。心电图检查右束支传导阻滞，心肌受损。血糖5.6mmol/L，尿糖（-）。舌淡苔白，脉沉细而迟。

辨证　胸阳不振，元气虚亏。

治则　益气扶元。用益气扶元汤加附片、郁金、丹参。

处方　黄芪、山药、黄精各20g，党参、丹参、苍术、白术、枸杞各15g，茯苓、萸肉、赤芍、郁金各10g，炙甘草、附片各8g。

服药10剂后，精神、体力有好转，胸闷气短亦减轻，但睡眠差，加夜交藤10g，珍珠母20g，格列本脲渐减至停用。

继服50剂，心电图检查亦有好转。

**案4**

吴某，女，60岁。

患糖尿病10余年，由于及时治疗，认真控制饮食，病情不甚严重，症状亦不明显，有时口渴，晚间多尿，体力尚可，能胜任工作，血糖检查偶高于正常，空腹尿糖基本正常。舌淡红、苔薄白，脉沉细。

辨证　气阴两虚。

治则　益气养阴。用气阴固本汤加减。

处方　黄芪、山药各20g，南沙参、北沙参、生地、熟地、地骨皮、麦冬、茯苓各15g，苍术、五味子各10g。

治疗1月余，逐渐停服降糖西药，精神饮食正常，口不渴，饮水较少，再以丸剂巩固疗效。

**案5**

范某，男，70岁。

患糖尿病20年，长期使用胰岛素，近年来用量越来越大。口干渴，不欲多饮，但有时饮水多，形体消瘦，腰酸痛不能举，形寒怯冷，大便溏，小便少，下肢浮肿，食滞纳呆，舌淡、苔薄白，脉沉细。血糖20.16mmol/L，尿糖（+++），尿酮（+）。

辨证　肾阳不振，久病伤肾。

治则　补肾温阳。用加味金匮肾气丸治疗。

处方　肉桂6g，附片、肉豆蔻各8g，熟地、萸肉各15g，山药、黄芪各20g，泽泻、丹皮、茯苓、苍术、白术、补骨脂各10g。

连服10余剂，自觉精神有所好转，大便次数减少，能稍进饮食，嘱继续服药。

［摘自章真如，等．糖尿病治则琐谈．辽宁中医杂志，1994，21（2）］

案6　（糖尿病肾病）

李某，男，56岁，干部。

患糖尿病6年余，开始多渴多饮，小便频数，善食而饥，经市某医院检查血糖13.9mmol/L，尿糖（++++），诊断为“非胰岛素依赖型糖尿病”。给予消渴丸、盐酸苯乙双胍等药治疗，临床症状基本控制。近年来因工作劳累，饮食不节，血糖尿糖反复增高，后改用胰岛素治疗，每日用量42U，尿糖转阴性，血糖仍高于正常，1个月前因感冒后发现下肢浮肿，食欲不振，腰酸膝软，视力减退，四肢麻木，大便稀溏，脉沉细，舌淡，苔薄白。检查：血糖10mmol/L，尿糖（+），尿素氮14.6mmol/L，肌酐257.8mmol/L，尿蛋白（+++），红细胞（+）。

诊断　糖尿病肾病。

辨证　肾阳虚衰，水泛肌肤。

治用金匮肾气丸加味。

附片8g，桂枝8g，熟地15g，山萸肉10g，泽泻10g，丹皮10g，茯苓10g，山药20g，黄芪20g，苍术15g，五味子10g，怀牛膝10g，茅根30g。

每日1剂。

服药5剂后，浮肿消退，食欲增加，自觉周身有温热感，但腹泻每日3~4次，四肢发麻，脉沉细，舌淡苔白。

治以温肾理脾，按上方去丹皮、泽泻，加藿香10g、吴萸10g、补骨脂10g。服药10余剂，大便成形，日行1~2次。

继以上方随证加减，治疗3个月，症状消失。仍用长效胰岛素16U，每日注射1次，中药继续使用，复查血糖在正常范围，尿糖阴性，尿蛋白（±），肾功能恢复正常。

［摘自章向明．章真如治疗糖尿病的经验．江西中医药，1994，25（5）］

案7　（糖尿病肾病）

张某，女，54岁。

患者于1990年秋季，在医院门诊查血糖16.5mmol/L，尿糖（++++），尿蛋白（±）。诊断为糖尿病。以盐酸苯乙双胍、藻酸双酯钠等药治疗。

1991年2月因面部浮肿，全身肿胀，肢体乏力，双下肢浮肿，口渴引饮，小便一般，西医诊断为“糖尿病并发肾病”，特来中医科治疗。

查体　双下肢凹陷性浮肿，舌质淡，苔薄白，脉沉细。

辨证　肾阴亏耗，肾气虚弱，开阖失司，水溢肌肤。

治则　益气养阴，补肾利尿。

方用　黄芪20g，生地、熟地各15g，苍术15g，山药20g，枸杞子15g，山萸肉10g，牛膝10g，泽泻10g，丹皮10g，茯苓10g。

服药10剂后，口渴、面部浮肿均减轻，周身肿胀亦减，下肢浮肿同前。上方加白茅根30g，再服50剂后，全身浮肿消失。复查空腹血糖8.6mmol/L，尿糖（-），尿蛋白（-）。

追访至今，浮肿未见反复，病情稳定现仍在治疗。

**案8**　（糖尿病合并冠心病）

侯某，男，60岁。

患糖尿病15年。以消渴丸7~10粒，每日3次维持治疗。近1年来经常感到心前区憋闷，疼痛阵作，每日可发作数次。服速效救心丸疼痛可暂时缓解，但稍有劳累，胸痛即发，伴口干，小便频多，睡眠不好。

1991年7月以"消渴"、"胸痹"收本院住院治疗，检查血糖7.8mmol/L，尿糖（++）。心电图检查：陈旧性下壁心梗，心肌受损。舌质暗淡，苔薄白，脉沉细。

辨证　消渴病久，耗气伤阴，气虚不能帅血畅行；阴亏不能滋养心神，津亏液少，血液滞涩，瘀阻心脉，不通则痛。

治则　益气养阴，宽胸通络。方用气阴固本汤合失笑散化裁。

黄芪20g，山药20g，生地、熟地各15g，苍术15g，南沙参15g，北沙参15g，黄精10g，全瓜蒌10g，薤白10g，丹参15g，红花8g，生蒲黄10g，五灵脂10g。

服药15剂后，胸闷憋痛明显减轻。治疗3个月，精神体力大有进步，胸痛渐止，消渴丸减至每日2次，每次服5粒。复查血糖6.2mmol/L，尿糖（-），心电图对比：心肌缺血明显改善。

患者出院后中断中医药治疗，1年后猝死于急性心肌梗塞。

**案9**　（糖尿病合并眼底病变）

罗某，男，63岁。

1993年11月，以眼底经常出血，反复不愈已达平年之久，左眼失明来就诊。

既往有高血压病，患糖尿病12年，平素以格列齐特每日1片维持治疗，近期检查血糖8.00mnol/L，尿糖（+~++）。血压不稳定，下肢乏力，颜面虚浮，舌暗淡，苔薄白，脉沉细。

辨证　肾元亏虚，不能摄精养目，虚阳上浮，热迫血溢，留著视衣（瞳神）。

治则　补肾益气，滋水涵木。方用加味金匮肾气丸。

肉桂6g，附片8g，熟地15g，丹皮10g，云苓10g，泽泻10g，枣皮10g，山药20g，黄芪20g，苍术15g，枸杞子10g，杭白菊10g，蔓荆子10g，天麻10g。

服药10剂，眼底不再出血。

治疗半月后，左眼视力逐渐提高到0.3，头昏渐止，下肢渐有力，查尿糖（+），血糖6.8mmol/L，血压90/68mmHg。守方治疗2个月，眼底出血全部被吸收，视力清晰，清除失明之忧。

［摘自韩乐兵．老年糖尿病并发症的治疗经验．中国医药学报，1996，11（2）］

# 任继学

（创新证治用药精专，滋润温化治消渴）

**【医家简介】**

任继学（1926～2010），长春中医药大学终身教授，长春中医药大学附属医院主任医师，吉林省名老中医。2009年获“国医大师”荣誉称号。擅长中医诊治急症、疑难杂症。

相关著作：《中医急诊学》、《悬壶漫录》、《任继学经验集》、《中国名老中医经验集萃》等。

**【主要学术思想和主张】**

任继学重视运用中医药手段诊治急症，积极挖掘长白山地区的道地药材，并开发益脑复建丸、抑亢丸、返魂草注射液等多种药剂；提出规范中医急诊学的诊治体系，并创建对耳人工呼吸术、脏器脏真病机、脑出血破血行瘀、急性心梗从痈论治等；注重中医理论的创新构建，如补议肝生理、真心痛兼调肝肾、血管性痴呆的“脉舍神”理论、以及维厥病、解佚病、肺胀、胆胀、脾心痛、肾风、水毒等病的证治体系；临证追求平淡中建奇效，以“精不足者，补之以味”治疗肾病综合症、肝硬化腹水，温补肾阳治疗顽固性高血压病，祛风通络治心肌炎，从咽论治肾风病，以“燥毒”病机论糖尿病，透顶止痛散搐鼻治头风，四君子汤治地中海贫血，通达募原疗肺热病，二陈汤化裁救治干燥综合征等；临床用药要求精准专一，药味少，必要时加大剂量，或内外兼治，直捣病所。

**【医论医话】**

消渴病是临床常见病、多发病，其病象是多饮、多尿、多食、乏力、消瘦等，如《内经》记载：“瘅成为消中”，“心移寒于肺，为肺消，肺消者，饮一溲二”，“胃中热，则消谷，令人心悬善饥。”张仲景亦曰：“男子消渴，小便反多，以饮一斗，小便一斗。”《古今验录》亦说：“消渴病有三，一渴而饮水多，小便数，无脂似麸片甜者，皆是消渴病也；二吃食多不甚渴，小便少，似有油而数者，此是消中病也；三渴饮水不能多，但腿肿脚先瘦小，……数小便者，此是肾消病也。”上述记载，即是对本病临床表现的精辟描述。

盖本病在发生发展过程中，往往合并痈、疖、水毒症，甚至出现脑、肾、眼等部位疾患。正如《卫生家宝》所言：“夫消渴者，……疾久之，或变为水肿，或发背疮，或足膝发恶疮漏疮，至死不救。”《三消论》亦说：“夫消渴者，多变聋盲疮癣痤痱之类。”《证治要诀》又有：“三消久之，精血即亏，或目无见，或手足偏废，如风疾非风。”便是对此病合并证之揭晓。然本病有原发和继发两种，前者占绝大多数，而后者极少。

关于消渴病，病位一般认为在肺、脾、胃、肾、三焦。但经临床观察和现代科学证实，本病以胰腺为发病之核心。然古无胰腺之名，笔者认为，今之胰腺，即《难经·四十二难》所记载之“散膏”。散膏与脾胃共居于中焦，为人体气化升降之轴，因而形成“食气入胃，散精于肝，淫气于筋，……浊气归心，淫精于脉，脉气流经，经气归于肺，肺朝百脉，输精于皮毛，毛脉合精，行气于府，府精神明，留于四脏。”和“饮入于胃，游溢精气，上输于脾，脾气散精，上归于肺，通调水道，下输膀胱，水精四布，五经并行”的生理过程，即相当于内分泌与代谢系统。

由此可知，内分泌和代谢全过程，乃由脾、胃和散膏的升降、转输，肺的治节、宣降，肝的疏泄，肾的封藏和开阖，经络的联接，上中下三焦相互为用，相互渗透，共同完成的。因此，本病的发生，是以散膏为核心，波及肺、脾、胃、肝、肾、三焦。其消渴病的病因，不越内外二因。外因即秦景明所言，外感三消，认为消渴是燥火与湿火，及《卫生家宝》所言“风毒气”内侵于散膏而成；所谓内因，一是醉酒厚味，损伤脾胃及散膏，致使气化升降失职，阳气堆积，生热化燥。即《内经》所谓“其人致食甘美而多肥，肥者令人内热，……其气上溢，转为消渴。”喻昌所说“肥而且贵，醇酒厚味，孰为限量哉。久之食饮，酿成内热，津液干涸，……而中消之病遂成矣”。二是五志过极，郁而化火，消烁津液而成消渴。此即经言“怒则气上逆……转而为热，热则消肌肤，故为消瘅”。三是恣情纵欲，房室不节，肾精暗耗，阴精不足，不能化水，而成本病。故严用和说：“消渴之疾，起于肾盛甚之时，不自保养，快情纵欲……遂使肾水枯竭，心火燔炽三焦猛烈，五脏干燥，由是渴利生焉。”

综上所述，本病的主要成因，以燥为主，燥为火之属，火为热之极，热则伤气。气者，肾气也。肾气受伤，则阳虚，阳虚不能生命火，命火衰则相火不生，相火不足，不能内寄于肝，肝阳失助，则肝肾之阳虚，阳虚不能蒸精化液，精枯液涸，故生口渴喜热饮，多尿之患。然燥有寒热之分。热燥则耗精伤液，液枯津涸，不能濡养脏腑；寒燥则凝聚津液不散，五胜失润，体液干枯，引起三焦气化失常，致使内分泌与代谢发生障碍。即张景岳所说："三消证……阳不化气，则水精不布，水不得火，则有降无升。"必然发生脾、胃、散膏之津枯，转输失司，阳郁化火，火炽则腐熟水谷之机亢盛，而消谷善饥，脾主血肉，脾病不能为胃行津液，肌肉失养而消瘦，也有寒燥伤及脾阳，脾阳伤则胃阳不旺，浊阴内聚，液虚脏燥，故有口渴喜热饮之症；肺阴不足者，则肺体失润而燥，求救于水而有口渴，喜饮，饮而无度等证；寒燥则使肺金冷，气沉不得升，上不能制下，则口渴喜热饮，小便反多，肝肾阴亏，则乙癸气化失权，肝气郁者，则疏泄失司，精、津不能内藏，肾伤则封藏、开阖失职，阴精外泄，多尿而甜。

病久阴液干涸，血脉失荣，脉络刚而不柔，津血不能上奉于脑，脑髓失养，神机失灵，故有神明之疾，重则营卫循行受阻，营气不能内守，卫气不能卫外，而生皮肤痈、疖之疾。

本病古人在辨证上分为上、中、下三消。即肺热、胃热、肾虚之别。但在临床实际上，往往三者是不易区别的，因渴、饮，多尿、消瘦、能食，均为上中下消渴共有之症。为此，笔者根据临床实际，分为脾胃阴虚、阳虚，肝胃阴虚、阳虚，肝肾阴虚、阳虚三类，作为辨证准则。

（1）肺胃阴虚证：烦渴多饮、善食、胸中烦躁，口咽少津，小便频数，唇红如坯，舌齿如血有裂，无苔，或薄黄苔，脉洪数有力，也有沉数之象。

（2）肺胃阳虚证：烦渴喜热饮，食而不饱，但量少，饮一溲二，畏寒，乏力，精神不振，大便多溏，舌体肥大，红赤有裂，苔薄白，脉沉迟有力，也有沉虚之象。

（3）肝胃阴虚证：消谷善饥，喜冷饮，心烦善怒，胸胁不畅，善太息，失眠多梦，小便频数，色白如泔，味甜如蜜，形体消瘦，大便秘结，舌深红少津，脉长洪或洪大有力。

（4）肝胃阳虚证：渴喜热饮，饥而不欲食，食则胃中不舒，腹痛，胸胁痞满，目眩，甚则筋惕肉瞤，小便多而色白，舌淡红，苔白而滑，脉多沉弦无力，也有沉迟之象。

（5）肝肾阴虚证：小便频而量多，浊而不清，味甘而气不躁，烦渴引饮，善怒，腰膝酸软，多梦遗精，形神枯萎，舌红赤或绛，脉虚数或涩数。

（6）肝肾阳虚证：口渴喜热饮，小便清白，腹满，饥而不欲食，善恐，胁下坚胀，寒热，忧郁胆怯，口淡干苦，腰膝乏力，四肢欠温，健忘耳鸣，多欠伸，眩晕，舌淡红，苔白而润，脉沉虚而弦，也有弦迟之象。

赵养葵说："人其水火得其平，气血得其养，何消之有？"即是说，治疗本病必须调整机体阴阳、水火之平衡，使之脏腑、经络、气血互相协调，相互为用。因此，治疗本病不能以补阴养津为正法，而必法阳虚补阳，阴虚养阴。以阳虚补之，阳旺则生阴，阴生则津足，阴虚养之，阴复则养阳，阳化气而阴成形，津液乃充，此为治疗本病之正法。

总之，阳虚则补阳，阴虚则补阴，阴阳协调，则津液充足。故脾胃阴虚者，滋阴润燥，生津止渴，方用白虎加人参汤，亦可用二冬汤治之；肺胃阳虚者，补阳以配阴，养津润燥，方用双补丸；肝胃阴虚者，养阴平肝，益胃生津，方用柳氏方（《柳选四家医案》方：生地、北沙参、知母、花粉、石膏、甘草、麦冬、五味子、牡蛎、茯苓、川连）；肝胃阳虚者，补阳暖肝，温胃生津，方用滋膵饮（生箭芪、大生地、生怀山药、净萸肉、生猪胰子。注：不去生地者，其生地必用肉桂、干姜水炒。因木得桂而枯、得姜而散，即肝苦急，急食辛以散之，即阴生阳之义）去生地、黄芪，加肉桂、附子、炒川椒、鹿角胶；肝肾阴虚者，滋肾养肝，生津润燥，方用乌龙汤（龟板、生地、天冬、甫沙参、蛤粉、女贞子、料稆豆、山药、茯苓、泽泻、车前、藕）；肝肾阳虚者，温肾暖肝，生津滋液，方用加减肾气丸。

盖本病除药物治疗外，必须戒七情，清心寡欲，薄滋味，减思虑，戒酒忌房室，麦粉不可多食，应食羊肉、黄母鸡、鸡子、豆类、牛奶等。

（摘自任继学．悬壶漫录．北京科学技术出版社）

**【验方效方】**

**方一　温化滋胰汤（自拟方）**

［组成］缫丝 40g，生地 50g，知母 50g，葛根 15g，天冬 15g，花粉 15g，肉桂 3g，红花 4g，黄精 15g，内金 20g，白术 15g，黄连 2g。

［服法］水煎服。

［功效］温化滋胰。

［主治］消渴，三多一少，乏力之疾。

［加减］肾虚，加覆盆子 15g，首乌 15g；酮症，干姜等辛胜酸之类药皆可选加；血糖不下，生地可用百克之内；尿糖不下，知母可用在百克之内；苍术、玄参亦可加入，乃施氏经验。

**方二　复元散（自拟方）**

［组成］真海狗肾 2 具，生地 100g，玄参 50g，知母 120g，真海马 50g，黄精 50g，干姜 40g，内金 60g，西藏花 50g，血竭 30g，海参（去砂）50g，猪、羊胰脏各 1 具，金石斛 50g，洗净胎盘 1 具，山参 40g，天冬 50g。

［服法］共为细粉，每次 5～10g，冲服。

［功效］固肾益精，润燥复元。

［主治］消渴重症及恢复时用之，配合汤药。但用过胰岛素者无效。

［加减］尿多加覆盆子 50g，菟丝子 50g；心火不降，肾水不升者，加黄连 50g，龟板胶 50g。

（摘自任继学．悬壶漫录．北京科学技术出版社）

**方三　任老消渴病常用处方**

［组成］缫丝 50g，生地 50g，知母 50g，肉桂 3g，三棱 10g，莪术 10g，仙鹤草 20g。

任老认为消渴病的主要机制是以燥为主，燥盛必伤阴液，阴虚必养阴，阴生则津足，津足则不燥也，故任老首选生地、知母相互为用。生地甘寒多汁，清热养阴，知母辛苦寒凉，下滋肾阴，上清肺火，二者合用相辅相成；任老对本病的治疗强调不可单纯的养阴补液，治病固本，要顾及阳虚的一面，只有阳旺才能生阴，所以任老临证治疗本病喜用肉桂，一则引火归源，二则阳中求阴，即为此意；除此之外，任老对消渴的治疗更有独特之用药，每方必重用缫丝，缫丝者，蚕茧也，其味甘、性微温，含有纤维蛋白、丝胶蛋白，其品煎汤能生津止渴、降低血糖，是治疗消渴之要药；消渴一证缠绵难愈，病久势必阴液干涸，血脉失荣，脉络刚而不柔，血脉不畅，转化为瘀，瘀阻气机则加重了病情或转为坏病，为了防患于未然，任老对消渴的治疗常用三棱、莪术，二者皆为去瘀之药，作用较强，疗效相仿，而各有所偏，三棱长于破血中之气，莪术善于破气中之血，二者合用取长补短，相得益彰，破瘀散结之力更强，可用于治疗一切血瘀气结之候，而对于防治消渴病之坏病更为有效。但本品为破血消伐之品，宁可轻剂、再剂，而不可重剂。要根据病情中病即止，不可过剂，以防伤正。

［摘自金花鲜，等．任继学教授治验拾萃．长春中医学院学报，1999，15（3）］

**【精选验案】**

袁某，女，68 岁。于 2003 年 3 月 7 日就诊。

多饮，多尿 1 年。

患者近 1 年来多饮、多尿、消瘦。经当地医院诊为糖尿病（Ⅱ型），未服药，控制饮食后未见明显改善。

诊见　多饮、多尿，时有头晕，舌体大、有齿痕，两侧瘀斑，脉沉弦数。血压：150/90mmHg，空腹血糖：8.8mmol/L，尿糖阴性。

西医诊断　糖尿病（Ⅱ型）；高血压病。

中医诊断　消渴；风头旋。

辨证属阴虚夹瘀。

治宜养阴通络，活血降糖。

处方　缫丝 50g（煎汤代水），黄芩 15g，地龙 15g，鬼箭羽 15g，玄参 15g，葛根 10g，肉桂 5g，生地 10g，钩藤 15g，生杜仲 15g，怀牛膝 20g，苏木 15g。

4 剂。每剂煎服 600ml，每次服 300ml，日 2 次，早晚饭后服。

连进 8 剂后，症状消失，空服血糖降至 7.82mmol/L。

继续调整服药。

［摘自宫晓燕，等．任继学教授用药经验举隅．长春中医学院学报，2003，19（3）］

## 乔保钧

（尊仲景化裁经方辨治，益气阴清郁热疗消渴）

**【医家简介】**

乔保钧（1927～），河南省洛阳市第二中医院主任医师，河南省名中医。专攻疑难病的治疗，尤擅治冠心病、脑中风、慢乙肝、肝硬化腹水、慢性肾炎、各种癌瘤等顽疾。

相关著作：《乔保钧医案》。

**【主要学术思想和主张】**

乔保钧崇尚经典，遣方用药皆尊仲景意；主张辨证论治需抓疾病机要，如治杂病重视调肝，疗胸痹本于益肾，急症求速效药经量大等；灵活化裁经方运用于个系统疾病的辨治，如竹叶石膏汤加辛夷、二花治疗慢性鼻窦炎，小柴胡汤加桂枝、元参、川牛膝、葱白治疗淋巴管炎，附子泻心汤加导赤散治疗复发性口疮，五苓散加青箱子、白芍、杞果、菊花治疗眼底水肿等。

**【医论医话】**

糖尿病患者以中老年为多，此时期，人们生理上正处于“肝气衰”，“天癸竭”的阶段。肝主藏血，肾主藏精，肝肾衰竭，必致精血亏虚，而精血乃人身阴液之根本，五脏之阴非此不能滋，精血亏虚，必致五脏六腑之阴俱虚，阴不制阳，虚热内生，加之恣食肥甘，痰热交蒸，情志不畅，气郁化火，进一步耗灼脏腑之阴，则“消渴”诸症作矣。可见，消渴病虽有上、中、下消之分，但本虚标实是其病理基础，肝肾亏虚为本，虚热亢扰为标。因此，对糖尿病的治疗，一方面要选用大队清热之品，以治其标，同时，必须始终注意滋肾养肝这一根本环节，以获可靠而又持久之疗效。正如明代医家赵献可所说“无分上中下，以治肾为急”。

（摘自乔保钧，等．白虎人参汤和黄连阿胶汤化裁治疗糖尿病 50 例疗效观

察. 河南中医，1987，5)

【验方效方】

**消三多汤**（人参白虎和黄连阿胶化裁，自拟方）

［组成］人参5g（用党参倍量），知母10g，生石膏30g，黄连9g，阿胶9g，白芍15g，天花粉9g，山药15g，黄精15g，蒸首乌15g，麦门冬9g，地骨皮9g，鸡子黄2枚。

［功效］滋补肝肾，养阴润燥，益气清热，生津止渴。

［主治］糖尿病。肝肾亏虚，肺胃郁热。

［加减］偏于上消，症见口干咽燥、多饮、饮不解渴、全身乏力，脉细数或弦数、舌质红少苔或无苔，加百合9g、乌梅9g；偏于中消，症见多食易饥、乏力消瘦、脉虚大或弦数，舌质红、苔黄，重用生石膏至50g、知母15g；偏于下消，症见溲多、全身极度倦怠、腰膝酸软、皮肤干燥、脉细数、两尺无力、舌质嫩红或暗红、少苔或镜面舌，重用山药30g、麦冬25g，另加杞果15g、山萸肉9g、旱莲草30g。

本方由《伤寒论》人参白虎汤与黄连阿胶汤组合化裁而成。前者，原为气阴两虚者设，有益气清热、养阴生津之功；后者，原为阴虚火旺者设，有补肾阴、清心火，交泰心肾之功。立法本意，恰与糖尿病阴虚内热、精亏津耗的病机相吻合，故可合而化裁为用。综观全方，具有滋补肝肾、养阴润燥、益气清热、生津止渴之功效，虽有益气固本之人参，但绝无化火伤阴之弊端；虽有首乌、黄精等滋补性药物，亦无补腻复热之后患，辨证不离标本，择药紧扣病机，疗效显而易见。

（摘自乔保钧，等. 白虎人参汤和黄连阿胶汤化裁治疗糖尿病50例疗效观察. 河南中医，1987，5)

【精选验案】

**案1**

李某某，男，50岁，1984年5月7日初诊。

患者1983年3月始觉口渴喜饮，饮不解渴，小便量骤然增多，每日饮水4000ml左右，排尿3500ml左右。经某省人民医院作空腹血糖及尿糖定性，确诊为糖尿病，服各种降糖药物治疗，血糖、尿糖有所下降，但诸症不减。

现症　口干舌燥，渴而喜饮，全身乏力，头晕目眩，多食易饥，腰身酸痛，目干昏蒙，小便量多，大便稍干。查血糖11.7mmol/L，尿糖定性（++++），舌红，苔薄黄，中部少苔，脉沉弦数，两尺无力。

辨证　肝肾阴亏，虚热内炽，耗气伤津。

治则　滋肾养肝，益气清热，生津止渴。

处方　党参10g，麦冬20g，生石膏（布包）30g，知母15g，黄连9g，阿胶9g，白芍10g，山药15g，花粉15g，杞果20g，旱莲草30g，黄精13g，蒸首乌15g，地骨皮9g，生鸡子黄一个。

上方连进15剂，口渴明显减轻，小便减少，查血糖降至9.5mmol/L，尿糖（+），仍头晕目眩，乏力，舌质淡红，边有齿痕，少苔，脉沉数。

处方　党参13g，麦冬20g，生石膏（布包）30g，黄精10g，知母15g，山药20g，花粉15g，杞果15g，旱莲草30g，胆南星9g，石斛30g，蒸首乌10g，地骨皮9g，阿胶9g，生鸡子黄一个。

上方续服30余剂，空腹血糖降至5.2mmol/L，尿糖（-），三消症状皆失，头晕目眩已微，恢复正常工作。

（摘自乔保钧，等. 白虎人参汤和黄连阿胶汤化裁治疗糖尿病50例疗效观察. 河南中医，1987，5）

**案2**

印某某，女，67岁，1996年6月23日初诊。

患者近年来日渐消瘦（体重下降8.7kg），伴口渴喜饮，饮而不解，尿糖曾（+++），空腹血糖高达14.8mmol/L，经服格列本脲，尿糖一度转阴，但血糖居高不下，近月来因劳累病精加重，特求中医诊治。

刻诊　乏力、神疲，口渴喜饮，易饥多食，大便略干，舌质红、苔黄乏津，脉沉细略数；血糖12.3mmol/L，尿糖定性（+++）。

脉症合参，属肺胃郁热，气阴两虚。

治宜益气养阴，清胃润肺。

方用　白虎汤、百合知母汤、一贯煎、黄连阿胶汤等合而化裁。

太子参13g，辽沙参10g，麦门冬10g，生地10g，生百合30g，知母10g，生石膏30g，天花粉10g，生山药15g，黄连9g，阿胶（烊化）9g，鸡内金15g，西杞果13g，当归10g，白芍药15g，旱莲草30g，霜桑叶5g。

5剂，水煎服。

1996年6月30日二诊　上药显效。口渴明显减轻，饮食减少，大便转调，尿糖（++），遂宗上方加葛根继服5剂。

1996年11月13日三诊　口渴续减，虽口干而不欲饮，食量复常。惟乏力、神疲、下肢酸软，舌质红、苔薄黄有津，脉沉弦。

上方去生石膏、天花粉，加龟板胶15g、砂仁9g、西杞果13g、山萸肉10g，易太子参为生黄芪30g。

继服10余剂，诸症皆失，尿糖转阴，血糖降至7.9mmol/L。

又以六味地黄丸合消渴丸续服2月，病情稳定，无大反复。

**案3**

任某某，女，54岁，农民，1985年6月19日初诊。

患者自1982年12月始出现口渴喜饮，尿量增多，本县医院尿糖检查（++++），诊为糖尿病，经洛阳某医院中药治疗，症状有所改善，但血糖、尿糖始终变化不大。

刻诊　乏力、神疲、多汗，肢体酸软，手足心热，口干欲饮，食量中等，小便频数，量大，大便调。舌质红、苔薄黄，六脉弦数无力；尿糖定性（++++），空腹血糖11.49mmol/L。

辨证　肾阴亏虚，虚热内炽，耗气伤津。

治则　滋肾益气，养阴清热，生津止渴。

处方　党参10g，麦门冬20g，生石膏30g，肥知母15g，天花粉10g，生山药15g，黄精10g，元参13g，山萸肉15g，黄柏10g，乌梅9g，旱莲草9g，燕首乌15g，地骨皮9g。

上方服5剂，口渴减轻，空腹血糖降至7.38mmol/L，加西杞果、阿胶、鸡子黄等，又进30余剂，血糖降至5.13mmol/L，尿糖定性转阴。

1985年8月16日诊　经上治疗口渴已除，精神转佳，惟觉下肢酸困，尿少色黄，大便溏，舌质红、苔白，脉沉数。

处方　燕首乌15g，麦门冬20g，生山药15g，天花粉15g，地骨皮9g，肥知母15g，黄精15g，黄连9g，阿胶9g，西杞果15g，金钱草30g，生鸡子黄3个，黑豆一把。

上方为主，稍加出入，又进30余剂，三消症状皆除，体重增加2.5kg，全身较前有力，小便较前清亮，血糖5.08mmol/L，尿糖转阴。嘱其注意饮食调理，以巩固疗效。

**案4**

李某某，男，56岁，农民，1986年7月8日初诊。

患者1985年12月始觉大渴喜饮，形体明显消瘦，当时查尿糖（++++），空腹血糖9.49mmol/L，经服藻酸双酯钠、盐酸苯乙双胍、消渴丸等治疗半年，病情一度缓解。近月来，因劳累致病情复发加重。

刻诊　口干喜饮，食量中等（自我控制），乏力神疲，腰膝酸软，小便颇多，大便调和。脉虚数无力，舌质红略紫，苔白。

辨证　肾气不足，中焦郁热。

治则　滋肾清热，养阴生津。

处方　蒸首乌15g，麦门冬13g，山药15g，知母10g，天花粉15g，生石膏30g，黄连9g，鸡内金15g，西杞果15g，生百合15g，生龙骨15g，旱莲草30g，霜桑叶5g。

上方稍加出入，连进27剂，尿糖转阴，血糖降至6.38mmol/L，身觉有力，惟觉口干，便干。查舌质红，苔白，脉弦滑数。

处方　太子参15g，麦门冬15g，知母20g，生石膏30g，黄连9g，阿胶9g，鸡内金15g，天花粉15g，西杞果15g，山药10g，黄精10g，旱莲草30g，鸡子黄3个。

上方为主续进30余剂，体重增加2.5kg，多饮、多尿诸症俱消，精神转佳，力气倍增，已恢复正常劳动，继服下方巩固疗效。

处方　太子参15g，麦门冬15g，山药20g，知母15g，黄连9g，阿胶9g，天花粉15g，黄精15g，西杞果15g，山萸肉10g，生地10g，鸡内金15g，生甘草6g，霜桑叶5g。

（摘自乔振刚．乔保钧医案．北京科学技术出版社）

## 周仲瑛

（临证三论精辨治，糖尿病主养阴润燥）

**【医家简介】**

周仲瑛（1928～），南京中医药大学教授、主任医师，江苏省名老中医，国医大师。擅长治疗内科杂症，在疑难急症和心肺疾病的诊治上尤具心得。

相关著作：《中医内科学》、《周仲瑛临床经验辑要》、《中国百年百名临床家·周仲瑛》等。

**【主要学术思想和主张】**

周仲英在辨证论治的临证应用上，提出临证三论：审证求机论、知常达变论和药随证转论；认为辨病与辨证不可偏废；辨证应知常达变，即对证的特异性与可变性，对证的非典型性与交叉性，对证的夹杂性与隐伏性等需细致辨明；对方剂的选用，强调分清“专治方”与“通治方”的适用范围；在用药上，尤重视药物的“七情和合”，掌握常用药物的配伍和“对子药”的相关意义，从而使药物配伍能发挥出最佳的协同作用。

**【医论医话】**

糖尿病的临床主要特征为多饮、多食、多尿。根据“三多一少”主症，属于中医学消渴的范畴，《外台秘要》早已率先揭示尿甜是其特异性病征。但消渴仅为糖尿病之外候，就症状而言，尚包括现今之尿崩症、精神性多饮多尿症等病；而Ⅱ型糖尿病又未必有“三多”见症。故在诊断上应作相关检查以助辨病，在治疗上当遵循中医有关消渴病的理论进行辨证论治。

中医学认为本病多由过食甘肥、情志刺激、素体亏虚（或房劳过度），或过用温燥、金石类药物等所致，而禀赋不足，实是发病的重要内因。其基本病理为阴虚燥热，而以阴虚为本，燥热为标，两者又互为因果，久病可致阴伤气耗，阴损及阳，重症可以出现阴虚阳浮，进而发生阴竭阳亡的危象。在病程中且导份致一系列并发症。病变脏器涉及肺、胃（脾）、肾，肺燥、胃热、肾虚互为影响相关，而源本于肾。辨证一般俱从“三多”症状的主次，分为上、中、下三消，以区别肺、胃、肾重点所属，但从临床上看，三消症状往往同时并存，仅在程度上有轻重之别，而部分患者“三多”主症又不明显。为此，辨三消只能作为基本原则，而按病理表现分证则较切合实用。据临床所见其基本证候可分阴虚燥热、气阴两虚、阴阳两虚三类。析而言之，因阴虚与燥热的标本主次不同，又可分为肺胃燥热、肾阴亏虚两证，气阴两虚证表现以气虚为主者，又可另列脾胃气虚一类。若阴津极度耗损，可见阴虚阳浮重证。病久可兼络热血瘀征候。

治疗一般以养阴生津、清热润燥为原则。阴伤气耗或阴损及阳又当参以益气、温阳。分别言之，上消治予清热生津，用消渴方、白虎加人参汤；中消治予增液润燥，用玉女煎或增液承气汤；下消治予滋阴益肾，用六味地黄丸或金匮肾气丸。临证既当区别三消主次，又须兼顾同治。

兹概要列述其辨治要领如下：

（1）治本须补肾，滋阴兼助阳。因三消源本于肾，而又终必及肾，故治消渴总应以补肾为主，肾为水火之脏，藏真阴而寓元阳，主五液，阴虚阳盛则关门开多合少而尿多；若阴伤及阳，阳虚气不化水，肾失固摄，则小便直下而致饮一溲一。故早在《金匮》即取肾气丸作为消渴治本之方。临床当辨阴虚、阳虚而左右化裁。由于本病以阴虚为本、燥热为标，故常以六味地黄丸为基础方，壮水以制火，酌加元参、天冬、龟板、牡蛎等品，肺肾两虚合生脉散，肾火旺者加黄柏、知母，并取酸甘化阴之意，用萸肉配生地补肾阴，麦冬配五味子补肺肾之阴，乌梅配麦冬、生地养胃阴；若见阴阳两虚，或以阳虚为主，可取肾气丸加鹿角片、淫羊藿、淡苁蓉、菟丝子等。组方配药应注意阳中求阴、阴中求阳的原则。

（2）补津能化气，补气可生津。若津亏不能化气，而致气阴两虚，津气俱伤，复因气虚不能生津者，不可纯用甘寒，当气阴双补，既应补津以化气，又要补气以生津，若气虚明显可径以补气为主而化阴生津，脾气虚弱者用参苓白术散，健脾补气以化津，肺肾气阴两虚者，可用《医学心悟》黄芪汤（即生脉散加黄芪、熟地、枸杞子）以益气养阴，药用黄芪、人参、白术、山药、扁豆、莲肉等补气，麦冬、地黄、玉竹等养阴。

（3）升清可布液，流气能输津。津因气而虚者，可取葛根升发脾胃清气，并可用蚕茧升清止渴，配鸡内金、生谷麦芽运脾养胃；如津气亏耗，或脾虚气滞，气不布津，投滋柔之品而阴津难复者，还可配小量砂仁流气以布津；若病因肝郁化火，上炎刑金，灼伤胃液，下耗肾水，而见“三消”证候者，又当在滋阴生津中配入柴胡轻清升散之品以舒肝郁，并伍丹皮、地骨皮、桑白皮以清肝肺郁火。

（4）润燥须活血，瘀化津自生。津血同源，互为资生转化，阴虚燥热，津亏液少，势必不能载血循经畅行，燥热内灼，煎熬营血，又可导致血瘀，瘀热在里，还可化热伤阴，终致阴虚与血瘀并见。瘀阻气滞则津液愈益难以输布，治当滋阴生津为主，兼以凉血化瘀；酌配桃仁润燥活血，赤芍、丹皮、丹参清热凉血，泽兰祛瘀升清，鬼箭羽通瘀破血，血行津布则燥热可解；瘀化气畅则阴液自生；若津亏不能化气，气虚不能运血，而致血瘀愈益加重，又当参以益气化瘀，用生黄芪、太子参合蒲黄、水蛭等品。

（5）治虚不忘实，三热应并顾。一般认为本病以燥热为发病之标，但进而言之，其热有三：一为湿热，病因酒食不节，恣食肥甘厚味，饮食不归正化，形体日益肥胖，湿郁化热，发为消渴。如《素问·奇病论》说：“此人必数食甘美而多肥也，肥者令人内热，甘者令人中满，故其气上溢转为消渴。”治当复入黄连、花粉、苍术、佩兰、玉米须、芦根等清中化湿，芳香悦脾。如伤脾耗气，则应参以补气健脾之品；若湿热化燥伤津，又须清热润燥。二为燥热，病因素禀亏虚，或房劳过度，精气耗伤，水亏火旺，或因情志失调，肝郁化火，志火燔灼，而致燥热内生，形体日益消瘦。治宜清热润燥，药用石膏、知母、天花粉、芦根、北沙参、地骨皮等，配合甘寒养阴之品。至于因胃有燥热而需用调胃承气、三黄等方苦寒荡涤者究属少数，且应防止苦燥太过伤阴之弊。三为瘀热，病因湿热、燥热郁结日久，煎熬津血，血液黏滞，运行不畅，瘀郁化热，久病入络，而致络热血瘀，治当清热凉血化热，久病入络，而致络热血瘀，治当清热凉血化瘀，药用制大黄、桃仁、赤芍、丹皮等。总之，湿热、燥热、瘀热，每多互为因果，并见共存，治应兼顾，针对主次配药。

此外，饮食调护对本病亦有特殊意义，除一般控制外，还应重视食疗，如用山药蒸熟去皮，每日适量食之，或蚕蛹炒香随意食用。并可用猪、牛胰逐日作菜食之，亦可焙干研粉，日食10～15g，取其以脏补脏之意。

［摘自周仲瑛．糖尿病杂谈．江西中医药，2001，32（2）］

**【精选验案】**

施某，男，48岁，2005年8月22日初诊。

患者1993年8月出现尿频、尿急、小便不畅，经检查诊为前列腺增生、尿潴留，合并糖尿病，服格列本脲、二甲双胍等药控制血糖。2004年曾患直肠炎，检查食道、胃均有慢性炎症。

今年5月开始使用胰岛素，检查尿蛋白阳性、尿素氮（BUN）偏高，空腹血糖7.5mmol/L。形体日渐消瘦，腿软乏力，三多（多饮、多食、多尿）症不显，口干唇燥，咳嗽痰多，小便不畅、尿黄有沫，大便溏，每天3次，舌暗紫中有裂纹、苔黄腐腻，脉弦。B超检查示：肾、输尿管、前列腺无明显异常。

诊为消渴，证属肾虚阴伤，湿热内郁，久病络瘀。

治宜滋肾养阴，化湿清热，活血通络。

处方　生地黄、泽兰、泽泻各12g，玉米须、地骨皮、桑白皮、山药各15g，牡丹皮9g，茯苓、南沙参、北沙参、山茱萸、桑叶、玄参、炙僵蚕、天花粉、黄柏各10g，鬼箭羽20g，炙水蛭3g，知母、炒苍术各6g。

14剂，每天1剂，水煎服。

9月12日二诊　小便通畅，大便溏，咽痛，背痛，咳嗽，痰多成块，色白，口干，胃嘈杂，腿软乏力，舌暗紫、苔黄薄腻，脉细弦。检查空腹血糖6.7mmol/L，餐后2小时血糖8.6mmol/L，BUN 8.1mmol/L。

前方加蒲公英15g，麦冬10g，桔梗5g。14剂。

9月26日三诊　二便通畅，咳嗽痰多、胃嘈杂基本缓解，腰酸，腿软无力，舌暗红、苔薄黄腻，脉细滑。餐后2小时血糖7.1mmol/L，BUN 6.5mmol/L。

上方续服4周，热减，气阴本虚渐复，血糖基本控制，守方再进。

8月22日　方去泽泻，玄参用15g，加丹参12g、鸡血藤15g，继续服用以善后。

［摘自晁梁，等．周仲瑛教授从三热治疗糖尿病验案．新中医，2006，38(12)］

## 吕靖中

（中西结合综合辨治，糖尿病重益气阴化瘀血）

**【医家简介】**

吕靖中（1930～），河南中医学院教授，主任医师，河南省名中医。精于中医内科，擅长糖尿病、脾胃病等治疗。

相关著作：《中医治疗糖尿病新进展》、《中医传统脾胃病学》、《传统老年医学》等。

**【主要学术思想和主张】**

吕靖中重视宏观与微观辨证相结合，采用中西医结合治疗，强调复合辨证、注重症前辨治、体质辨治、四管齐下。如糖尿病的治疗：控制血糖是治疗糖尿病的首要任务，利用西药迅速、直接、可靠、方便的优势迅速控制血糖，合并血脂高者，勿忘降脂以益于降糖，选用短、速效的西药与温和、持久、稳定的中药结合；根据患者的舌、脉、症，配合益气养阴、活血化瘀、健脾除湿、滋阴固肾等法，其中活血化瘀应贯穿治疗的始终，尤其对胰岛素抵抗者，配用大剂量的活血化瘀药可增强胰岛素的敏感性，从而降低胰岛素的用量。

**【验方效方】**

**方一　糖脂双平胶囊（经验方）**

［组成］人参、生地、葛根、水蛭、黄连等。

［服法］每次3g（6粒），每日3次，饭前半小时服。

［功效］益气养阴，活血化瘀。

［主治］糖尿病。

本方是根据糖尿病（消渴病）气阴两虚为本、血瘀为标的病理实质而研制的。方中人参大补元气，补脾益肺，生津止渴，生地养阴生津止渴，二者合用，益气养阴并举，以治气阴两虚之根本；葛根益胃生津，升阳止泻，能开发脾胃清气，输津液而溉五脏；水蛭破血逐瘀；黄连清热，以绝竭阴之邪。诸药相合，共奏益气养阴、活血化瘀之功效。本方标本兼顾，动静结合，益气养阴而不留瘀、邪，活血化瘀而不耗气伤阴，气旺阴足，血畅津布，则疾病自愈。临床与实验研究结果表明，糖脂双平胶囊能显著降低血糖、血脂和血黏度，改善循环。改善胰岛$\beta$细胞功能，促进胰岛素分泌，增加肝糖原含量，促进糖原合成，抑制肝糖原异生为其降糖机制。

［摘自吕靖中，等．糖脂双平胶囊治疗NIDDM的临床与实验研究．糖尿病及其并发症的中医药研究进展——第二届糖尿病（消渴病）国际学术会议论文集．1996］

**方二　黄连调心汤（自拟方）**

［组成］黄连15g，西洋参12g，陈皮12g，珍珠1g，当归12g，甘草6g。

［服法］1日1剂，分3次口服。

［功效］清心安神，益气养阴，健脾化痰。

［主治］糖尿病，并发心律失常。

［加减］气阴两虚，加黄芪15g、麦冬12g；血瘀痰阻，加丹参30g、菖蒲

9g；脾胃虚寒，加吴茱萸6g、党参15g。

由于血管和神经病变，糖尿病常并发窦性心动过速、早搏等心律失常。中医学认为，本病的基本病机为燥热伤阴，阴虚火旺，二者互为因果，日久气阴两虚、阴阳俱损。黄连善清心火安神，重用黄连常见速效；另配西洋参益气养阴生津；陈皮健脾胃祛痰湿，既可制约黄连之寒性，又能增强西洋参补益功能；当归、珍珠养血安神。本方清中有温，泻中有补，补中有行，苦寒而无伤胃之害，标本兼治，相得益彰。

［摘自吕靖中，等．黄连调心汤治疗糖尿病并发心律失常24例．河南中医，1992，12（2）］

**【精选验案】**

**案1**

刘某某，女，54岁，2002年3月11日初诊。

半年前，出现口渴多饮，乏力，身体消瘦，空腹血糖12.3mmol/L，尿糖（+++），诊断为Ⅱ型糖尿病。曾服二甲双胍，血糖、尿糖基本控制正常，但病人仍有口干咽燥、口渴等症，并出现腹胀，恶心欲吐，要求配合中药治疗。

刻诊　身体消瘦，口干欲饮，乏力，恶心欲呕，腹胀纳差，舌质偏红，舌苔薄黄而缺津，脉沉细稍数。

辨证　气阴两虚，燥热偏盛。

治则　益气养阴清热。

药用　太子参30g，花粉20g，知母15g，生石膏30g，麦冬20g，玄参15g，葛根30g，生地15g，石斛15g，黄连10g，陈皮12g，竹茹10g，厚朴12g。

每日1剂，水煎服。并嘱其西药减去二甲双胍。

服药7剂后，临床症状好转，恶心欲呕、腹胀消失，口渴多饮明显好转，但仍有乏力，空腹血糖7.1mmol/L，餐后2小时血糖8.4mmol/L。

照上方加黄芪30g，继续服用12剂，临床症状消失，血糖控制达到良好水平。

**案2**

夏某某，男，48岁，2001年6月4日初诊。

形体肥胖，平素喜肥甘厚味，近两个多月，感觉乏力，精神欠佳，口干不欲多饮。经某医院检查，空腹血糖11.7mmol/L，餐后2小时血糖14.8mmol/L，尿糖（+++），曾服二甲双胍，每次0.5g，每日3次，服药半个月，自觉症状改善不明显。

刻诊　形体肥胖，头身困重，口苦，腹胀，精神欠佳，易疲劳，大便3日1

行，舌体胖大，舌边尖红，苔黄腻，脉沉缓。空腹血糖 10.6mmol/L，餐后 2 小时血糖 12.5mmol/L。

辨证　痰热内盛。

治则　清热化浊，升清益脾。

药用　黄连 10g，半夏 15g，陈皮 12g，茯苓 20g，全瓜蒌 30g，葛根 30g，佩兰 15g，藿香 10g，厚朴 12g，荷叶 20g，苍白术各 12g，鸡内金 15g。

每日 1 剂，水煎服，西药仍按原来的服用。

服药 15 剂，精神好转，口苦、腹胀基本消失，大便日 1 行，空腹血糖 7.6mmol/L，餐后 2 小时血糖 8.4mmol/L。舌苔薄黄，脉弦细。

上方去苍术，继续服用巩固疗效。

**案 3**　（糖尿病身痛肢麻）

冯某某，男，51 岁。1999 年 12 月 14 日初诊。

患糖尿病 20 年，曾服格列本脲、二甲双胍等药，血糖控制不理想。1999 年 6 月，消瘦，乏力，口渴症状加重，小便量多，尿糖（＋＋＋＋），尿酮体（＋＋），空腹血糖 19.60mmol/L，到某医院住院治疗，经用胰岛素，尿中酮体消失，症状改善，继而全身皮肤疼痛。

初诊时，证见患者形体消瘦，面色不华，全身皮肤疼痛，苦不堪言，衣不能穿，夜不能寐，空腹血糖 7.4mmol/L，餐后 2 小时血糖 8.6mmol/L，舌质淡暗，脉沉细。

中医辨证　气虚血瘀，肌肤失养。

治则　益气活血，祛风通络。

药用　黄芪 30g，当归 12g，赤芍 15g，川芎 15g，荆芥 12g，防风 10g，知母 15g，鸡血藤 30g，桑皮 12g，川牛膝 15g，水蛭 12g，延胡索 15g。

每日 1 剂，水煎服。西药仍按原来胰岛素量应用。

服中药 15 剂后，乏力及全身疼痛症状明显好转，但下肢麻木遇冷加重，上方加桂枝 12g、全蝎 10g、蜈蚣 3 条，继服 1 个月，全身皮肤疼痛、下肢麻木消失，体重增加，精神振作，空腹血糖 6.5mmol/L，餐后 2 小时血糖 7.9mmol/L。

**案 4**　（糖尿病肾病）

李某某，男，66 岁，2001 年 3 月 11 日初诊。

10 年前，不明原因出现身体消瘦，体重下降，经某医院诊断为糖尿病。曾服消渴丸、格列齐特、二甲双胍等药。1 年前，出现下肢浮肿，蛋白尿（＋＋）。停用口服降糖药，改用胰岛素控制血糖。

刻下　面色苍白，乏力，颜面及下肢浮肿，踝以下尤甚，腹胀，小便量少，大便干，空腹血糖 7.4mmol/L，餐后 2 小时血糖 8.9mmol/L，蛋白尿（+++），舌质淡暗，苔脉沉细无力。

辨证　气虚水停，三焦不畅。

治则　益气通阳利水，调畅气机。

药用　黄芪 30g，白术 12g，泽兰 15g，防风 10g，苏叶 10g，槟榔 15g，陈皮 12g，大腹皮 30g，大黄 10g，川牛膝 15g，桂枝 10g，茯苓皮 30g，益母草 30g，车前草 30g。

每日 1 剂，水煎服，胰岛素继用。

20 剂后，乏力症状好转，颜面及下肢浮肿明显减轻，大便日 1 行，尿蛋白（++）。

照上方继续服用，同时加服百令胶囊。

［摘自吕久省，等．吕靖中教授治疗糖尿病临证经验撷拾．中医药学刊，2004，22（3）］

**案 5**

董某，男，52 岁，1998 年 4 月 27 日初诊。

3 个月前体检时发现血糖高，时感乏力，2 天后自行消失。现无不适，舌淡红、苔薄白，脉细。实验室检查：空腹血糖 8.78mmol/L，尿糖（++），血胰岛素 27.3mU/L，甘油三酯 2.08mmol/L，胆固醇 4.8mmol/L，血液流变学检查全血黏度、血浆比黏度、纤维蛋白原均升高。

诊断　Ⅱ型糖尿病。

治则　益气健脾，化瘀消浊。

处方　山药、当归、葛根各 12g，丹参 30g，水蛭 6g，佩兰 10g，白术、茯苓、焦山楂各 15g。

每天 1 剂，水煎服。继续控制饮食。

1 周后复查尿糖（±），继服 2 周后复查血糖 7mmol/L，尿糖（-），甘油三酯 1.68mmol/L，胆固醇 5.1mmol/L，血液流变学检查正常。继服以资巩固。

**案 6**

徐某，男，43 岁，1999 年 3 月 23 日初诊。

自述无不适，1 月前体检发现血糖高。患者形体肥胖，体重 86kg，舌质淡红、苔薄白，脉弦。实验室检查：血糖 8.3mmol/L，尿糖（-），甘油三酯 3.09mmol/L，胆固醇 6.3mmol/L。

诊断　Ⅱ型糖尿病。

治则　运脾化湿、豁痰消浊。

处方 苍术、陈皮各12g，法半夏、藿香、薏苡仁、泽泻、荷叶、石菖蒲各10g，茯苓、焦山楂各15g。

每天1剂，水煎服，配合饮食、运动疗法。

半月后复诊 复查血糖6.1mmol/L，尿糖（-），甘油三酯2.01mmol/L，胆固醇5.7mmol/L。

原方继服以巩固疗效。

[摘自杜廷海，等．吕靖中教授辨证治疗无症状性糖尿病经验．新中医，2007，33（7）]

**案7** （糖尿病全身瘙痒）

赵某某，女，67岁，2005年10月18日初诊。

患糖尿病6年，曾服格列本脲等药，血糖控制较好。初诊诉全身瘙痒1年余，间断发作，遇冷加重，搔抓后局部起红色线状痕迹，2～3天后始消失。服用抗过敏药效差。近2月来每于活动后，遍身燥热，瘙痒加剧，如虫行感。查：形体消瘦，面色不华，皮肤干燥，舌淡红苔薄白，脉缓略弦。空腹血糖6.4mmol/L，餐后2小时血糖7.5mmol/L。

此乃营卫不调，风邪袭于肌表而致。

治以调和营卫，解肌祛风。方用桂枝汤加味。

药用 桂枝、白芍、当归各9g，炙甘草、防风、白术、蝉蜕各6g，生姜3片，大枣5枚。

水煎服，每日1剂，分早晚2次服。

服5剂后瘙痒止，有时仍周身皮肤干燥不适，此方再服6剂，诸症皆除。

**案8** （糖尿病肾病）

陈某某，女，63岁，2004年10月22日初诊。

患糖尿病10年，曾服格列本脲、消渴丸等药，血糖控制不理想。1993年11月消瘦，乏力，口渴，溲多，尿糖（++++），尿酮体（+），空腹血糖16.4mmol/L，经用胰岛素，尿中酮体消失，症状改善。

症见 视力模糊，口干多饮，多饥，消瘦，手脚麻疼痛，双下肢肿，小便浑浊，困倦气短，舌淡苔白，脉虚细无力。查尿糖（++++），尿蛋白（++）。

辨证 气阴两虚，肾气不固。

宗《医学衷中参西录》升元气以止渴之法，治以益气滋阴。固肾止渴。

以玉液汤加减。

药用 生怀山药20g，生黄芪30g，葛根20g，五味子15g，鸡内金（颗粒剂、冲）3g，芡实15g，茯苓20g，黄精20g，水蛭（颗粒剂、冲）6g。

7剂，水煎，每日1剂，分，2次服。西药给予胰岛素治疗，并嘱饮食治疗。

于10月29日前来复诊，查空腹尿糖（+），尿蛋白（+），空腹血糖9.3mmol/L，其他症状减轻。

继服玉液汤加减1月余，空腹血糖7mmol/L左右，尿糖（+），尿蛋白（+）。以后改参芪降糖颗粒巩固。注意保养直至现在身体状况较好。

[摘自冯志海．吕靖中教授经方治疗消渴及兼证的经验．光明中医，2006，21（7）]

**案9** （糖尿病合并神经损害）

刘某，男，55岁，2006年12月17日初诊。

患糖尿病20年，曾服消渴丸、格列本脲、盐酸苯乙双胍、二甲双胍等，血糖控制不理想。1年前，双眼底出血致失明，在省某医院用准分子激光治疗后，视力：左眼0.5，右眼失明。3月前因感冒诱发双下肢、双足麻木如针刺样。肌电图检查示：神经源性损害。现用胰岛素（诺和灵，早24U、晚22U）控制血糖，口服双氯灭痛片止痛。并延中医诊治。

诊见　全身肌肉胀痛，双下肢及双足麻木如针刺样，苦不堪言，夜不能寐，右眼失明，乏力，舌暗红有瘀点、苔薄白，脉沉细。空腹血糖9.4mmol/L，餐后2小时血糖12.6mmol/L。

中医诊断　消渴病；视瞻昏缈；肢痹。

辨证　气虚血瘀，肌肤失养。

治宜急则治其标，先予活血化瘀、通络止痛法。方用桃红四物汤加减。

处方　当归、僵蚕、羌活、柴胡各12g，地龙、川芎、白术、延胡索各15g，白芍、葛根各20g，丹参30g，红花、水蛭各10g，甘草6g。

每大1剂，水煎服。

服5剂后，全身疼痛大减，唯夜尿多，每夜5~6次。守方加益智仁10g，覆盆子、山药各15g，鸡血藤、钩藤各30g。

继服5剂，身痛消失，夜尿减少，右眼有光感，舌红、苔薄白，脉数。治以凉血活血为主。

处方　石决明30g，水牛角（先煎）、茯苓、生地黄各20g，牡丹皮、石斛、车前子（另包）、赤芍、泽兰、麦冬各15g，甘草6g。

每天1剂，水煎服。

1月后复诊　诉双眼视力增加。但仍双下肢麻木、有针刺感，乏力，舌淡红、苔薄白，脉沉细。

治以益气活血为主。

处方　鸡血藤、地龙、黄芪各30g，当归12g，川芎、红花、赤芍、木瓜、牛膝、三七（另煎）各3g，甘草6g。

服20剂，双下肢麻木、针刺感基本消失，停服双氯灭痛片。双眼视力较前好转，左眼0.6，右眼0.3，已不影响日常生活。空腹血糖6.2mmol/L，餐后2小时血糖7.4mmol/L。

多次随访，患者全身疼痛、麻木未再发作，双眼视力尚可，病情稳定。复查血糖，均控制在理想范围。

［摘自王至婉．吕靖中教授运用活血化瘀法治疗糖尿病经验介绍．新中医，2007，39（12）］

## 时振声

（贯中西精通治肾，以肾为本治糖尿病）

**【医家简介】**

时振声（1930～1998），中国中医研究院西苑医院教授、主任医师。当代著名中医专家。擅长外感热病和肾病的诊治。

相关著作：《伤寒论串解》、《外感热症证治要义》、《肾炎的中医证治要义》、《中医诊断和辨治纲要（日文版）》、《时门医述》、《时氏中医肾脏病学》等。

**【主要学术思想和主张】**

时振声学通中西，注重实践总结、比较研究、细致探求。对于外感热病，主张寒温统一；对肾病，总结治肾十三法，即疏风宣肺、健脾益气、健脾固肾、温补脾肾、滋养肾阴、气阴双补、阴阳双补、清热解毒、活血化瘀、通利三焦、渗利水湿、祛风胜湿、攻泻逐水；对慢性病，强调准确把握正邪关系，指出在扶助正气的同时，应关注邪实，邪不去则正气难复；强调慢性病久治不愈时，宜从肾论治，如补肾活血治一氧化碳中毒性脑病、运动神经原疾病；补肾纳气治老年慢性哮喘性支气管炎；补肾固涩治慢性溃疡性结肠炎、肠功能紊乱经久不愈者；补肾通利治老年性前列腺增生等。创新性的提出厥阴病是阴、阳皆衰微到极点而出现的热厥及其转化的寒厥，相当于西医学的感染性休克；在实践中发现气阴双补方具有保护和恢复肾功能的作用，促使蛋白尿减轻或消失；滋肾化瘀方具有治疗和消除肾炎血尿的作用。

**【验方效方】**

**方一　参芪地黄汤加减**

［组成］太子参、生黄芪、生地各15g，山药、山萸肉各10g，茯苓20g，丹皮

6g等。

［功效］气阴两补。

［主治］糖尿病肾病，气阴两虚型。症见神疲乏力，自汗气短，手足心热，咽干口燥，渴喜饮水，大便干结或先干后稀，舌红胖大，少苔有齿痕或舌淡齿痕，脉沉细或弦细。

偏气虚以五子衍宗丸加参芪；偏阴虚用大补元煎加减。

**方二　水陆二仙丹合芡实合剂加减**

［组成］金樱子、芡实、白术各15g，茯苓20g，山药10g，黄精30g，菟丝子20g，百合、枇杷叶各10g等。

［功效］健脾固肾。

［主治］糖尿病肾病，脾肾气虚型。症见气短乏力，纳少腹胀，四肢不温，腰膝酸软，夜尿清长，舌淡胖大，边有齿痕，脉沉弱。

亦可用补中益气汤加金樱子、补骨脂、菟丝子等。

**方三　归芍地黄汤、六味地黄汤合二至丸加减**

［组成］女贞子、旱莲草、当归各10g，赤芍、生地各15g，生山药、丹皮、山萸肉各10g，泽泻、茯苓各15g，地骨皮20g等。

［功效］滋养肝肾。

［主治］糖尿病肾病，肝肾阴虚型。两目干涩，五心烦热，口干喜饮，腰酸腰痛，大便干结，舌红少苔，脉弦细。

**方四　阴阳两虚型基本方**

［组成］党参、熟地各15g，山萸肉、山药、杜仲、当归、枸杞子各10g，仙茅、淫羊藿各15g，炙甘草6g。

［功效］阴阳双补。

［主治］糖尿病肾病，阴阳两虚型。症见面色㿠白，畏寒肢冷，腰酸腰痛，口干欲饮，或有水肿，大便或干或稀，舌红胖，脉沉细。

［加减］水肿加牛膝10g，车前子（包煎）、防己各30g等。

可用桂附地黄汤、济生肾气汤、大补元煎加龟板胶、鹿角胶、仙茅、淫羊藿等。

夹瘀血者，以上诸方中酌加丹参、鸡血藤、泽兰、桃仁、红花、川芎等。

夹水湿者，轻者仅下肢稍肿，可在以上诸方中加牛膝、车前子、防已、赤小豆、冬瓜皮等；重者则宜温阳利水，可用实脾饮、济生肾气汤，或健脾利水，用防己黄芪汤合防已茯苓汤。时老常于利水方剂中加入木香、槟榔、陈皮、沉香等理气药。

夹湿浊者，恶心、呕吐、舌苔黄腻，可在以上诸方中加黄连、竹茹，甚则先清化湿热，用黄连温胆汤或苏叶黄连汤，俟呕吐止后再予以扶正；舌苔白腻，可在以上诸方剂中加陈皮、生姜、竹茹等，甚则先化浊降逆，用小半夏加茯苓汤以控制呕吐，呕止再给予扶正之剂；如湿浊上逆而口中有尿臭明显者，可在以上诸方基础上加用大黄，或合并使用大黄灌肠，使湿浊外泄，症状得以缓解。

［摘自冯建春，等．时振声教授治疗糖尿病肾病经验述要．辽宁中医杂志，1996，23（12）］

**【精选验案】**

**案1**

王某某，男，49岁，干部。1985年1月29日来门诊求治。

患者1个月来自感腰酸乏力，查血糖15.5mmol/L，尿糖（+++），经服用西药降糖类药物，症状改善不明显。

诊见　患者腰酸乏力明显，饮食每日控制300g，口干饮水不多，舌有涩感，无畏寒，体重减轻，脉沉细略促，舌质红，舌苔有剥脱。

中医诊断　消渴。

证属气阴两虚，阴虚为主；原发在肾，波及于脾。

治则　滋肾益气固涩。

处方　六味地黄汤加味。

细生地30g，山药10g，丹皮10g，山萸肉10g，云茯苓15g，泽泻15g，黄实10g，金樱子30g，沙苑子15g，生芪30g，苍术10g，玄参15g，天花粉15g，马尾连10g。

服上药，汗出多则加党参、麦冬、五味子。

守方服药100余剂。患者血糖逐渐稳步下降，4月2日降为11.1mmol/L，5月7日降为8.9mmol/L，9月27日降为7.9mmol/L，12月17日正常，尿糖（-），腰酸乏力明显减轻，一直坚持正常工作。

（摘自王国柱．三消同治，以肾为本——时振声主任医师治疗糖尿病的经验．重庆中医药杂志，1987，2）

**案2**　（糖尿病肾病）

肖某，女，58岁，门诊病例。

发现糖尿病已20余年，近日查尿有蛋白而来诊。

目前多饮、多食、多尿等症状不明显，有疲乏感，腰痛，下肢微有水肿，畏寒而手足心热，口干饮水不多，大便尚调，小便黄，有泡沫，脉象弦细，舌暗红，有齿痕。化验室检查示：血糖7.7mmol/L，肌酐88.4mmol/L，尿素氮

6.4mmol/L，尿检示：蛋白（++），尿糖（++），白细胞：3~5个，红细胞：0~1个，颗粒管型：0~1个。

证属气阴两虚兼夹瘀血、水湿。

拟益气滋肾，佐以活血利水。

处方　党参15g，生黄芪15g，生地15g，山萸肉10g，山药10g，云茯苓15g，丹皮10g，泽泻15g，杜仲10g，桑寄生15g，牛膝10g，车前子（包）15g，防己15g，益母草30g，白茅根30g，石韦30g。

上方服2周后，腰痛及下肢水肿均消失，全身乏力感大减，惟尿检蛋白仍为（++），尿糖（+）。仍有气阴两虚表现，原方去防己、杜仲，加萆薢30g。

上方又服2周，无明显症状，腰不痛，下肢亦无水肿，查尿蛋白（+），尿糖（+），镜检（-），仍按原方继服1个月。

服药20余天，突然感冒，恶寒发热，体温38.6℃，口苦口干，咽稍痛，无咳嗽，脉浮细数，舌质暗红，苔薄腻。

本属气阴两虚，今外感风寒。

拟扶正祛邪，小柴胡汤加减。

柴胡30g，黄芩15g，太子参30g，生甘草6g，桔梗6g，法半夏6g，薄荷6g，麦冬15g，苏叶10g。

上方每日服用2剂，次日体温正常，感冒平复，为巩固疗效，此方又服4剂，每日1剂，尿检蛋白（+），尿糖（-），镜检（-）。

患者因感冒后尿蛋白又略增，自觉疲乏无力，腰痛腰酸，口干喜饮，大便偏干，尿黄而少，脉象弦细，舌质暗红。

仍属气阴两虚，继服益气滋肾之剂。

处方　党参15g，生黄芪15g，生地15g，山药10g，丹皮10g，山萸肉10g，茯苓15g，泽泻15g，石韦30g，桑寄生15g，丹参30g，麦冬15g，萆薢30g，五味子10g，金樱子15g，芡实10g。

上方连服2个月，症状基本消失，尿蛋白（±）。

仍以此方加减调治，尿蛋白转阴。

（摘自王国柱，等．时振声中医世家经验辑要．陕西科学技术出版社）

**案3**　（糖尿病合并多发性神经炎）

陆某，男，52岁。1984年10月24日入院治疗。

患者4年前，曾有多食易饥、口渴欲饮1月余，未曾治疗，以后症状消失，未引起注意。1年半前因工作劳累曾有少腹针刺样疼痛及两下肢闪电样疼痛，放射至足踇趾内侧，夜间疼痛较剧，查血糖20.4mmol/L，尿糖（++++），诊断为糖尿病，服玉泉丸及西药降糖类药物后，症状逐渐消失。

8个月前又因工作劳累，再度出现少腹针刺样疼痛并伴有腰背胸胁、大腿内侧麻木及疼痛，时有胸胁紧束感。仍按以前治疗方法，症状不减。遂开始加服中药，以补肾、活血诸法治疗，症状时轻时重，1月前又伴有眼底出血，乃赴北京求治。

现症　全身乏力，畏寒肢冷，腰背、胸胁、少腹针刺样疼痛，大腿前侧及内侧疼痛，并放射至两足蹈趾内侧，夜间仍有闪电样剧痛，饮食已控制每日300g，口干，饮水，小便无特殊，但尿后余沥不尽，大便偏干，睡眠欠安。舌质红稍胖有齿痕，脉弦细。

辨证分析　患者年已近老，阳气渐衰，加之工作紧劳，暗耗气阴，肾气失固，肾阴亦亏。平素性情急躁，五志化火，又嗜酒肉，中焦蕴湿化热。胃中有热，故消谷善饥；热烁胃阴，故渴欲饮水、大便反干；肾气失固，故小便反多；气生于精，阴虚则气亦亏。故本病原发于肾，证属气阴两虚。此次发病因过度劳累引起，劳则气耗，气虚则血行涩滞，痹于肌肤，故麻木、疼痛因之而生。疼痛在腰背、胸胁、少腹、大腿前侧与内侧，属足太阳膀胱经、足厥阴肝经、足太阴脾经、足少阴肾经、足阳明胃经的经络循行部位，因此本病辨证是：原发在肾，波及肝脾（胃），气阴两虚，夹有瘀血。

第一阶段（10月24日～11月20日）　以益气健脾、滋养肝肾、活血通络为主。

方用参芪地黄汤加减。

党参、黄芪、天花粉、白芍、桑枝、鸡血藤各30g，生地、熟地各15g，山萸肉、淮山药、木瓜、川芎、五味子各10g，麦冬12g，炙甘草6g。

见畏寒肢冷则加制附子、淫羊藿各15g，桂枝10g。

治疗结果　畏寒肢冷消失，腰脊、少腹、大腿疼痛减轻，全身乏力明显好转。仍时见胸胁紧束感，大便仍干。

第二阶段（11月21日～25日）　以舒肝活血、健脾益气、滋肾养阴为治。

处方　柴胡、陈皮、木瓜、苍术、淮山药各10g，赤芍、白芍、茯苓、玄参各15g，党参、黄芪、天花粉、丹参、肉苁蓉各30g，炙甘草6g。

治疗结果　胸胁紧束感消失，背部正中线至会阴部疼痛，蹈趾内侧仍痛，口干饮水较前略多，大便已调。

第三阶段（11月26日～）　以滋养肝肾、益气温督、舒肝活血为治。

处方　党参、黄芪、丹参、天花粉各30g，全当归、苍术、白术、鹿角胶（烊化）、狗脊、木瓜、柴胡各10g，赤芍、白芍、生地、茯苓、泽泻各15g，砂仁、益仁各6g。

治疗结果 腰背、胸胁、少腹及两下肢疼痛消失，行较大活动量亦不感疲乏，查血糖5.8mmol/L，尿糖阴性，临床治愈，于1984年12月14日出院。

［**按**］根据多发性神经炎有肌肤麻木及疼痛的表现，似可从中医“血痹”中求治。《金匮要略》有：“血痹病从何得之？师曰：夫尊荣人，骨弱肌肤盛，重因疲劳，汗出，卧不时动摇，加被微风，遂得之。”指出了尊荣人易患，多因疲劳汗出受风所致，本例患者的发病经过与之相类似。血痹的病机是阴阳俱微，肌肤营卫不足。卫气出下焦，肾气不足则卫气亦虚，气盛而血滞，血滞则营虚，与本例病机亦相一致。血痹的症状是“身体不仁如风痹状”，《诸病源候论》指出风痹的临床表现是肌肉顽厚或疼痛，可知血痹之如风痹状，亦必有疼痛。因此本例的中医病名是消渴及血痹。

中医的脏腑辨证是以内在的脏腑与肌表的经络互相联属成为一个整体来进行辨治的，本例患者的腰背、胸胁、少腹及大腿前、内侧疼痛，并连及蹞趾内侧，有明显的按经络循行部位疼痛的表现，因此，在治疗上除按原发在肾，气阴两虚治其本病外，还要治疗继发的肝、脾、胃、膀胱、督脉诸经的症状，继发的麻木、疼痛虽然都是肌表营卫失和所引起，但各经循行部位不同，而药性又有归经的属性不同，故各经用药均不一致。根据本例的治疗体会，各经用药有以下的选择：

足厥阴肝经用药：柴胡，赤芍，白芍，木瓜，山萸肉，丹参，鸡血藤，川芎，桑枝，当归。

足太阴脾经及足阳明胃经用药：党参，黄芪，苍术，淮山药，天花粉，麦冬，甘草。

足少阴肾经及足太阳膀胱经用药：生地，熟地，五味子，玄参，肉苁蓉，淫羊藿，制附片，桂枝，茯苓，泽泻。

督脉用药：金毛狗脊、鹿角胶。

根据以上经络循行部位用药，不仅对多发性神经炎有一定疗效，对于糖尿病本身亦有很好效果，其作用机制，值得进一步探讨。

（摘自时振声．糖尿病合并多发性神经炎治验．新中医，1986，11）

## 刘启庭

（精准平稳治病求本，“358”综合诊治糖尿病）

**【医家简介】**

刘启庭（1934～），山东省临沂市中医院主任医师，山东省名中医。善治糖尿病等内科疑难杂症。

相关著作：《伤寒方用荟萃》、《糖尿病综合防治疗法》等，及其门人辑录之《刘启庭医学经验荟萃》、《临证本草（刘启庭医学经验续编）》。

**【主要学术思想和主张】**

刘启庭强调经典的学习必须深透，应立足于临床实际对经典理论、概念进行深入研究；指出中医既要发皇古义，又要利用现代科学技术对疾病有深入精准的了解，潜心研制常见病的优选组合效验新方；提出中医治病求本，不仅辨证认因，还要辨证认人，同时以顾护胃气为先；主张治病先安神、神安病自宁，药食结合、至善至稳，尽可能减少病人的痛苦，如总结糖尿病的“358”诊治方案：“3”通过留意不典型症状、尿的改变、OGTT 试验及 OGTT 试验的胰岛素反应 3 个方面的结合，争取早期诊断。“5”治疗糖尿病的 5 项措施，饮食治疗、精神心理疗法、运动疗法、中西药物治疗以及早 4 晚 3 保健法。“8”预防糖尿病及其并发症的 8 项对策；重视药物性能、特性的准确把握，以求精炼恰当、轻灵平稳地遣方用药，反对大方杂投以求幸中的做法。

**【医论医话】**

消渴病与糖尿病。消渴病临床以多饮、多食，多尿而定名，分上、中、下三消论治，而糖尿病是西医学病名，是为多种原因引起的糖、脂肪、蛋白质代谢紊乱而导致多系统、多脏器功能损害，临床也有多饮、多尿、多食表现，但以空腹高血糖、高尿糖为诊断依据。消渴病可以包括糖尿病，而糖尿病不等于就是消渴病。消渴病是以一组症状而定名的，西医学多种疾病，如尿崩症、热病及热病后期都可出现口渴、多饮、多尿的症状，三消辨证方法也很难完全适应糖尿病的病情。所以，临床对糖尿病的诊断及治疗，不能完全以消渴病的三多一少为依据。

发挥中医专方专药优势。根据中医辨证求因，采取专方论治，有利于中医诊断治疗规范化、标准化的发展。同时，根据药物的性味、归经、主治功能，结合临床表现，有针对性的选用药品，使之直达病所。本病气阴两虚为本，燥热伤津为标，同时两者又互为因果，即燥热愈甚则阴愈虚，阴愈虚则热更甚。故治疗应以益气养阴为本，清热润燥为辅，立方益气养阴汤，药以黄芪、西洋参、山药为君，益气健脾而固本保气，佐以麦冬、玉竹、地骨皮、花粉清热生津、润燥除热，再加山萸肉、菟丝子、沙苑子滋肾保本，共奏益气养阴之效。然后再根据临床表现特征，运用脏腑专药施治，有的放矢，直达病所。

治疗以神、食、体、药并重。神，即精神疗法，调动病人内在的积极因素，发挥自我控制能力，达到预防和治疗疾病的目的，本病是令人生畏的终身性慢性病，情志失调是其致病因素之一，所以应解除病人思想顾虑，使之树立战胜疾病的信心，只要控制得好，糖尿病人是可以与常人一样工作、学习、生活和长寿的；食，即饮食疗法，饮食宜忌及合理的饮食调配是糖尿病的最基本的治疗措施，科学的饮食方法和习惯符合人体生理需要并能改善胰岛功能，达到治疗的目的。要根据病人的个体差异及血糖、尿糖的多少而指导病人的饮食宜忌及合理调配，一般应禁食一切含糖食物，限量主食，增加副食，以低碳水化合物、低脂肪维持正常蛋白质饮食；体，即体育疗法，隋代医家巢元方称导引和散步是治疗消渴病的“良药”，主张饭前“先行一百二十步，多者千步，然后食之。”适量的运动能促进新陈代谢，降低血脂、血糖，并可增加人体对胰岛素的敏感性，起到胰岛素样作用，从而提高临床疗效，因此要很好地指导病人进行体育锻炼，并要持之以恒，根据病人的体质而定运动量，一般以早晚饭后散步的形式为好；药，即药物治疗，中药治疗糖尿病，有安全、无副作用等优点，一般 10～30 剂即可消除症状，但消除尿糖和降低血糖则较困难，其中部分病例加用格列本脲 2.5mg，一日 3 次服，效果较好。对需长期坚持治疗的病人将上药加工成糖尿病合剂，每次 50ml，或用降糖丸（即西洋参、鸡内金按 1∶10 研细装胶囊），对巩固疗效也有一定的作用。

［摘自刘启庭．专方专药治疗糖尿病．时珍国药研究．1992，3（4）］

**【验方效方】**

**方一　益气养阴汤（自拟方）**

［组成］生黄芪 30～60g，西洋参（或太子参）10g，山萸肉 15g，山药、玉竹、沙苑子、地骨皮、麦冬、花粉、芦根各 30g。

［服法］水煎 3 次混合，分 4 次服。

［功效］益气养阴，辅以清热润燥。

［主治］一般糖尿病的常规治疗。

［加减］兼头晕耳鸣、失眠遗精、尿热灼痛、舌红无苔、脉细数者，属肝肾阴亏、虚阳内扰，加知母 10g、黄柏 10g、菊花 15g、杞果 15g。

兼腰膝酸冷、阳痿早泄、夜尿多、舌淡苔白、脉细弱者，为阴伤及阳，肾阳虚弱、固藏失摄，加补骨脂 15g、芦巴子 15g、桑螵蛸 12g、淫羊藿 30g、覆盆子 30g、甚者加肉桂 10g、附子 10g。

兼见口鼻干燥、渴饮无度、大便干结、舌红苔黄、脉浮数者，为肺热伤津，加黄芩 10g、玄参 30g、大黄 15g。

素体虚弱易感冒或有慢性气管炎病史，气喘乏力者，为肺气虚，加冬虫草 6g、百合 30g。

兼有头晕耳鸣、眼干涩、视物模糊者，为肝肾不足、水亏火旺，加生地 30g、菊花15g、杞果15g。

兼有肢体麻木，筋脉挛缩者，为肝血不足，加当归15g、白芍30g、黄芪80g。

兼胸胁胀痛、心烦意乱者，为肝郁气滞、郁而化火，加炒栀子10g、丹皮10g、柴胡10g、郁金15g。

兼胁肋胀痛，B超提示有脂肪肝者，加赤芍30g、泽泻15g、丹参30g。

兼肢冷、便溏者，为脾阳虚，加茯苓30g、干姜10g、焦白术30g。

兼口干舌燥、纳差腹胀、大便干结者，为胃阴不足，加石斛14g、玄参20g、大黄10g。

兼有齿龈肿胀出血者，加生石膏30g、蒲黄炭12g。

兼有泛酸、上腹烧灼者，为肝火犯胃，加黄连10g、吴萸6g、瓦楞子30g。

兼心悸、健忘、五心烦热者，为心阴不足，加女贞子15g、菖蒲15g、莲子肉15g。

兼心烦肢冷、脉结代者，为心阳不足，西洋参易高丽参，加茯苓30g、桂枝15g。

兼体胖、肢重、腹胀满、口黏浊、舌质淡胖、苔灰黄黏腻者，为湿热交结、湿郁遏阻，加苍术30g、苡米30g、车前子30g、茯苓20g、黄芩10g。

舌苔白厚黏腻者，加干姜10g

唇舌紫暗，边有瘀斑，加赤芍15g、丹参30g、大黄15g、刘寄奴30g

兼阳痿早泄、腰膝酸软、便溏纳呆者，为脾肾阳虚，加肉桂10g、干姜10g、淫羊藿15g、焦白术15g。

［摘自刘启庭．专方专药治疗糖尿病．时珍国药研究，1992，3（4）］

**方二　芪术蛭黄汤（自拟方）**

［组成］黄芪、山药、丹参各30g，苍术12g，白术、太子参、茯苓、大黄各15g，葛根20g，水蛭10g。

［功效］健运中宫，化瘀降浊。

［主治］高胰岛素血症。部分糖尿病患者由于存在胰岛素抵抗等因素，导致胰岛素分泌增加，出现高胰岛素血症，临床上多表现为形体肥胖、乏力神倦、渴不甚饮、腹不甚饥等脾虚征象。由于高胰岛素血症的存在，病人不同程度的出现高脂血症、高黏血症、高血压、动脉硬化及心脑血管疾病等。

［加减］以脾气虚为主，重用黄芪、山药，去太子参易人参以增健脾益气之功，加鸡内金以助脾胃强健之力，消食开胃；以脾阴虚为见症者，加天花粉、莲子、玉竹、黄精等甘淡养阴之品；兼见脾阳不足者，加干姜、桂枝温阳健脾助

运；湿浊不化，苔厚脘痞、呕恶时作者，加砂仁、薏苡仁、佩兰、生姜等化浊止呕；血糖居高不降者，则加服西药双胍类以速降其糖，尽快达到治疗目标。

**方三　参蚕增胰汤（自拟方）**

［组成］人参（或西洋参）12g，黄芪、山药、黑豆、春蚕、丹参各30g，枸杞子、山茱萸、菟丝子各15g，益母草20g，猪胰1条。

［服法］先以水煮黑豆与猪胰，待豆烂胰熟后取汁与其他药物同煎，每日3次温服，而黑豆与猪胰可适加葱、姜、盐等调制成菜肴食用。

［功效］脾肾同治，气阴双补，阴阳双调，以脏补脏。

［主治］低胰岛素血症。Ⅰ型及部分Ⅱ型糖尿病患者的胰岛功能低下，胰岛素分泌绝对不足，而表现为低胰岛素血症。

［加减］以口干多饮上消见症者，加天花粉、麦冬、玄参等养阴生津润燥；以多食善饥中消见症者，加黄连、知母、玉竹、沙参等清热滋阴益胃；以多尿而频，尿浊如膏下消见症者，加沙苑子、肉桂、附子、五味子、覆盆子等温补肾气，敛津固涩；对血糖较高，无胰岛素分泌或分泌水平很低者，则配合西药联合治疗。

**方四　芪地二黄汤（自拟方）**

［组成］黄芪、生地黄、地骨皮、山药各30g，天花粉、知母、玄参、山茱萸、枸杞子各15g，牡丹皮、大黄各12g，黄连10g。

［功效］滋阴润燥，清热凉血。

［主治］糖尿病，以餐前高血糖为主要表现者。

［加减］心阴不足、心火上炎见心烦失眠、口糜者，加五味子、酸枣仁、百合、莲子心等养阴除烦、清心泻火；肝阴不足、肝阳上亢见两目干涩、视物不清、头晕目眩者，加白芍、桑椹子、何首乌、龟板、鳖甲等养肝滋阴潜阳，脾阴不足，体瘦颧红、身时烘热者，加玉竹、地骨皮、莲子等滋阴清热；津亏肺燥、口干多饮者，加沙参、麦冬、天冬以润肺生津；阴虚胃热，消谷善饥者，加生地黄、石膏养阴清胃；顽固难治及重型糖尿病，则采取中西医结合的治法：若伴肾功能不全，轻者选用糖适平，重者只可加用胰岛素，对老年、体胖而疑有葡萄糖耐量因子缺乏者，加用糖泰Ⅱ号辅助之。

**方五　芪术降糖方（自拟方）**

［组成］黄芪、山药、生地黄、黄精、丹参、地骨皮各30g，苍术、白术、茯苓、山茱萸、大黄、黄连各15g，玄参20g。

［功效］补脾益气，毓阴清热。

［主治］糖尿病，餐后血糖过高，部分病人甚则出现餐前低血糖现象。

［加减］餐后血糖特别高者，配合 α 糖苷酶抑制剂（如拜糖平）进行治疗，通过减少餐后糖分的吸收，尽快把血糖降至正常范围。

**方六 六味地黄汤加味**

［组成］黄芪、丹参、山药各 30g，生地黄 20g，山茱萸、枸杞子、茯苓、沙苑子、覆盆子、益智仁各 15g，泽泻 10g，牡丹皮、五味子各 12g。

［功效］滋阴补肾，益气固涩。

［主治］糖尿病，尿糖水平与血糖水平不相吻合，尿浊如膏，尿糖过高。或无尿糖者。

**方七 金匮肾气丸加味**

［组成］金匮肾气丸加黄芪、沙苑子、玉米须、车前子、水蛭、大黄、丹参等。

［功效］益肾温阳复开阖，兼以活血利水泄湿浊。

［主治］糖尿病，尿糖水平与血糖水平不相吻合，肾糖阈过高，无尿糖者。

［摘自李琪，等．刘启庭老中医以检测指标指导糖尿病用药经验．新中医，1998，30（5）］

**方八 益气养阴活血化浊汤（自拟方）**

［组成］春茧 30g，黄芪 30g，山药 30g，山茱萸 15g，沙苑子 15g，西洋参 10g，麦冬 15g，枸杞子 15g，黄连 10g，大黄 10g，茯苓 20g，肉桂 6g。

［服法］水煎 3 次，混合分 3 次服。

［功效］益气养阴，补肾助阳，清热排毒，活血化瘀，利湿祛浊。

［主治］糖尿病肾病。

［加减］全身浮肿重者，加玉米须、泽泻；心烦意乱、精神烦躁者，加炒栀子、淡豆豉；大便稀者，去大黄，加焦白术；恶心呕吐者，加半夏、石膏、生姜；舌苔厚黏腻、恶心者，加苍术、半夏、黄芩、炮姜；手足发凉、便溏者，加附子、仙茅等。

糖尿病肾病的病机特点为阴虚燥热、病久多瘀，湿浊内遏。盖脾虚肾亏，气化失职，则浊阴内生，加之心肝火旺，灼津成瘀，以致湿瘀内阻，出现全身浮肿、小便混浊、蛋白增多等。故药用春茧、黄芪、山药益气健脾、化湿降浊；山茱萸、沙苑子补肾扶阳，以助气化；西洋参、麦冬、枸杞子清心养肝，兼益肺阴之不足；大黄、黄连泻火排毒、化浊行滞；水蛭活血通络；茯苓、肉桂温阳化湿、行水祛浊。共奏益气养阴、补肾助阳、清热排毒，活血化瘀、利湿祛浊之效。

（摘自王继法．刘启庭医学经验荟萃．人民卫生出版社）

## 方九 糖肾康（自拟方）

［组成］蚕茧10g，玉米须15g，黄芪30g，人参10g，茯苓15g，丹参30g，水蛭10g，川断15g，益母草20g，大黄15g，黄连10g。

［功效］益气健脾，温肾祛浊，活血化瘀。

［主治］糖尿病肾病。

［加减］肝肾气阴两虚，湿瘀内阻型，加太子参15g、天花粉15g、山萸肉15g、黄精20g；脾肾阳虚，气血双亏型，加仙茅15g、淫羊藿15g、肉桂6g、当归12g；阳虚水泛，浊阴上逆，气血阴阳俱虚型，加附子10g、肉桂10g、车前子（包）15g、葶苈子12g、泽泻12g；血压偏高者，加天麻12g、钩藤15g、石决明30g；大量蛋白尿者，重用黄芪60g、川断30g、加白花蛇舌草15g、芡实30g、山药30g；血尿者，加小蓟30g、白茅根30g、旱莲草30g；呕吐者，加姜半夏15g、陈皮10g、砂仁6g。

方中蚕茧、川断、人参、黄芪、茯苓、玉米须温肾健脾、益气养阴，尤其蚕茧一味，性味甘温无毒，有培本祛邪之功，善治消渴；丹参、水蛭、益母草、大黄活血祛瘀，利水消肿；黄连清热燥湿、善能降血糖。诸药合用，共奏温肾健脾、益气养阴、活血利水之功。由于糖尿病肾病临床表现较复杂，临床各期病机不同，因此，不能一法一方定治，而应根据其临床表现、病机特点，视病证灵活加减。治疗中我们体会到，肝肾气阴两虚，湿瘀内阻型多见糖尿病肾病早期，病情较易得到控制，疗效最高；脾肾阳虚，气血双亏型多见于糖尿病肾病临床期，疗效次之；阳虚水泛，浊阴上逆，气血阴阳俱虚型多见于糖尿病肾病尿毒症期，故病情较难控制，疗效较差。

（摘自高阳，等．糖肾康治疗糖尿病肾病48例．辽宁中医杂志，1997，1）

**【精选验案】**

（糖尿病肾病）

杨某某，男，55岁。

糖尿病10多年，血糖一直控制不好。近月来自感全身乏力，腰膝酸软加重，下肢及眼睑浮肿，口干渴饮水多，大便干结，小便混浊，舌质红，苔白，脉细数。实验室检查：血糖16mmol/L，尿糖（+++），蛋白（++），红细胞（±），24小时尿蛋白定量12g。

诊断　糖尿病肾病。

辨证　气阴两虚，气化功能失调，湿浊内遏。

治则　益气养阴，清热化浊。

处方　益气养阴活血化浊汤；同时服用格列喹酮片10mg，日3次，口服。

服药10剂后来诊。自述浮肿渐消，腰痛减轻。

前方又服20剂来诊，自觉身体舒服，浮肿消失。实验室检查：血糖8mmol/L，尿糖（+），尿蛋白（-）。

嘱隔日1剂，又服15剂来诊，自觉症状消失，血糖维持在7mmol/L，尿常规正常。停服中药，继续服用糖适平维持治疗。

（摘自王继法．刘启庭医学经验荟萃．人民卫生出版社）

## 陈金锭

（中西结合调理内分泌，益气阴化痰瘀治糖尿病）

**【医家简介】**

陈金锭（1935～），南京中医药大学教授、主任医师，江苏省名中医。擅长糖尿病等内分泌系统疾病的中西医结合诊治。

相关著作：《糖尿病防治》等。

**【主要学术思想和主张】**

陈金锭临证治病强调既要遵循中医的辨证论治规律，又要积极吸取西医学的研究成果，中西结合综合辨治内分泌系统疾病。如阴虚燥热是中医辨证“消渴”的基本病机，而糖尿病患者则又不离脾肾受损、痰瘀阻滞。尤其是糖尿病并发症的发生与痰瘀病机密不可分；治疗注重中西药物的有机配合，如自拟三消饮与磺脲类降糖药的配合，不仅能提高磺脲类降糖药的降糖效果，并有降压、降脂、抗氧化、抗血凝等综合作用，以及纠正长期口服治疗量磺脲类药物效果不佳或继发性失效的情况，同时也能拟补中药的不足。

**【验方效方】**

**方一　消渴平片（与山东烟台中医药厂共同研制）**

［组成］黄芪、人参、知母、花粉、天冬、五味子、沙苑子、枸杞子、五倍子、丹参、黄连、葛根等。

［功效］益气养阴，生津止渴，清热泻火，滋肾缩尿。

具有改善糖尿病患者的临床症状和显著的降糖作用，对降低胆固醇、甘油三酯、β脂蛋白也有一定效果，临床应用中未发现明显的毒副作用。

［主治］糖尿病，燥热偏盛，阴津亏耗，迁延日久阴损及阳，或见气阴两伤，阴阳俱虚者。

［方解］方中黄芪、人参健脾益气，从西医学的观点看，能调整机体的免疫功能，防止细胞衰老，提高机体的代谢，增强人体的抵抗力，起到免疫促进作

用，用于治疗糖尿病，对消除症状、降低血糖、尿糖有显著效果；花粉、知母、五味子、天冬、葛根等具有清热滋阴、生津止渴的作用；黄连清热降火；沙苑子、五倍子补肝益肾，缩尿固精；丹参养血活血，均为治疗消渴的主要药物。

［摘自陈金锭，等．消渴平片治疗糖尿病长期疗效观察．山东中医学院学报，1988，12（1）］

**方二　三消饮（自拟）**

［组成］太子参、制黄精、制首乌、川连、卫茅、桃仁、丹参、僵蚕、荔枝核、泽泻等。

［服法］每日1剂，分2次饭前半小时服；格列齐特80mg，每日2次。（单服中药，症状有所改善，但降糖效果不如口服磺脲类降糖药剂而加服中药后。）

［功效］益气养阴、凉血化瘀、化痰和络。

能提高SU（磺脲类降糖药）降糖效果，并有降压、降脂、抗氧化、抗血凝等综合作用。

［主治］非胰岛素依赖型糖尿病（能够合理控制饮食，长期口服治疗量磺脲类药物效果不佳或继发性失效），脾肾气阴不足、瘀热痰浊阻络者。

［方解］太子参、黄精、首乌等益气养阴药，能促进$\beta$细胞分泌胰岛素，提高受体对胰岛素的敏感性，使继发性胰岛素功能衰竭得以恢复，胰岛$\beta$细胞对SU反应增强；黄连、卫茅等凉血化瘀药物，能抑制以丙氨酸为底物的糖原异生和促进糖酵解，提高机体及周围组织对葡萄糖的利用；僵蚕、荔枝核、桃仁等化痰通络药物，能改善胰腺微循环障碍，降低胰岛素的抵抗性，增强$\beta$细胞对SU的反应性；首乌、僵蚕、泽泻等药有明显的降脂作用；丹参、桃仁、卫茅等活血化瘀药，能有效地抑制血小板黏附、聚集、降低血黏度、改善微循环。

［摘自吴敏，陈金锭，等．自拟三消饮抗磺脲类药物继发失效50例分析．江苏中医药，1995，16（7）］

**方三　益肾祛脂汤（自拟方）**

［组成］制首乌12g，制黄精12g，生地12g，丹参15g，鬼箭羽10g，泽兰15g，炙僵蚕10g，泽泻15g，生山楂15g，天花粉30g。

［服法］每日1剂，水煎服。

［功效］益肾养阴，活血祛脂，清热化浊。直接或间接地纠正糖代谢和脂质代谢紊乱，改善血液黏稠度，促进血液循环。

［主治］老年人糖尿病合并高脂血症，肾阴不足，痰浊瘀阻者。

［加减］口渴多饮，舌苔光剥者，加川石斛10g，玄参12g，葛根15g；神疲乏力，少气懒言者，加黄芪15～30g，山药15g；头晕目眩，腰酸较甚者，加枸

杞子12g，山萸肉12g；多食易饥者，加黄连4g，知母10g。

[方解] 方中制首乌、制黄精补肝肾，益精血，精血充足则有助于痰浊、瘀血消退，为君药；生地、天花粉养阴清热生津，丹参、泽兰、鬼箭羽活血化瘀通络，共为臣药；炙僵蚕、泽泻、山楂化痰祛脂和络，为佐药。据药理实验证实，方中首乌、黄精，生地、天花粉、僵蚕、泽泻等药物均有明显降血脂作用；首乌、黄精能阻滞胆固醇的吸收，增强肠道蠕动，促进肠内脂质的排泄；丹参、泽兰能促进脂肪在肝内氧化加强，降低胆固醇；山楂、泽泻能降低动物血中胆固醇和脂质在器官上的沉积，加快对胆固醇的清除。故全方集益肾、养阴、活血、化痰、祛脂、清热、通络于一炉，对老年人糖尿病合并高脂血症属肾阴不足，痰浊瘀阻者尤为适宜。

[摘自王旭，等．益肾活血化浊法治疗老年人糖尿病合并高脂血症的临床研究．第四届全国糖尿病（消渴病）学术研讨会论文集．1997]

**【精选验案】**

**案1**

张某，男，52岁。患者于1983年11月7日就诊。

主要病史为查出糖尿病3年，曾服过多种降糖西药，就诊时仍有烦渴多饮，尿频量多，多食善饥，形体消瘦，时有头晕，乏力，视物昏花，失眠多梦，舌质红，苔薄黄，脉弦细。实验室检查：空腹血糖10.4mmol/L、尿糖（+++）、尿酮（-）、尿蛋白（-）、血胆固醇7.46mmol/L、甘油三酯0.79mmol/L，$\beta$脂蛋白23.9mmol/L，24小时尿糖定量24g，肝肾功能正常，心电图大致正常。

西医诊断 Ⅱ型糖尿病（中度）。

中医诊断 消渴（肺胃热盛型）。

给予消渴平片8片，每日3次口服。

1个月后复查，患者自觉症状减轻，三多症状基本消失，复查空腹血搪8.2mmol/L、尿糖（+）、尿酮（-）。

连服3个月后，主要症状消失，体重增加，血糖下降至6.4mmol/L，尿糖（-）。

以后继续服用消渴平片随访观察，2年后症状消失无复发，一直参加全日工作，仅在劳累过度后自觉腰酸、乏力，仍有视物昏花（素有近视眼），化验空腹血糖一直维持在正常范围。

[摘自陈金锭，等．消渴平片治疗糖尿病长期疗效观察．山东中医学院学报，1988，12（1）]

**案2**

黄某，男，68岁，离休干部，1998年5月14日就诊。

患糖尿病6年，一直用口服降糖类西药治疗。近2年血糖控制不够理想，1997年6月曾因酮症酸中毒收住入院，经用胰岛素治疗，尿酮体消失；出院后仍继用口服降糖类西药。

刻诊　尿频量多，口渴多饮，但无明显饥饿感，头昏乏力，两膝酸软，下肢时有麻木，舌质暗红，苔薄黄，脉沉细弱。

查　空腹血糖12.3mmol/L，餐后2小时血糖16.9mmol/L，尿糖（+++），尿蛋白（+）。

辨证　脾肾两虚，气阴不足，瘀热痰阻。

治则　补肾健脾，益气养阴，活血清热，化痰通络。

处方　黄芪15g，山药12g，山萸肉12g，沙苑子15g，制黄精15g，玄参20g，苍术15g，葛根15g，丹参20g，黄连4g，天花粉30g，炙僵蚕10g，鬼箭羽10g，鸡血藤15g，赤芍12g。

水煎服，每日1剂。

药进14剂，尿量减少，口渴减轻，精神好转，复查空腹血糖9.8mmol/L，餐后2小时血糖11.6mmol/L，尿糖（++），尿蛋白（+）。

效不更方，原方出入，继服2个月，复查空腹血糖7.8mmol/L，餐后2小时血糖9.1mmol/L，尿糖（±~+），尿蛋白（-）。

此后，一直间断服用中药，至今多次检查血糖接近正常，尿糖（-）。

［摘自王旭．陈金锭教授治疗内分泌病经验．南京中医药大学学报（自然科学版），2000，16（3）］

**案3**　（糖尿病合并高脂血症）

李某某，男，67岁，干部。1995年11月21日初诊。

患糖尿病、高脂血症7年余，曾经中西药治疗，效果欠佳。近半年来，小便频多，口渴多饮，头晕目眩等症状加重，曾先后服用藻酸双酯钠、消渴丸、甲苯磺胺丁脲等药，症状未见控制，故来我院求治。

刻诊　自觉口干舌燥，饮水量多，小便频多，头晕目眩，视物模糊，神疲乏力，五心烦热，腰酸腿软，舌质暗红，边有瘀点，苔薄黄微腻，脉沉细涩。实验室检查：空腹血糖10.8mmol/L，餐后2小时血糖14.2mmol/L，尿糖（+++），总胆固醇7.5mmol/L，甘油三酯2.54mmol/L，高密度脂蛋白1.15mmol/L，血压142/94mmHg，血液流变学提示：高黏状态（+++）。

诊断　中医：消渴病，眩晕；西医：糖尿病（Ⅱ型）症状期，高脂血症。

由肝肾之阴不足，痰湿瘀热内阻所致。

治以补益肝肾，化痰清热，活血祛脂为法。益肾祛脂汤加减。

处方 制首乌 12g，制黄精 12g，生地 12g，山萸肉 12g，甘杞子 12g，炙僵蚕 10g，丹参 15g，鬼箭羽 15g，泽兰 15g，葛根 15g，天花粉 30g，泽泻 15g，生山楂 15g。

每日 1 剂，水煎服。

药进 14 剂，症情大有好转，口渴多饮，小便频多基本控制，查空腹血糖 9. lmmol/L，餐后 2 小时血糖 12. 3mmol/L，尿糖（++）。

继服 14 剂，临床症状基本消退，再次复查空腹血糖 7. 5mmo1/L，餐后 2 小时血糖 9. 8mmo1/L。

再进 30 剂，复查空腹血糖 6. 8mmo1/L，餐后 2 小时血糖 8. 5mmo1/L，尿糖（+～-），惟觉时有腰腿酸软，头昏目糊，原方加怀牛膝 10g。

连续服用 30 剂，查空腹血糖、餐后 2 小时血糖、尿糖均控制在正常范围，总胆固醇、甘油三酯、高密度脂蛋白恢复正常，血液流变学已接近正常。随访半年，未见复发，精神正常。

[摘自王旭，等. 益肾活血化浊法治疗老年人糖尿病合并高脂血症的临床研究. 第四届全国糖尿病（消渴病）学术研讨会论文集. 1997]

## 程益春

### （重辨证抓症结求实效，糖尿病健脾固本为关键）

**【医家简介】**

程益春（1938～），山东中医药大学教授，主任医师，山东省名中医。擅长治疗内分泌代谢性疾病，尤精于糖尿病的诊治。

相关著作：《糖尿病良方》、《糖尿病非药物疗法》等。

**【主要学术思想和主张】**

程益春认为治疗的关键在于辨证，临床注重寻求疾病本源，找出症结，抓住疾病的实质，谨守病机而施治。如糖尿病，提出其病机关键在于脾虚；糖尿病肾病的治疗大法是健脾补肾、活血利水，且贯穿于整个疾病的治疗过程中，三期分治中，早期健脾益气、滋补肝肾，中期健脾补肾、活血利水，晚期降逆和胃、化浊利水、通脉宁心、健脾温肾；糖尿病足则抓住活血化瘀这一关键，分为活血化瘀、通络止痛法，活血化瘀、滋阴清热法，活血化瘀、清利湿毒法，活血通络、温阳散寒法，益气养血、活血通络法等。治疗强调实践实效，制定糖尿病“四平衡（心理平衡、饮食平衡、药物平衡、动静平衡）”综合疗法；处方用药喜方小力专，主药量多力宏，重点突出，以解决主要矛盾；重视专病方药的开发，如健脾降糖饮、糖肾康片、消渴合剂、糖心通片、消瘿片、强肾胶囊、糖视明、消渴平片、奇可力胶囊、天虫消渴胶囊等糖尿病药剂。

**【医论医话】**

糖尿病一经诊断后即应给予强化治疗，严格控制血糖，使血糖稳定在理想水平（4.4～6.1mmol/L），因为高血糖是糖尿病肾病发生和发展的基本因素。因此曾有报道，正常人的肾脏移植到糖尿病病人体内，移植肾的肾小球逐渐出现病变；糖尿病人的肾脏移植到非糖尿病人的体内，肾脏的组织学病变可逐渐消失，说明严格血糖控制的重要性。因此，必要时可给予西药格列喹酮、格列吡嗪、瑞格列奈等对肾脏副作用较小的药物以控制血糖，甚至及早使用胰岛素治疗。但要注意当肾功能不全尿毒症期时，肾脏对胰岛素的降解明显减少，血循环中胰岛素半衰期延长，因而需要减少胰岛素用量，以免发生低血糖。另外还要加强饮食治疗，目前主张在糖尿病肾病早期即应限制蛋白质摄入量，因为临床和实验研究均证实高蛋白饮食可增加肾小球的血流量和压力，加重高血糖引起的血流动力学改变，当给予低蛋白饮食后可使增高的肾小球滤过率下降。而适量的蛋白（每日0.8g/kg）饮食对临床期糖尿病肾病也可使其肾小球滤过率下降速度减慢。

［摘自程益春．糖尿病肾病证治体会．江苏中医药，2002，23（12）］

**【验方效方】**

**方一　健脾降糖饮（自拟方）**

［组成］生黄芪30g，花粉10g，川连10g，山萸肉10g，枸杞15g，丹参15g，葛根30g，黄精15g，白术9g，山药9g，鸡内金9g，佩兰9g。

［功效］健脾，益气，降糖。

［主治］糖尿病，脾气虚弱型。

［方解］方中尤善使用生黄芪，黄芪入脾、肺二经，益气健脾、补中升阳、善止消渴，《医学衷中参西录》云“黄芪能大补肺气，以益肾水之上源，使气旺自能生水”；山药甘平，补脾胃，益肺肾，《本经》谓其“补中，益气力，长肌肉，久服耳目聪明”；天花粉微苦、寒，善于清热生津，消肿排脓，乃“消渴圣药”，与白术、山药作为必选之品，辅助主药黄芪，共奏益气健脾，养阴生津之效。黄精益气健脾；葛根升阳生津，除烦止渴，有益气布液之妙；山茱萸微温，善于平补阴阳，收涩精气；枸杞补肾益精，养肝明目，二药相互促进，共奏固肾培元之效。丹参活血化瘀，有利于气机的运行，可使补而不滞。诸药配合，益气健脾为主，阴阳双调，扶正固本，标本同治。

（摘自张勇，等．程益春教授辨治糖尿病经验．中国临床医药研究杂志，2007，167）

**方二　降糖活血方（自拟方）**

［组成］生黄芪，丹参，红花，桃仁，当归，赤芍，川芎，鸡血藤，苏木，葛根。

［功效］益气活血化瘀。

［主治］消渴病。常见的症状外，伴有肢体麻木疼痛，头痛，胸痛，舌下静脉曲张，舌质暗、或紫暗、或有瘀点、瘀斑，脉涩或细涩等。

［加减］瘀血甚，酌加土鳖虫、全蝎、水蛭、蜈蚣等；肢体疼痛甚，加延胡索、桑枝、三七粉。

消渴病与瘀血的关系，消渴日久，必然导致瘀血。瘀血可贯穿于消渴病整个病程的始终，也是导致糖尿病血管神经并发症的主要原因。

［摘自赵泉霖．程益春辨治Ⅱ型糖尿病胰岛素抵抗经验．山东中医杂志，2003，22（6）］

**方三　南山苋菜**

［组成］黄芪、南瓜、马齿苋、山楂、蜂蜜等。

［方解］根据脾虚是糖尿病发病的重要原因，以及药食同源的理论，采用上述药物研制成南山苋菜（果酱），对糖尿病辅助治疗取得良好地效果。其中南瓜有健脾益气作用，对久病气虚，脾胃虚弱之气短倦怠，食少腹胀，均有治疗效果；马齿苋有清热明目，补血止血，清热解毒之功效，现代研究含有高浓度的氨基酸，可补充谷物氨基酸的不足，有滋养身体，补血作用，故称“长府菜”；山楂其功效长于化饮食，健脾胃，行结气，消瘀血，长期服用，开胃健身，对于抗衰老，颇为有益；黄芪具有补气升阳，益卫固表，托毒生肌，利水退肿之功效；蜂蜜补中益气，润肺止咳，润肠通便，是一种滋养强身的保健药物，临床收到满意效果。

**方四　奇可力参降糖胶囊**

［组成］奇可力参、天花粉、山楂、丹参等。

［功效］健脾益气，活血生津。

［主治］糖尿病。

［方解］根据糖尿病以脾虚为本的理论，脾虚而致湿滞，而脾虚导致气虚血瘀的道理。奇可力参、天花粉具有健脾益气生津的作用；山楂、丹参有活血化瘀之功效，而收到满意效果。

**方五　糖肾康片**

［组成］生黄芪、生地、泽泻、山药、山萸肉、枸杞、熟大黄、肉桂、桃仁、猪苓等。

［功效］健脾补肾，活血化瘀。

［主治］糖尿病肾病。

［方解］糖尿病肾脏病以健脾补肾治其本，活血化瘀治其标。方中黄芪甘温，补气升阳，偏补脾阳；山药甘平，补脾养阴，重在补脾阴，又能固肾益精，二者合用，一阴一阳，阴阳相合，强脾肾，健运化，敛脾阴，止漏浊；枸杞归肝肾经，功能补肾填精；肉桂辛甘热，归肺肾诸经，能温补之阳；山萸肉酸涩微温，入肝肾二经，酸涩主收，温能助阳，故有温补肾阳，涩精缩尿之功，三药合用，双补肾阴肾阳，取其“善补阳者，必于阴中求阳，而阳得阴助生化无穷；善补阴者，必于阳中求阴，则阴得阳助而源泉不竭”之意。以上五药健脾补肾治其本，共为主药。丹参、桃仁活血化瘀，使瘀血祛，新血生，治其标；大黄、丹皮性寒，则以肉桂之燥相互配合，猪苓、泽泻渗利水湿，治水肿小便不利；生地甘寒，滋阴生津以止渴。上药合用，补中有泻，寓泻于补，集健脾补肾，活血利水于一炉，标本兼治，切合病机，临床疗效满意。

（摘自程益春．临证经验荟萃．山东科学技术出版社）

**【精选验案】**

**案 1**

李某，男，72 岁，干部。

神疲乏力，腰膝酸软 1 年余，加重 1 个月。于 1998 年 3 月 2 日就诊。

1 年前查体时空腹血糖 11.1mmol/L，尿糖（+ + ~ + + +），曾口服消渴丸等药物治疗，仍时有头晕、心慌，病情不稳定。

刻下　神疲懒言，倦怠乏力，腰膝酸软，多汗，夜尿频，偶有口渴。查体：体态肥胖，面色略暗，舌体胖大，边有齿痕，舌质略暗，苔白稍腻，脉沉。化验检查：空腹血糖 12.4mmol/L，尿糖（+ +），血肌酐与尿素氮正常，胆固醇 6.8mmol/L，甘油三酯 2.3mmol/L，血压 150/95mmHg。

西医诊断　糖尿病（Ⅱ型）。

中医诊断　消渴。

辨证　脾肾双亏。

治则　健脾益肾，兼以活血化瘀。

处方　生黄芪 30g，山药 9g，山茱萸 9g，女贞子 15g，补骨脂 9g，葛根 15g，苍术 15g，玄参 9g，丹参 9g，佩兰 9g，鸡内金 12g，甘草 6g。

水煎服，每日 1 剂。

半月后复诊，诸症明显减轻，舌质暗，苔白，脉沉。上方去佩兰，加水蛭 3g。

继服半个月，复查血糖 8.1mmol/L，尿糖（+），诸症均明显减轻。

后继服上方，每服 3 剂，停服 1 日，以巩固疗效。

[摘自张洪，等．程益春教授健脾益肾法治疗老年糖尿病经验．河北中医，1999，21（6）]

**案 2**　（糖尿病合并眼底病变）

彭某，女，60 岁，农民。初诊日期 1999 年 7 月 26 日。

双眼视力下降半年余。口渴喜饮，小便频数，尿如膏脂，腰膝酸软，历时 8 年。查视力，右眼 0.02，左眼 0.3。双眼晶状体混浊，有眼底看不清，左眼视乳头边界清，颞侧色稍淡，视网膜血管两旁有大量的放射状出血，颞下部有白色蜡样渗出斑。血压 180/90mmHg，空腹血糖 15.68mmol/L，尿糖（+++）。舌质红，苔少，脉细数。

诊断　糖尿病视网膜病变。

辨证　肝肾阴虚，虚火上炎。

治则　补肾壮水，润燥生津。

方用二至知柏地黄汤，先后加石决明、牡蛎、黄精、首乌、黄芪等，共服 63 剂。

复查左眼底出血、渗出吸收，右眼视力 0.1，左眼视力 0.7。复查空腹血糖 5.04mmol/L，尿糖（-）。全身症状好转，嘱服杞菊地黄丸 2 个月，以巩固疗效。

（摘自熊曼琪．中医专家论治疑难病·当代名老中医消渴病医话验案精选．华南理工大学出版社，2004）

**案 3**

于某某，女，62 岁。

乏力，口渴 5 年，加重 1 月。

主症　四肢倦怠无力，多汗，烦渴，腹胀，大便不成形，尿频，时有胸闷不舒，头痛如刺。舌质暗红，少苔，脉沉细。空腹血糖 10.8mmol/L。5 年前即诊断为 I 型糖尿病，经常服用降糖药物，病情不稳定。

辨证　气阴两虚，瘀血阻络。

诊断　消渴。此为真阴不足，元气不升，气运无力，瘀血内生。

治则　益气养阴，活血化瘀。

处方　黄芪 30g，西洋参 6g，葛根 15g，山药 12g，知母 12g，山萸肉 12g，川芎 9g，丹参 30g，柴胡 12g，薏苡仁 15g，赤白芍各 12g，甘草 6g。

水煎服，日 1 剂。

6剂后症状好转，继而改西洋参为太子参30g，加麦冬15g。

1个月后诸症状基本消失，空腹血糖降至7.3mmol/L。嘱其服成药以巩固疗效。

（摘自程益春．临证经验荟萃．山东科学技术出版社）

## 熊曼琪

（倡仲景学之辨病分证，益气阴泻瘀热治糖尿病）

**【医家简介】**

熊曼琪（1938～），广州中医药大学首席教授，主任医师，广东省名中医。擅长运用仲景理法方药论治糖尿病。

相关著作：《临证实用伤寒学》、《伤寒论学习指导》、《现代中医治疗学》、《内分泌科专病与风湿病中医临床诊治》、《伤寒论金匮要略教学探索》等。

**【主要学术思想和主张】**

熊曼琪认为研究《伤寒论》的一个重要任务，就是创新应用，必须从临床需要出发，把六经辨证体系和有效方药运用于临床，以治疗常见病、多发病；力倡辨病分证是仲景学说的灵魂，开展六经辨证的现代化研究；运用泻热逐瘀法治疗Ⅱ型糖尿病，并主张中医药治疗Ⅱ型糖尿病必须研究胰岛素抵抗的问题。

**【医论医话】**

大量研究证实，中医药治疗Ⅱ型糖尿病可以辅助降糖、降脂、降压，显著改善症状，提高生活质量，延缓慢性并发症的发生发展。其机制是多途径、多靶点的综合调节作用。其一是通过整体调节作用，补五脏、益精气、祛瘀血、化湿毒、标本同治，使体内的阴阳失调、气血紊乱、脏腑功能虚弱恢复正常；其二是部分中药确有一定的降糖、降脂、降压的作用，如黄芪、人参、生地、葛根、玉米须、天花粉等。近年研究还表明，中医药治疗糖尿病的作用机制还包括调整内源性胰岛素分泌，减轻胰岛素抵抗，改善微循环，提高机体清除自由基的能力等。

临床上有许多治疗Ⅱ型糖尿病的中成药，如中汇糖脉康，用于糖尿病气虚血瘀证；中汇川黄液，用于糖尿病脾肾气虚兼血瘀证；参芪降糖颗粒，用于糖尿病气阴两虚兼血瘀证；一致糖尿乐胶囊，用于糖尿病气阴两虚型。中成药治疗糖尿病，着重于整体功能的调节，可以较好地改善患者的临床症状，但在控制血糖方面则明显不如口服降糖药。

口服降糖药治疗Ⅱ型糖尿病虽不断取得进展，但其效力尚不足以纠正所有糖尿病患者的代谢紊乱和临床症状；另外，口服降糖药继发性失效者的比例正逐年增多；部分口服降糖药的副作用明显。近年几项重要的临床试验证实，Ⅱ型糖尿病的治疗，单纯控制好血糖的水平是远远不够的。

中西医结合治疗Ⅱ型糖尿病是依据中西医各自的优势，充分发挥其长处。中药改善症状显著，多重调节，作用持久，副作用少；而西药降糖、降压、降脂效果好，起效快，两者合用，可以扬长避短，取得相得益彰的效果。临床实践表明，中西医结合方法治疗Ⅱ型糖尿病，具有降糖作用好，疗效持久，症状改善明显及防治慢性并发症的优势，既优于单纯的西医治疗，又优于单纯的中医治疗，中西医结合治疗成为我国Ⅱ型糖尿病的最佳选择。

消渴丸是当代中西药结合的成功典范。它确切的降糖疗效，多重调节作用及使用方便、副作用小的特点，基本符合Ⅱ型糖尿病治疗的全新理念。

（1）确切的降糖疗效和改善症状的作用。在Ⅱ型糖尿病治疗中，尽快降低过高的血糖水平是首要任务。消渴丸降低餐后2小时血糖的作用持久而显著，消渴丸对糖尿病主症如咽干口燥、倦怠乏力，及次症如多食易饥、气短懒言、心悸失眠等，均有显著的改善作用。

（2）一定的改善胰岛素抵抗的作用。我们在实践中还发现，应用消渴丸治疗Ⅱ型糖尿病在空腹血糖和餐后血糖显著降低的同时，不少患者空腹胰岛素水平并非升高，反而有明显的降低，检测其胰岛素敏感性指数有显著改善，提示消渴丸可改善Ⅱ型糖尿病患者的外周胰岛素抵抗。同时，继发性失效的Ⅱ型糖尿病患者应用消渴丸也有较好疗效，发现其血糖降低主要是由于机体对胰岛素敏感性增强所致，推测此与消渴丸中格列本脲的胰外作用及中药的多靶点调节有关。

消渴丸通过补虚祛邪，标本同治，既可使胰岛素分泌缺陷得以改善，又可使产生和加重胰岛素抵抗的病理因素得以祛除或减轻，达到减轻胰岛素抵抗和增强胰岛素反应性的双重作用。同时，不少研究和临床实践发现，消渴丸治疗Ⅱ型糖尿病还有较好的降脂、降压作用，并能改善微循环，减低血小板聚集性等作用，对全面控制Ⅱ型糖尿病心脑血管神经病变的危险因子，防治其慢性并发症大有裨益。

（摘自熊曼琪．中西合璧，标本同治．中国处方药，2003，8）

**【验方效方】**

**方一　桃核承气汤加味**

［组成］黄芪30～50g，淮山药18g，生地、熟地各15～24g，玄参15g，麦冬、桃仁各12g，桂枝、大黄各6～12g，玄明粉3～6g。

［功效］益气养阴，泻热逐瘀。

［主治］Ⅱ型糖尿病，气阴两虚、瘀热互结。患者多以疲倦乏力、口干、腰膝酸软、形体丰腴、舌质偏红或淡胖、脉细等气阴两虚之症为突出；而在病程早期或高血糖未控制时，又常有多饮、多食、多尿及便干便秘等症，此多为胃热肠燥所致；而且本病无论早、中、晚期都有潜在或明显的瘀血征存在，又可酿成多种慢性并发症的发生或发展。

［加减］便秘严重者，大黄、玄明粉后下；大便正常或便稀者，大黄同煎并去玄明粉；气虚甚者，重用黄芪，加白参另炖兑服；脾虚者，加苍术、黄精；肾阳虚者，改桂枝为肉桂，加附片；尿多，加山茱萸、金樱子；兼高血压者，加钩藤、葛根；冠心病者，加瓜蒌、丹参；肾病者，加益母草；眼底出血者，去桂枝加丹皮、赤芍；肤痒者，加白鲜皮、地肤子；失眠，去泻热逐瘀之品，合酸枣仁汤，加生龙骨、生牡蛎（均先煎）；高血糖不降且燥热炽盛者，合白虎加人参汤或葛根芩连汤。

经系列研究表明，该方治疗Ⅱ型糖尿病有较好的疗效，有明显改善症状、辅助降糖及延缓血管并发症的作用。

**方二　芪桃汤（自拟方）**

［组成］黄芪30～60g，熟地、玄参、牛膝各15g，桂枝6～12g，桃仁、当归、白芍、虎杖、知母各12g。

［功效］补气滋阴，活血通脉。

［主治］糖尿病周围神经病变及糖尿病足，肢端麻木疼痛而沉重，糖尿病足则以肢体溃疡、坏疽为临床特点。证属气阴两虚、血脉瘀塞、肢端失养，气虚血瘀、阳气不达。

**方三　外治法**

外治则先别阴阳，凡患肢发凉不温、皮色苍白或紫暗，每晚用桂枝、川草乌、干姜、花椒、乳香、没药等煎水趁热外洗，然后用阳和膏外敷足背及腘窝动脉搏动处；若患肢灼热红紫或坏死发黑者，每晚用五味消毒饮加赤芍、黄柏等煎水熏洗患处，并用双柏散水蜜外敷下肢未溃疡处；足坏疽者，待微循环改善后作清创处理。

（摘自朱章志．熊曼琪学术思想与临床经验简介．新中医，1996，3）

**方四　活血降糖饮（自拟方）**

［组成］黄芪30g、生地20g，丹参30g，太子参30g，五味子15g，麦冬15g，淮山12g，黄精15g，丹皮12g，大黄16g，川红花12g，桃仁10g。

［功效］益气养阴，活血降糖。有降低空腹血糖、改善血脂、降低胰高糖素及增强胰岛素敏感性的作用。

［主治］糖尿病。

［摘自李惠林，等．活血降糖饮对实验性糖尿病大鼠作用及机制．中国组织工程研究与临床康复，2007，11（38）］

### 方五　五苓散加黄芪

［组成］猪苓、泽泻、白术、茯苓、桂枝，黄芪30～60g。

［功效］益气通阳，化气行水。

［主治］糖尿病性神经原性膀胱。证属消渴日久，气虚及阳，气化失职，水蓄膀胱者。症见小便不利、少腹胀满、渴欲饮水、呕吐、舌淡苔白、脉浮等。

本病早期，偶在生气着急时出现排尿间隔延长；中期病人可出现尿流变弱，排尿费力，排尿时间延长，多次排尿后仍余沥不尽，甚则小便失禁；晚期可完全不排尿，导致尿潴留或尿路感染。

本证的关键在于应及早使用五苓散加黄芪。方中黄芪可用至每剂30g～60g，往往数剂即可取效。有的病人于数日或数年之后反复出现此证，照方再服，均能再次取效。消渴病日久，必有阴虚存在，故桂枝不可多用，应按仲景原意，只宜少量，取其辛温助阳，化气行水，每剂用量一般6g即可，多用则耗伤阴津，反而有害。

### 方六　真武汤加味

［组成］炮附子，白术，生姜，芍药，丹参，益母草，桂枝。

［功效］温阳化气行水，活血通络。

［主治］糖尿病肾病。证属糖尿病日久，阴损及阳，导致肾阳虚衰，不能温蒸化气行水，水饮内停，泛滥周身者，兼有瘀血阻滞。症见下肢或全身浮肿，小便不利，舌淡苔白，脉沉迟弱。

［加减］气虚明显，症见神疲倦怠，四肢乏力，肢体酸软者，重加黄芪，再加白参另炖兑服；合并高血压者，加钩藤、天麻平肝熄风；下焦阳虚，水饮内停，又兼有上焦燥热津伤者，应合瓜蒌瞿麦丸（方中瓜蒌根、淮山药生津润燥；瞿麦、茯苓淡渗利水；炮附子温阳化气，共奏温阳化气利水，生津润燥止渴之功）。

［摘自汪栋材，等．熊曼琪运用经方治疗糖尿病经验．中国医药学报，2000，15（5）］

